药物临床试验质量管理规范丛书

Ⅱ~Ⅳ期临床试验

PHASE Ⅱ~Ⅳ CLINICAL TRIALS

主 编 赵秀丽

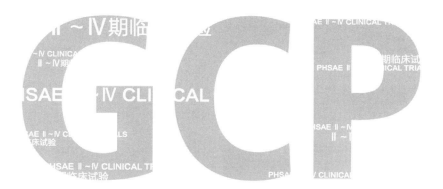

U0239816

北京科学技术出版社

图书在版编目（CIP）数据

Ⅱ～Ⅳ期临床试验 / 赵秀丽主编. —北京：北京科学技术出版社，2024.1
（药物临床试验质量管理规范丛书）
ISBN 978-7-5714-3346-8

Ⅰ.①期… Ⅱ.①赵… Ⅲ.①临床药学–药效试验 Ⅳ.①R969.4

中国国家版本馆 CIP 数据核字（2023）第 211577 号

责任编辑：张　田
责任校对：祝　文
责任印制：李　茗
封面设计：异一设计
版式设计：崔刚工作室
出 版 人：曾庆宇
出版发行：北京科学技术出版社
社　　址：北京西直门南大街 16 号
邮政编码：100035
电　　话：0086-10-66135495（总编室）
　　　　　0086-10-66113227（发行部）
网　　址：www.bkydw.cn
印　　刷：河北鑫兆源印刷有限公司
开　　本：720 mm×1000 mm　1/16
字　　数：300 千字
印　　张：18.25
版　　次：2024 年 1 月第 1 版
印　　次：2024 年 1 月第 1 次印刷
ISBN 978-7-5714-3346-8

定　　价：98.00 元

药物临床试验质量管理规范丛书

丛书主编　孙力光

丛书编委　（以姓氏笔画为序）

王　进　首都医科大学附属北京世纪坛医院

王　彦　首都医科大学附属北京中医医院

王少华　中关村玖泰药物临床试验技术创新联盟

王兴河　首都医科大学附属北京世纪坛医院

王来新　重庆迪纳利医药科技有限责任公司

王美霞　首都医科大学附属北京佑安医院

王淑民　首都医科大学附属北京同仁医院

白彩珍　首都医科大学附属北京天坛医院

曲恒燕　中国人民解放军总医院第五医学中心

刘　真　首都医科大学附属北京妇产医院

刘文芳　首都医科大学附属北京安贞医院

齐　娜　首都医科大学

江　旻　北京大学肿瘤医院

孙力光　首都医科大学

肖　爽　首都医科大学附属北京中医医院

吴　伟　首都医科大学附属北京安贞医院

宋茂民　首都医科大学附属北京天坛医院

张　黎　中国人民解放军海军军医大学

林　阳　首都医科大学附属北京安贞医院

赵志刚　首都医科大学附属北京天坛医院

赵秀丽　首都医科大学附属北京同仁医院

郜　文　首都医科大学

曹　彩　国家药品监督管理局食品药品审核查验中心

程金莲　首都医科大学附属北京中医医院

Simbab le Marin　中国医药生物技术协会

《Ⅱ～Ⅳ期临床试验》

编者名单

主　编　赵秀丽

副主编　郭韶洁　王淑民

编　者　（以姓氏笔画为序）

王　欣　王淑民　卢来春　刘泽源

李卓恒　杨　晗　吴　伟　武　峰

罗艳侠　赵立波　赵秀丽　赵海娟

贾　敏　倪四阳　郭韶洁　梁　欣

董瑞华　童新元　管海燕　戴玉洋

丛书前言

药物临床试验质量管理规范（good clinical practice，GCP）是药物临床试验全过程的标准规定，包括方案设计、组织实施、监查、稽查、记录、分析总结和报告，真实、规范、完整的临床试验，是药品安全性和有效性的源头保障。

2015年7月起，国家食品药品监督管理总局对药物临床试验数据进行了两批大范围的核查和技术审评，这两批核查被称为"史上最严"的临床试验数据核查。核查中发现，除数据真实性问题，很多药物临床试验的规范性和完整性也存在重大隐患，主要问题包括：部分临床数据缺失，导致无法判断药物的有效性和安全性；违反GCP规定，如试验药品管理混乱、违背试验方案操作、生物样本分析不科学、方法学评价与样品检测交叉等。针对上述问题，原国家食品药品监督管理总局表示将以临床试验管理的薄弱环节和核查中发现的突出问题为切入点，全面开展临床试验相关培训工作，落实GCP的相关规定，从源头上确保药品研发数据科学、真实、可靠。

国家食品药品监督管理总局于2017年加入国际人用药品注册技术协调会（The International Council for Harmonisation of Technical Requirements for Pharmaceuticals for Human Use，ICH），2018年当选为ICH管理委员会成员。这意味着我国要按照国际最高标准研发新药，探索适应我国国情、符合国际通行规则、高效运行的药物临床试验管理和评价技术新模式，提高创新药临床试验伦理审查能力和审查效率，培育国际水准的临床研究队伍和领军人物，深入研究临床医疗、临床研究与临床试验数据，推进临床医学成果转化，使优秀的医学科研成果尽早应用于人类的疾病预防和治疗。

近年来，国家行政主管部门、开展药物临床试验的医院、部分科研院所和部分企业分别开展过大量的GCP培训，但截至目前，国内尚没有一套权威的、成体系的GCP丛书，这对GCP培训的规范化、制度化以及培训质量的提升都是不利的。

　　为此，首都医科大学组织了有关专家编写药物临床试验质量管理规范丛书，编者均是工作在临床试验一线的临床试验研究者和管理经验丰富的中青年专家，大部分编者参与了我国1998—2018年国家药品监督管理史上的几次药品检查专项行动。他们从各自工作实践的角度进行审视、思考、总结，并编撰了6个分册，分别从GCP政策法规、GCP项目运行管理、GCP伦理、早期临床试验、Ⅱ～Ⅳ期临床试验、生物样本分析等几个方面进行阐述，内容涵盖了药物临床试验各方面的理论知识及操作技术，具有很强的实用性，可使读者对药物临床试验的实施、管理及相关法规有全面透彻的了解。

　　本丛书也可供临床各专业医护人员、对药物临床试验感兴趣的药学人员、医药院校学生、药物临床试验的管理者、药物临床试验产业链上的工作人员和稽查人员等阅读参考。

　　由于本丛书的编撰时间正处于2015—2018年国家药品监督管理提速改革时期，GCP的相关知识和编者的认知也在不断发展和改变，书中难免出现错漏不足，敬请广大读者批评指正！

前　言

　　近几年，党中央、国务院高度重视我国人民的用药安全及用药需求，为了加快、加深我国医药创新和转化方面的改革，陆续出台和更新了一系列的法律法规和规章制度（如《国务院关于改革药品医疗器械审评审批制度的意见》《中华人民共和国药品管理法》《中华人民共和国疫苗管理法》《药品注册管理办法》《药物临床试验质量管理规范》）等，实施了一系列改革措施（如新药临床试验由审批制改为默许制，药物临床试验机构由资格认定改为备案管理，调整药品注册分类，并出台了一系列临床试验指导原则）等，为我国高水平地医药研发和转化、净化环境保驾护航。此外，随着生物科技和信息技术的高速发展，新型生物制剂、细胞治疗和基因治疗产品等多种新型创新药已经在全球陆续开展临床试验，不仅对临床试验设计和实施的伦理性和科学性提出新的要求，而且对临床试验的监管来说也是新的挑战。

　　本书主编从事临床药理工作 30 年，作为 PI 承接 I～Ⅲ期临床试验 150 余项，创建了北京同仁医院国家药物临床试验机构，担任国家药品监督管理局项目现场核查和会审组长及新药审评专家，对于我国药物临床试验发展和实施过程中存在的问题有一定的见解和体会，且一直致力于培养和培训临床试验的研究团队，这是高水平地临床试验发展和实施的关键。作为中国药理学会药物临床试验专业委员会主任委员，以及海南国际医药创新联合基金会药物与医疗器械真实世界研究专业委员会主任委员，为了提高临床试验相关人员的技术和水平，本书主编多次组织相关学术会议和公益沙龙活动，给同仁们分享临床试验设计和实施的相关问题，以及解读新颁布的法律法规和指导原则。目前我国临床试验机构管理者和研究者的水平参差不齐，某些机构和研究者在参与和实施临床试验及管理的过程中，仍有不少困惑和难题。因此，首都医科大学组织有关专家编写药物临床试验质量管理规范丛书。

　　本书的主编单位是首都医科大学附属北京同仁医院，编者均来自国内能承担药物临床试验的三甲医院，他们长期从事药物临床试验的实施、设计和管理等一线工作，多数编者承担国家药品监督管理局组织的项目现场核查或新药审评任务。他们花费了很多精力查阅资料、辛勤写作，旨在为读者提供系统的直接经验。

全书共十一章，第一章至第三章，从临床试验相关法律法规、伦理委员会建设和人类遗传资源管理及生物安全角度进行阐述和解读；第四章至第九章，侧重于从临床试验设计、实施和受试者管理，临床试验的统计分析和总结报告撰写等方面进行系统的介绍和剖析，最后两章从试验项目现场核查角度以及临床试验信息化建设方面进行介绍。内容涵盖Ⅱ～Ⅳ期药物临床试验各方面的理论知识和操作技能。

本书供对药物临床试验感兴趣的医护人员、药学人员、医药院校学生、临床试验产业链上的工作人员、稽查人员和管理人员参考。

因学识有限及知识更新速度快，本书难免有不足和疏漏之处，我们真诚地希望读者们提出批评和指正。

首都医科大学附属北京同仁医院

赵秀丽

2023 年 4 月

C 目 录
CONTENTS

第一章

临床试验相关法律法规

　　临床试验数据的真实性关乎药物上市、医疗安全、人民健康,故临床试验必须依法依规开展,并受国家行政部门监管。本章主要介绍临床试验相关法律法规,主要包括:《中华人民共和国药品管理法》《药品注册管理办法》《药物临床试验质量管理规范》,以及Ⅱ~Ⅳ期药物临床试验相关指导原则。

第一节　药品管理法

　　《中华人民共和国药品管理法》(简称《药品管理法》)以药品监督管理为中心内容,深入论述了药品评审与质量检验、药品监督管理、药品生产经营管理、药品使用与安全监督管理、医院药学标准化管理、药品稽查管理、药品集中招投标采购管理,对医药卫生事业的发展具有科学的指导意义。《药品管理法》共发布5版,分别于1984年9月20日第六届全国人民代表大会常务委员会第七次会议通过,自1985年7月1日起施行;2001年2月28日第九届全国人民代表大会常务委员会第二十次会议第一次修订,自2001年12月1日起施行;2013年12月28日第十二届全国人民代表大会常务委员会第六次会议第一次修正,自2013年12月28日起施行;2015年4月24日第十二届全国人民代表大会常务委员会第十四次会议第二次修正,自2015年4月24日起施行;2019年8月26日第十三届全国人民代表大会常务委员会第十二次会议第二次修订,自2019年12月1日起施行。

　　现行《药品管理法》加大了对药品违法行为的处罚力度,另外,药物临床试验机构由资质认定改为备案管理。由国家药品监督管理局会同国家卫生健康委员会颁布的《药物临床试验机构管理规定》,自2019年12月1日起施行。《药品管理法》第二章"药品研制和注册"规定了从事药品研制活动,应当遵守药物非临床研究质量管理规范(good laboratory practice,GLP)、药物临床试验质量管理规范（GCP），保证药品研制全过程持续符合法定要求，其中涉及药物临床试验的条款如下。

第十七条　从事药品研制活动，应当遵守药物非临床研究质量管理规范、药物临床试验质量管理规范，保证药品研制全过程持续符合法定要求。

第十九条　开展药物临床试验，应当按照国务院药品监督管理部门的规定如实报送研制方法、质量指标、药理及毒理试验结果等有关数据、资料和样品，经国务院药品监督管理部门批准。国务院药品监督管理部门应当自受理临床试验申请之日起六十个工作日内决定是否同意并通知临床试验申办者，逾期未通知的，视为同意。其中，开展生物等效性试验的，报国务院药品监督管理部门备案。

开展药物临床试验，应当在具备相应条件的临床试验机构进行。药物临床试验机构实行备案管理，具体办法由国务院药品监督管理部门、国务院卫生健康主管部门共同制定。

第二十条　开展药物临床试验，应当符合伦理原则，制定临床试验方案，经伦理委员会审查同意。

伦理委员会应当建立伦理审查工作制度，保证伦理审查过程独立、客观、公正，监督规范开展药物临床试验，保障受试者合法权益，维护社会公共利益。

第二十一条　实施药物临床试验，应当向受试者或者其监护人如实说明和解释临床试验的目的和风险等详细情况，取得受试者或者其监护人自愿签署的知情同意书，并采取有效措施保护受试者合法权益。

第二十二条　药物临床试验期间，发现存在安全性问题或者其他风险的，临床试验申办者应当及时调整临床试验方案、暂停或者终止临床试验，并向国务院药品监督管理部门报告。必要时，国务院药品监督管理部门可以责令调整临床试验方案、暂停或者终止临床试验。

第二十三条　对正在开展临床试验的用于治疗严重危及生命且尚无有效治疗手段的疾病的药物，经医学观察可能获益，并且符合伦理原则的，经审查、知情同意后可以在开展临床试验的机构内用于其他病情相同的患者。

第十章"监督管理"中也有部分条例涉及临床试验的相关监督管理，具体如下。

第一百零三条　药品监督管理部门应当对药品上市许可持有人、药品生产企业、药品经营企业和药物非临床安全性评价研究机构、药物临床试验机构等遵守药品生产质量管理规范、药品经营质量管理规范、药物非临床研究质量管理规范、药物临床试验质量管理规范等情况进行检查，监督其持续符合法定要求。

第一百零五条 药品监督管理部门建立药品上市许可持有人、药品生产企业、药品经营企业、药物非临床安全性评价研究机构、药物临床试验机构和医疗机构药品安全信用档案,记录许可颁发、日常监督检查结果、违法行为查处等情况,依法向社会公布并及时更新;对有不良信用记录的,增加监督检查频次,并可以按照国家规定实施联合惩戒。

第一百二十三条 提供虚假的证明、数据、资料、样品或者采取其他手段骗取临床试验许可、药品生产许可、药品经营许可、医疗机构制剂许可或者药品注册等许可的,撤销相关许可,十年内不受理其相应申请,并处五十万元以上五百万元以下的罚款;情节严重的,对法定代表人、主要负责人、直接负责的主管人员和其他责任人员,处二万元以上二十万元以下的罚款,十年内禁止从事药品生产经营活动,并可以由公安机关处五日以上十五日以下的拘留。

第一百二十五条 违反本法规定,有下列行为之一的,没收违法生产、销售的药品和违法所得以及包装材料、容器,责令停产停业整顿,并处五十万元以上五百万元以下的罚款;情节严重的,吊销药品批准证明文件、药品生产许可证、药品经营许可证,对法定代表人、主要负责人、直接负责的主管人员和其他责任人员处二万元以上二十万元以下的罚款,十年直至终身禁止从事药品生产经营活动:

(一)未经批准开展药物临床试验;

(二)使用未经审评的直接接触药品的包装材料或者容器生产药品,或者销售该类药品;

(三)使用未经核准的标签、说明书。

第一百二十六条 除本法另有规定的情形外,药品上市许可持有人、药品生产企业、药品经营企业、药物非临床安全性评价研究机构、药物临床试验机构等未遵守药品生产质量管理规范、药品经营质量管理规范、药物非临床研究质量管理规范、药物临床试验质量管理规范等的,责令限期改正,给予警告;逾期不改正的,处十万元以上五十万元以下的罚款;情节严重的,处五十万元以上二百万元以下的罚款,责令停产停业整顿直至吊销药品批准证明文件、药品生产许可证、药品经营许可证等,药物非临床安全性评价研究机构、药物临床试验机构等五年内不得开展药物非临床安全性评价研究、药物临床试验,对法定代表人、主要负责人、直接负责的主管人员和其他责任人员,没收违法行为发生期间自本单位所获收入,并处所获收入百分之十以上百分之五十以下的罚款,十年直至终身禁止从事药品生产经营等活动。

第一百二十七条 违反本法规定,有下列行为之一的,责令限期改正,给予警告;逾期不改正的,处十万元以上五十万元以下的罚款:

（一）开展生物等效性试验未备案；

（二）药物临床试验期间,发现存在安全性问题或者其他风险,临床试验申办者未及时调整临床试验方案、暂停或者终止临床试验,或者未向国务院药品监督管理部门报告；

（三）未按照规定建立并实施药品追溯制度；

（四）未按照规定提交年度报告；

（五）未按照规定对药品生产过程中的变更进行备案或者报告；

（六）未制定药品上市后风险管理计划；

（七）未按照规定开展药品上市后研究或者上市后评价。

第一百四十七条　违反本法规定,药品监督管理部门有下列行为之一的,应当撤销相关许可,对直接负责的主管人员和其他直接责任人员依法给予处分：

（一）不符合条件而批准进行药物临床试验；

（二）对不符合条件的药品颁发药品注册证书；

（三）对不符合条件的单位颁发药品生产许可证、药品经营许可证或者医疗机构制剂许可证。

第二节　药品注册管理办法

　　1979 年,卫生部根据《药政管理条例》中有关新药的规定,颁布实施了《新药管理办法》。1985 年,卫生部颁布施行了《新药审批办法》,从此我国新药的管理审批进入了法制化时期,且在该法案实施的近 14 年中,又在原有的基础上做了各种补充规定。1999 年,国家药品监督管理局重新制定并颁布了《新药审批办法》;2002 年,国家药品监督管理局对药品注册的相关法规进行了统一整合,并制定了《药品注册管理办法(试行)》;2005 年,该法规为适应新施行的《中华人民共和国行政许可法》进一步鼓励药物研发创新而修订;2007 年,针对当时药品注册管理工作中存在的问题,以及当时实施的《药品注册管理办法》本身存在的不足,该法案再次被修订。为贯彻落实《国务院关于改革药品医疗器械审评审批制度的意见》(国发〔2015〕44 号),国家食品药品监督管理总局分别于 2016 年 7 月 25 日和 2017 年 10 月 23 日两次针对《药品注册管理办法(修订稿)》向社会公开征求意见;2020 年 3 月 30 日,国家市场监督管理总局发布《药品注册管理办法》,自 2020 年 7 月 1 日起施行。

　　2020 年的《药品注册管理办法》,以框架性为原则,突出管理属性,核心是明确药品注册管理的制度框架、工作职责、基本制度、基本原则、基本程序和各方责任义务等。主要特点有:①落实改革和新修订法律精神,新增第四章“药品加快上市注册程序”,提出 4 个加快通道,将具有明显临床价值的药品纳入优先审批程序。②落实“四个最严”要求,建立药品品种档案,增加对 GLP、GCP 机构监管及药品安全信用档案的相关要求,信息公开、社会共治,明确造假行为罚则。③落实“放管服”改革要求,基于风险的审评、核查和检验模式,增加备案、报告事项,明确附条件批准程序,将药品说明书列为信息公开内容并不断更新。④建设科学高效的审评审批体系,明确注册管理环节中各部门职责。⑤优化审评审批工作流程,审评、核查和检验由“串联”改“并联”,明确核查的启动、完成时间点,同步注册现场检查和上市前药品生产质量管理规范(good manufacturing practice of medical products,GMP)检查,明确补充资料途径和要求,明确申请人撤审程序,明确临床试验期间变更要求和程序,用"境外生产药品"统一代替"进口药"表述。⑥加强药品全生命周期管理,强化省级药监部门日常监管事权,增强 GLP、GCP 监督检查内容,增设"药品上市后变更和再注册"一章,规定审批结束前应取得相应药品生产许可证。

《药品注册管理办法》第三章第一节对"药物临床试验"进行了定义和规定,具体条款如下。

第二十条 本办法所称药物临床试验是指以药品上市注册为目的,为确定药物安全性与有效性在人体开展的药物研究。

第二十一条 药物临床试验分为Ⅰ期临床试验、Ⅱ期临床试验、Ⅲ期临床试验、Ⅳ期临床试验以及生物等效性试验。根据药物特点和研究目的,研究内容包括临床药理学研究、探索性临床试验、确证性临床试验和上市后研究。

第二十二条 药物临床试验应当在具备相应条件并按规定备案的药物临床试验机构开展。其中,疫苗临床试验应当由符合国家药品监督管理局和国家卫生健康委员会规定条件的三级医疗机构或者省级以上疾病预防控制机构实施或者组织实施。

第二十三条 申请人完成支持药物临床试验的药学、药理毒理学等研究后,提出药物临床试验申请的,应当按照申报资料要求提交相关研究资料。经形式审查,申报资料符合要求的,予以受理。药品审评中心应当组织药学、医学和其他技术人员对已受理的药物临床试验申请进行审评。对药物临床试验申请应当自受理之日起六十日内决定是否同意开展,并通过药品审评中心网站通知申请人审批结果;逾期未通知的,视为同意,申请人可以按照提交的方案开展药物临床试验。

申请人获准开展药物临床试验的为药物临床试验申办者(以下简称申办者)。

第二十四条 申请人拟开展生物等效性试验的,应当按照要求在药品审评中心网站完成生物等效性试验备案后,按照备案的方案开展相关研究工作。

第二十五条 开展药物临床试验,应当经伦理委员会审查同意。

药物临床试验用药品的管理应当符合《药物临床试验质量管理规范》的有关要求。

第二十六条 获准开展药物临床试验的,申办者在开展后续分期药物临床试验前,应当制定相应的药物临床试验方案,经伦理委员会审查同意后开展,并在药品审评中心网站提交相应的药物临床试验方案和支持性资料。

第二十七条 获准开展药物临床试验的药物拟增加适应证(或者功能主治)以及增加与其他药物联合用药的,申请人应当提出新的药物临床试验申请,经批准后方可开展新的药物临床试验。

获准上市的药品增加适应证（或者功能主治）需要开展药物临床试验的，应当提出新的药物临床试验申请。

第二十八条　申办者应当定期在药品审评中心网站提交研发期间安全性更新报告。研发期间安全性更新报告应当每年提交一次，于药物临床试验获准后每满一年后的两个月内提交。药品审评中心可以根据审查情况，要求申办者调整报告周期。

对于药物临床试验期间出现的可疑且非预期严重不良反应和其他潜在的严重安全性风险信息，申办者应当按照相关要求及时向药品审评中心报告。根据安全性风险严重程度，可以要求申办者采取调整药物临床试验方案、知情同意书、研究者手册等加强风险控制的措施，必要时可以要求申办者暂停或者终止药物临床试验。

研发期间安全性更新报告的具体要求由药品审评中心制定公布。

第二十九条　药物临床试验期间，发生药物临床试验方案变更、非临床或者药学的变化或者有新发现的，申办者应当按照规定，参照相关技术指导原则，充分评估对受试者安全的影响。

申办者评估认为不影响受试者安全的，可以直接实施并在研发期间安全性更新报告中报告。可能增加受试者安全性风险的，应当提出补充申请。对补充申请应当自受理之日起六十日内决定是否同意，并通过药品审评中心网站通知申请人审批结果；逾期未通知的，视为同意。

申办者发生变更的，由变更后的申办者承担药物临床试验的相关责任和义务。

第三十条　药物临床试验期间，发现存在安全性问题或者其他风险的，申办者应当及时调整临床试验方案、暂停或者终止临床试验，并向药品审评中心报告。

有下列情形之一的，可以要求申办者调整药物临床试验方案、暂停或者终止药物临床试验：

（一）伦理委员会未履行职责的；

（二）不能有效保证受试者安全的；

（三）申办者未按照要求提交研发期间安全性更新报告的；

（四）申办者未及时处置并报告可疑且非预期严重不良反应的；

（五）有证据证明研究药物无效的；

（六）临床试验用药品出现质量问题的；

（七）药物临床试验过程中弄虚作假的；

（八）其他违反药物临床试验质量管理规范的情形。

药物临床试验中出现大范围、非预期的严重不良反应，或者有证据证明临床试验用药品存在严重质量问题时，申办者和药物临床试验机构应当立即停止药物临床试验。药品监督管理部门依职责可以责令调整临床试验方案、暂停或者终止药物临床试验。

第三十一条　药物临床试验被责令暂停后,申办者拟继续开展药物临床试验的,应当在完成整改后提出恢复药物临床试验的补充申请,经审查同意后方可继续开展药物临床试验。药物临床试验暂停时间满三年且未申请并获准恢复药物临床试验的,该药物临床试验许可自行失效。

药物临床试验终止后,拟继续开展药物临床试验的,应当重新提出药物临床试验申请。

第三十二条　药物临床试验应当在批准后三年内实施。药物临床试验申请自获准之日起,三年内未有受试者签署知情同意书的,该药物临床试验许可自行失效。仍需实施药物临床试验的,应当重新申请。

第三十三条　申办者应当在开展药物临床试验前在药物临床试验登记与信息公示平台登记药物临床试验方案等信息。药物临床试验期间,申办者应当持续更新登记信息,并在药物临床试验结束后登记药物临床试验结果等信息。登记信息在平台进行公示,申办者对药物临床试验登记信息的真实性负责。

药物临床试验登记和信息公示的具体要求,由药品审评中心制定公布。

为配合《药品注册管理办法》的实施,国家药品监督管理局(national medical products administration,NMPA)组织制定了《化学药品注册分类及申报资料要求》《生物制品注册分类及申报资料要求》,其中明确了化学药品、生物制品的注册分类,于2020年7月1日起实施。化学药品注册分类包含5个类别,分别是:境内外均未上市的创新药、境内外均未上市的改良型新药、境内申请人仿制境外上市但境内未上市原研药品的药品、境内申请人仿制已在境内上市原研药品的药品、境外上市的药品申请在境内上市。生物制品分为预防用生物制品、治疗用生物制品和按生物制品管理的体外诊断试剂,其中预防用生物制品注册分类为:创新型疫苗、改良型疫苗、境内或境外已上市的疫苗。治疗用生物制品注册分类为:创新型生物制品、改良型生物制品、境内或境外已上市生物制品。按生物制品管理的体外诊断试剂注册分类为:创新型体外诊断试剂和境内外已上市的体外诊断试剂。《中药、天然药物注册分类及申报资料要求》自2017年10月起实施,中药、天然药物注册分类包含5个类别,分别是:创新药、改良型新药、古代经典名方、同方类似药和进口药。

第三节　药物临床试验质量管理规范

1997年，我国参加在布鲁塞尔召开的第四次ICH大会，卫生部根据我国国情并参照WHO和ICH关于药物临床试验的有关规定于1998年3月制定、颁布了《药品临床试验管理规范（试行）》。1998年，NMPA成立，为国务院直属机构，药品管理是其职责之一。1999年，《新药审批办法》《进口药品管理办法》等药品注册相关法规以及《药品临床试验管理规范》由NMPA正式颁布施行。

为了加强建设食品安全和安全生产监管体制，2003年我国在NMPA的基础上组建了SFDA，SFDA仍为国务院的直属机构。同年，SFDA重新修订、颁布并实施了《药物临床试验质量管理规范》，该规范为了将原《药品临床试验管理规范》中的"药品"与2001年修订颁布的《中华人民共和国药品管理法》中对"药品"的定义进行区别，将"药品"改为了"药物"，使得意思更贴切且与国际准则接轨。2004年，SFDA与卫生部联合发布了《药物临床试验机构资格认定办法（试行）》，该办法明确规定药物临床试验机构必须设置专门的管理机构；从事药物临床试验的研究人员必须经过药物临床试验质量管理规范和相关技术的培训。该办法的制定和实施大大推进了药物临床试验机构的建设和人才队伍的成长，提高了我国药物临床试验的水平。

2003年，SFDA发布施行《药物临床试验质量管理规范》（原局令第3号，以下简称《规范》），对推动我国药物临床试验规范研究和提升质量起到了积极作用。随着我国药品研发的快速发展和药品审评审批制度改革的深化，《规范》中一些规定内容已经不再适用，且药物临床试验领域新概念的产生和新技术的应用，如基于风险的质量管理、电子数据等尚未纳入《规范》中。近年来，药物临床试验数据核查中发现的比较集中的问题，如申办者、研究者、伦理委员会等各方对责任的理解不清晰、试验操作不够规范、对于受试者的权益和安全保障不足等，需要在《规范》中明确和细化要求。国家药品监管部门加入ICH并成为管委会成员，应当遵循和实施相关指导原则，而《规范》与ICH-GCP的指导原则在体例上存在较大差异，需要对《规范》做出相应的修改和增补，以适应药品监管工作的需要。新修订的《药物临床试验质量管理规范》(2020年第57号)已于2020年4月23日印发,自7月1日起施行。新修订的《规范》贯彻落实中办、国办《关于深化审评审批制度改革鼓励药品医疗器械创新的意见》(厅字〔2017〕42号),根据新修订的《药品管理法》,突出以问题为导向,参照国际相关规范和通行做法,细化明确药物临床试验各方职责要求;结合中国实际情况和中国实践经验,增加了一些新内容和新要求。

第四节 Ⅱ～Ⅳ期临床试验管理现行主要法律法规及指导原则

一、我国药物临床试验管理现行主要法律法规

序号	法律法规名称	发布年份
1	药物临床试验质量管理规范	2020
2	药品注册管理办法	2020
3	药物临床试验机构管理规定	2019
4	中华人民共和国药品管理法	2019
5	中华人民共和国疫苗管理法	2019
6	临床急需境外新药审评审批工作程序	2018
7	关于深化审评审批制度改革鼓励药品医疗器械创新的意见	2017
8	国家食品药品监督管理总局关于调整进口药品注册管理有关事项的决定	2017
9	药品注册现场核查管理规定	2008
10	国家食品药品监督管理总局药品特别审批程序	2005

二、化学药品临床试验技术指导原则

序号	指导原则名称	发布日期
1	以临床价值为导向的抗肿瘤药物临床研发指导原则	2021-11-19
2	多发性骨髓瘤药物临床试验中应用微小残留病的技术指导原则	2021-11-19
3	境外已上市境内未上市经口吸入制剂仿制药临床试验技术指导原则(试行)	2021-11-19
4	慢性髓细胞白血病药物临床试验中检测微小残留病的技术指导原则	2021-11-11
5	抗HIV感染药物临床试验技术指导原则	2021-10-13
6	儿童用化学药品改良型新药临床试验技术指导原则(试行)	2021-9-13
7	注意缺陷多动障碍(ADHD)药物临床试验技术指导原则(试行)	2021-9-13

（续表）

序号	指导原则名称	发布日期
8	化学药品和治疗用生物制品说明书中儿童用药相关信息撰写的技术指导原则（试行）	2021-9-3
9	急性非静脉曲张性上消化道出血治疗药物临床试验技术指导原则	2021-8-5
10	已上市化学药品和生物制品临床变更技术指导原则	2021-2-10
11	复杂性腹腔感染抗菌药物临床试验技术指导原则	2021-2-9
12	流行性感冒治疗和预防药物临床试验技术指导原则	2021-2-1
13	维格列汀片生物等效性研究技术指导原则	2021-1-26
14	碳酸镧咀嚼片生物等效性研究技术指导原则	2021-1-26
15	沙库巴曲缬沙坦钠片生物等效性研究技术指导原则	2021-1-26
16	利伐沙班片生物等效性研究技术指导原则	2021-1-26
17	来氟米特片生物等效性研究技术指导原则	2021-1-26
18	卡马西平片生物等效性研究技术指导原则	2021-1-26
19	甲磺酸伊马替尼片生物等效性研究技术指导原则	2021-1-26
20	恩替卡韦片生物等效性研究技术指导原则	2021-1-26
21	醋酸钙片生物等效性研究技术指导原则	2021-1-26
22	醋酸阿比特龙片生物等效性研究技术指导原则	2021-1-26
23	奥氮平口崩片生物等效性研究技术指导原则	2021-1-26
24	药物相互作用研究技术指导原则（试行）	2021-1-26
25	治疗绝经后骨质疏松症创新药临床试验技术指导原则	2021-1-18
26	抗肿瘤药临床试验影像评估程序标准技术指导原则	2021-1-15
27	治疗脂代谢紊乱药物临床试验技术指导原则	2020-12-31
28	抗菌药物临床试验微生物学实验技术指导原则	2020-12-31
29	抗肺结核药物临床试验技术指导原则	2020-12-31
30	医院获得性细菌性肺炎呼吸机相关细菌性肺炎抗菌药物临床试验技术指导原则	2020-12-31
31	复杂性尿路感染抗菌药物临床试验技术指导原则	2020-12-31
32	单纯性尿路感染抗菌药物临床试验技术指导原则	2020-12-31
33	儿科用药临床药理学研究技术指导原则	2020-12-31
34	抗肿瘤创新药上市申请安全性总结资料准备技术指导原则	2020-12-31
35	化学药品改良型新药临床试验技术指导原则	2020-12-31
36	群体药代动力学研究技术指导原则	2020-12-31
37	窄治疗指数药物生物等效性研究技术指导原则	2020-12-31
38	模型引导的药物研发技术指导原则	2020-12-31
39	抗肿瘤药联合治疗临床试验技术指导原则	2020-12-31
40	控制近视进展药物临床研究技术指导原则	2020-12-21

（续表）

序号	指导原则名称	发布日期
41	经口吸入制剂仿制药生物等效性研究指导原则	2020-12-16
42	单臂试验支持上市的抗肿瘤药上市许可申请前临床方面沟通交流技术指导原则	2020-12-3
43	单臂试验支持上市的抗肿瘤药进入关键试验前临床方面沟通交流技术指导原则	2020-12-3
44	晚期肝细胞癌临床试验终点技术指导原则	2020-11-30
45	GnRH激动剂用于晚期前列腺癌临床试验设计指导原则	2020-11-30
46	社区获得性细菌性肺炎抗菌药物临床试验技术指导原则	2020-10-14
47	急性细菌性皮肤及皮肤结构感染抗菌药物临床试验技术指导原则	2020-10-14
48	放射性体内诊断药物临床评价技术指导原则	2020-10-13
49	境外已上市境内未上市药品临床技术要求	2020-10-12
50	年龄相关性黄斑变性治疗药物临床研究技术指导原则	2020-9-9
51	急性淋巴细胞白血病药物临床试验中检测微小残留病的技术指导原则	2020-8-28
52	真实世界研究支持儿童药物研发与审评的技术指导原则（试行）	2020-8-27
53	化学药品注射剂（特殊注射剂）仿制药质量和疗效一致性评价技术要求	2020-5-14
54	非酒精性脂肪性肝炎治疗药物临床试验指导原则（试行）	2019-12-17
55	晚期非小细胞肺癌临床试验终点技术指导原则	2019-9-18
56	双相治疗障碍药物的临床试验技术指导原则	2018-11-6
57	抗精神病药物的临床试验技术指导原则	2018-11-6
58	接受药品境外临床试验数据的技术指导原则	2018-7-11
59	抗菌药物说明书撰写技术指导原则	2018-5-25
60	抗菌药物折点研究技术指导原则	2018-5-25
61	急性心力衰竭治疗药物临床试验技术指导原则	2018-4-19
62	抗抑郁药的药物临床试验技术指导原则	2018-2-27
63	急性缺血性脑卒中治疗药物临床试验技术指导原则	2018-2-9
64	慢性乙型肝炎抗病毒治疗药物临床试验技术指导原则	2018-2-5
65	膀胱过度活动症药物临床试验指导原则	2018-1-3
66	成人用药数据外推至儿科人群的技术指导原则	2017-5-18
67	药物临床试验的一般考虑指导原则	2017-1-18
68	儿科人群药物临床试验技术指导原则	2016-3-1
69	抗菌药物临床试验技术指导原则	2015-4-3
70	抗菌药物研发立题技术指导原则	2015-4-3
71	国际多中心药物临床试验指南（试行）	2015-1-30
72	儿科人群药代动力学研究技术指导原则	2014-7-11
73	抗肿瘤药物临床试验技术指导原则	2012-5-15

（续表）

序号	指导原则名称	发布日期
74	肝功能损害患者的药代动力学研究技术指导原则	2012-5-15
75	治疗脂代谢紊乱药物临床研究指导原则	2012-5-15
76	单纯性和复杂性皮肤及软组织感染抗菌药物临床试验指导原则	2012-5-15
77	药物相互作用研究指导原则	2012-5-15
78	肾功能损害患者的药代动力学研究技术指导原则	2012-5-15
79	癫痫治疗药物临床研究试验技术指导原则	2012-5-15
80	已上市抗肿瘤药物增加新适应证技术指导原则	2012-5-15
81	抗肿瘤药物上市申请临床数据收集技术指导原则	2012-5-15
82	抗肿瘤药物临床试验终点技术指导原则	2012-5-15
83	治疗2型糖尿病新药的心血管风险评价指导原则	2012-5-15
84	治疗糖尿病药物及生物制品临床试验指导原则	2012-5-15
85	预防和/或治疗流感药物临床研究指导原则	2012-5-15

三、生物制剂临床试验技术指导原则

序号	指导原则名称	发布日期
1	基因治疗产品长期随访临床研究技术指导原则（试行）	2021-12-3
2	以临床价值为导向的抗肿瘤药物临床研发指导原则	2021-11-19
3	多发性骨髓瘤药物临床试验中应用微小残留病的技术指导原则	2021-11-19
4	慢性髓细胞白血病药物临床试验中检测微小残留病的技术指导原则	2021-11-11
5	抗HIV感染药物临床试验技术指导原则	2021-10-13
6	化学药品和治疗用生物制品说明书中儿童用药相关信息撰写的技术指导原则（试行）	2021-9-3
7	急性非静脉曲张性上消化道出血治疗药物临床试验技术指导原则	2021-8-5
8	帕妥珠单抗注射液生物类似药临床试验指导原则	2021-4-22
9	托珠单抗注射液生物类似药临床试验指导原则	2021-4-22
10	已上市化学药品和生物制品临床变更技术指导原则	2021-2-10
11	静注人免疫球蛋白治疗原发免疫性血小板减少症临床试验技术指导原则（试行）	2021-2-10
12	免疫细胞治疗产品临床试验技术指导原则（试行）	2021-2-10
13	溶瘤病毒类药物临床试验设计指导原则（试行）	2021-2-9
14	治疗性蛋白药物临床药代动力学研究技术指导原则	2021-2-7
15	注射用奥马珠单抗生物类似药临床试验指导原则（试行）	2021-2-4

（续表）

序号	指导原则名称	发布日期
16	药物相互作用研究技术指导原则（试行）	2021-1-26
17	治疗绝经后骨质疏松症创新药临床试验技术指导原则	2021-1-18
18	抗肿瘤药临床试验影像评估程序标准技术指导原则	2021-1-15
19	抗肿瘤创新药上市申请安全性总结资料准备技术指导原则	2020-12-31
20	抗肿瘤药联合治疗临床试验技术指导原则	2020-12-31
21	单臂试验支持上市的抗肿瘤药上市许可申请前临床方面沟通交流技术指导原则	2020-12-3
22	单臂试验支持上市的抗肿瘤药进入关键试验前临床方面沟通交流技术指导原则	2020-12-3
23	晚期肝细胞癌临床试验终点技术指导原则	2020-11-30
24	放射性体内诊断药物临床评价技术指导原则	2020-10-13
25	急性淋巴细胞白血病药物临床试验中检测微小残留病的技术指导原则	2020-8-28
26	真实世界研究支持儿童药物研发与审评的技术指导原则（试行）	2020-8-27
27	新型冠状病毒预防用疫苗临床研究技术指导原则（试行）	2020-8-14
28	新型冠状病毒预防用疫苗临床评价指导原则（试行）	2020-8-14
29	贝伐珠单抗注射液生物类似药临床试验指导原则	2020-8-3
30	阿达木单抗注射液生物类似药临床试验指导原则	2020-8-3
31	注射用曲妥珠单抗生物类似药临床试验指导原则	2020-7-20
32	利妥昔单抗注射液生物类似药临床试验指导原则	2020-7-20
33	新冠肺炎疫情期间药物临床试验管理指导原则（试行）	2020-7-14
34	利拉鲁肽注射液生物类似药临床试验设计指导原则	2020-5-28
35	预防用疫苗临床试验不良事件分级标准指导原则	2019-12-18
36	预防用疫苗临床可比性研究技术指导原则	2019-12-18
37	晚期非小细胞肺癌临床试验终点技术指导原则	2019-9-18
38	重组人凝血因子Ⅷ临床试验技术指导原则	2019-6-4
39	重组人凝血因子Ⅸ临床试验技术指导原则	2019-6-4
40	接受药品境外临床试验数据的技术指导原则	2018-7-11
41	成人用药数据外推至儿科人群的技术指导原则	2017-5-18
42	儿科人群药物临床试验技术指导原则	2016-3-1
43	儿科人群药代动力学研究技术指导原则	2014-7-11
44	疫苗临床试验质量管理指导原则（试行）	2013-10-31
45	抗肿瘤药物临床试验技术指导原则	2012-5-15
46	药物相互作用研究指导原则	2012-5-15
47	已上市抗肿瘤药物增加新适应证技术指导原则	2012-5-15
48	抗肿瘤药物上市申请临床数据收集技术指导原则	2012-5-15

（续表）

序号	指导原则名称	发布日期
49	抗肿瘤药物临床试验终点技术指导原则	2012-5-15
50	治疗 2 型糖尿病新药的心血管风险评价指导原则	2012-5-15
51	治疗糖尿病药物及生物制品临床试验指导原则	2012-5-15
52	药物临床试验生物样本分析实验室管理指南（试行）	2011-12-8
53	化学药品、生物制品说明书指导原则（第二稿）	2007-8-23
54	预防用疫苗临床试验不良反应分级标准指导原则	2005-10-14
55	疫苗临床试验技术指导原则	2004-12-3
56	艾滋病疫苗临床研究技术指导原则	2003-3-20

四、中药临床试验技术指导原则

序号	指导原则名称	发布日期
1	药物相互作用研究技术指导原则（试行）	2021-1-26
2	中药新药用于糖尿病肾脏疾病临床研究技术指导原则	2020-12-31
3	中药新药用于慢性便秘临床研究技术指导原则	2020-12-30
4	真实世界研究支持儿童药物研发与审评的技术指导原则（试行）	2020-8-27
5	证候类中药新药临床研究技术指导原则	2018-11-4
6	接受药品境外临床试验数据的技术指导原则	2018-7-11
7	中药药源性肝损伤临床评价指导原则	2018-6-12
8	中药新药用于类风湿关节炎临床研究技术指导原则	2017-12-27
9	中药新药用于慢性心力衰竭临床研究技术指导原则	2017-12-27
10	中药新药用于咳嗽变异性哮喘临床研究技术指导原则	2017-12-27
11	中药新药用于功能性消化不良临床研究技术指导原则	2017-12-27
12	中药新药用于肠易激综合征临床研究技术指导原则	2017-12-27
13	中药新药治疗流行性感冒临床研究技术指导原则	2016-9-29
14	中药新药治疗中风临床研究技术指导原则	2015-11-3
15	中药新药治疗原发性骨质疏松症临床研究技术指导原则	2015-11-3
16	中药新药临床研究一般原则	2015-11-3
17	中药新药治疗恶性肿瘤临床研究指导原则	2015-11-3
18	药物相互作用研究指导原则	2012-5-15
19	中药、天然药物治疗女性更年期综合征临床研究技术指导原则	2011-12-8
20	中药、天然药物治疗冠心病心绞痛临床研究技术指导原则	2011-12-8
21	中药、天然药物临床试验报告的撰写原则	2007-8-23

五、临床试验技术统计分析指导原则

序号	指导原则名称	发布日期
1	用于产生真实世界证据的真实世界数据指导原则（试行）	2021-4-15
2	药物临床试验适应性设计指导原则（试行）	2021-1-29
3	药物临床试验多重性问题指导原则（试行）	2020-12-31
4	药物临床试验协变量校正指导原则	2020-12-31
5	药物临床试验亚组分析指导原则（试行）	2020-12-31
6	抗肿瘤药物临床试验统计学设计指导原则（试行）	2020-12-31
7	药物临床试验富集策略与设计指导原则（试行）	2020-12-31
8	药物临床试验数据监查委员会指导原则（试行）	2020-9-23
9	药物临床试验非劣效设计指导原则	2020-7-24
10	药物临床试验数据递交指导原则（试行）	2020-7-20
11	真实世界证据支持药物研发与审评的指导原则（试行）	2020-1-7
12	生物等效性研究的统计学指导原则	2018-10-17
13	药物临床试验的电子数据采集技术指导原则	2016-7-27
14	药物临床试验数据管理工作技术指南	2016-7-27
15	药物临床试验数据管理与统计分析的计划和报告指导原则	2016-7-27
16	药物临床试验的生物统计学指导原则	2016-6-3

（赵秀丽　戴玉洋）

第二章

伦理委员会建设及受试者保护

　　药物临床试验应当遵循国际公认的伦理准则。保障受试者的安全与权益是实施临床试验的首要考量及基本原则,且应优先于对科学和社会获益的考虑。

　　伦理审查是保障受试者权益的重要措施之一。所有临床试验在开展之前必须由伦理委员会对其科学价值和伦理合理性进行审查,获得批准后方可实施。在临床试验实施过程中,伦理委员会还应做进一步的跟踪复审,以监督整个试验过程。因此,加强伦理委员会的制度建设和能力建设,方可切实保护临床试验受试者的权利和福祉,并对研究在科学、伦理和规范方面是否符合国际和国内相关规范和指南起到良好的监督作用。

第一节　伦理委员会组织架构和运行管理

一、伦理委员会的组成及管理

(一)伦理委员会的组成

　　伦理委员会应由多学科专业背景的委员组成,可以包括医药领域、伦理学、法学等领域的专家学者及公众代表,应有独立于本机构的委员,人数不少于7人,性别分布合理。必要时可聘请特殊领域专家作为独立顾问。对独立顾问的资质、聘请程序及工作职责应有明确规定。伦理委员会设主任委员1人,副主任委员若干人。

　　医疗机构应当设立直接隶属的、独立行政建制的伦理办公室,以确保伦理委员会能够独立开展伦理审查工作。办公室应根据审查工作实际需要配备能够胜任工作的专(兼)职秘书和工作人员。

　　伦理委员会应对委员名单、联系信息、人员变更予以及时更新,并按照规定完成国家相关监管部门所要求的备案程序。

(二)委员资格及要求

伦理委员会的委员均应接受伦理审查的相关培训,参与药物临床试验审查的委员均应按照要求取得 GCP 培训证书,能够审查临床试验项目的伦理性和科学性等方面的问题。

伦理委员会应建立培训机制,委员定期接受相关的继续教育及培训,并保存培训记录。委员会制度、指南及操作规程更新时,必须对全体委员进行培训。

(三)委员任命程序和任期

伦理委员会主任委员、副主任委员及委员人选由医疗机构负责提议推荐。所有委员产生程序以文件形式备案,该备案文件包括推荐职务和任期,以及所有委员的个人简历。

委员每届任期不超过 5 年,可连任,最长任期一般无限制。委员的离任、解聘、换届工作应按照程序进行并记录在案。伦理委员会应制定关于委员出席审查会议频率的要求或制度。

(四)委员职责

1. 主任委员的主要职责

(1)主持伦理委员会会议审查,必要时启动紧急会议审查。

(2)了解并处理利益冲突,询问委员是否与试验项目存在利益冲突,如存在冲突,在委员会内部公开并要求该委员回避相关项目的审查。

(3)确保研究者和主审委员向伦理委员会提交的方案及审查报告遵循审查指南及相关伦理原则。

(4)审核并批准会议记录;审核并签署伦理审查批件/意见等审查决定文件。

(5)审核并批准伦理委员会的相关工作,包括但不限于:聘请独立顾问,编制及修订伦理委员会标准操作规程,制定伦理委员会规章制度,培训伦理委员会委员、秘书及工作人员,制定伦理委员会工作计划等。

2. 副主任委员的主要职责

当主任委员缺席时,履行主任委员既定的所有职责。

3. 委员的主要职责

(1)参加伦理委员会会议审查,对申报项目进行审核和讨论,并做出审查决定及提供审查意见。

(2)对于伦理会议通报项目及其决定进行审核。

（3）作为主审委员，对初始审查的临床试验方案和知情同意书实施审查；实施快速审查，包括复审、修正案审查、SAE审查等。

（4）签署保密协议，承诺对所承担的伦理审查工作履行保密义务，对所审查的临床试验方案及相关试验信息保密。

（5）接受伦理审查相关的培训及继续教育，不断提高审查能力。

（五）伦理委员会的管理

伦理委员会应能够依据伦理准则、相关法规及规定，独立对临床试验项目的科学性和伦理性进行审查。医疗机构提供伦理委员会建设所需的各种保障，并对伦理委员会的监管责任落实到位，以确保伦理委员会在审查工作和道德判断上的独立性。

1. 制度建设　伦理委员会应建立相应的制度文件、审查指南及标准操作规程（standard operating procedure，SOP），并涵盖伦理委员会运行及履行审查职责的各个环节，可包括但不限于：伦理审查申请指南、伦理审查的保密措施、独立顾问的选聘制度、利益冲突的管理、培训制度、经费管理制度、受试者咨询和投诉的管理制度等。

伦理委员会应建立以下书面文件并遵照执行。

（1）伦理委员会组成、组建及备案的规定。

（2）伦理委员会会议日程、会议通知和会议审查的程序。

（3）伦理委员会初始审查和跟踪审查的程序。

（4）对伦理委员会同意的试验方案的较小修正，采用快速审查并同意的程序。

（5）向研究者及时通知审查意见的程序。

（6）对伦理审查决定有不同意见的复审程序。

（7）伦理委员会履行其工作职责的其他规定、工作程序等。

2. 档案管理　伦理委员会应按照档案管理规范对各类文件资料的保存、管理、阅读和复印做出相关规定，以保证文件档案的安全性和保密性。

伦理委员会应保存伦理审查的全部记录，包括伦理审查的书面记录、委员信息、递交文件、会议记录和相关的沟通记录。所有的记录至少保存至临床试验结束后 5 年。

伦理办公室负责伦理委员会的档案管理，所涉及的档案文件主要包括管理文档、审查文档等。

（1）伦理委员会管理文档主要包括：伦理委员会管理制度文档，包括标准操作规程及管理制度文件等；伦理委员会委员档案资料，包括委员聘书、个人简历、培训记录及证书、保密协议和利益冲突声明等,还包括秘书及工作人员、独立顾问等的相关资料;伦理委员会工作文档,包括会议计划、培训计划、培训记录、受试者投诉记录、实地访查记录、相关往来记录、文件查阅记录、经费收支记录等。

(2)伦理委员会审查文档主要包括:临床试验项目文档,包括初始审查材料、伦理审查工作表、伦理审查决定文件、跟踪审查文档、沟通记录及其他相关文件等;伦理审查会议记录,包括会议议程、会议记录、签到表及投票单等。

3. 组成及运行　伦理委员会的组成和运行应当符合以下基本要求。

(1)伦理委员会的组成、备案管理应符合卫生健康主管部门的要求。

(2)伦理委员会委员均应接受伦理审查的培训,能够审查临床试验的伦理性和科学性问题。

(3)伦理委员会应当按照其制度及标准操作规程履行工作职责,审查应当有书面记录,并注明会议时间及讨论内容。

(4)伦理委员会会议审查意见的投票委员应当参与会议的审查和讨论,投票委员应包括各类别委员,具有不同的性别,并满足其规定的人数。会议审查意见应当形成书面意见。

(5)投票或提出审查意见的委员应当独立于被审查临床试验项目。

(6)伦理委员会应当有其委员的详细信息,并保证其委员具备伦理审查的资格。

(7)伦理委员会应当要求研究者提供伦理审查所需的各类资料,并回答伦理委员会提出的问题。

(8)伦理委员会可以根据需要邀请委员以外的相关专家参与审查,但不能参与投票。

二、伦理委员会的审查方式及类别

(一)伦理审查方式

1. 会议审查　召开伦理委员会会议进行审查,包括不限于对临床试验研究方案和知情同意书等相关资料的初始审查、复审和跟踪审查等。

2. 快速审查　也称为简易程序审查,由 1 个或几个指定的有相关专业背景和经验的委员,对临床试验研究方案和知情同意书等相关资料进行简易程序的审查。快速审查的条件和要求如下。

(1)已经获得伦理委员会批准并在批件有效期内,对研究方案等相关资料的较小修正,伦理审查意见为"做必要的修正后同意"的复审,以及其他经判断适用于快速审查的情形。

(2)在多中心临床试验中,符合伦理审查互认条件的,参与单位可采用快速审查方式认可单一伦理审查的决定。

(3)实施快速审查时,伦理委员会指定的主审委员负责审查申请材料。如果主审委员的审查决定为不予批准,或者认为需要进一步会议审查的,应将审查意见提交伦理委员会。

(4)快速审查只是在程序上免除了会议审查,但审查指南与原则不变。

(5)快速审查结果应该通知伦理委员会全体委员。

3. 紧急会议审查　也称为应急审查,临床试验过程中出现重大或严重问题,危及受试者安全时,伦理委员会需召开会议进行紧急审查和决定。紧急会议审查一般包括如下情形。

(1)临床试验过程中发生可疑且非预期严重不良事件,研究者判定事件与试验药物或研究治疗等有明确的相关性,且受试者病情危重。

(2)临床试验过程中发生可能危及受试者生命,给公共利益带来不良影响的重大事件或紧急事件。

(3)因重大疫情防控需要而紧急开展的临床试验项目。在重大疫情暴发期间,开展疫情相关临床试验的紧迫性对伦理委员会的审查工作提出挑战。伦理委员会应当在确保伦理审查质量的同时保证审查时效。

(4)其他经伦理委员会判断需要召开紧急会议的情形。

(二)伦理审查类别

1. 初始审查　初始审查是指研究者在临床试验开始前首次向伦理委员会提交的审查申请。

2. 复审　经伦理委员会审查,结果为"做必要的修正后同意"或"做必要的修正后重审"等,并按照伦理委员会审查意见进行修正后再次提交的审查申请。

3. 跟踪审查　包括定期跟踪审查、修正案审查、安全性事件审查、不依从/违背方案审查、暂停/提前终止试验审查、结题审查等。

(1)定期跟踪审查:伦理委员会对已经批准实施的临床试验根据研究风险程度和风险发生的可能性进行一定频率的跟踪审查。定期跟踪审查的周期最长不超过 12 个月。研究负责人最迟应在逾期 1 个月内按照审查要求向伦理委员会递交定期跟踪审查的相关材料。

(2)修正案审查:如果在试验过程中需要对已获批准的研究方案等相关材料进行修改,需要经伦理委员会审查并获得对修改后方案及材料的批准方可实施。

（3）安全性事件审查：主要包括严重不良事件（SAE）或非预期严重不良反应（SUSAR）事件审查。研究负责人有责任及时向伦理委员会报告研究过程中的安全性事件。伦理委员会对事件的预期性、相关性、严重程度以及对研究造成的不利影响做出判断，并提出审查意见。针对 SUSAR 事件，伦理委员会可以要求修改试验方案，必要时暂停或提前终止临床试验，并及时将决定传达给研究负责人及相关部门。研究实施中发生的其他安全性事件，研究负责人须在定期跟踪审查中向伦理委员会报告。

（4）不依从/违背方案审查：与伦理委员会批准的试验方案存在偏离，且这种偏离没有获得伦理委员会的事先批准，或者违背人体受试者保护规定和伦理委员会要求，均需报告至伦理委员会并接受其审查评估。

（5）暂停或提前终止试验审查：对于暂停或提前终止试验的情形，研究负责人应提交申请，说明暂停或提前终止试验的主要原因，对已经接受干预治疗的受试者的影响，以及对目前仍在研究随访中的受试者的后续安排，经伦理委员会审查，并确保受试者的安全和福祉不会因试验暂停或提前终止而受到伤害。

（6）结题审查：临床试验结题时，研究负责人应向伦理委员会提交项目结题报告，以及临床试验结果的摘要等。

三、利益冲突管理

临床试验的客观性与伦理审查的公正性是科学研究的基本要求和公众信任的基石，临床试验中的利益冲突可能会危及研究的客观性及审查的公正性。为保证伦理委员会客观、独立地履行审查职责，我国 GCP（2020 版）在总则中明确要求，临床试验的实施应当遵守利益冲突回避原则。临床试验研究者、机构临床试验管理部门人员、伦理委员会成员及独立顾问等各方人员必须接受临床试验利益冲突的管理及相关政策的培训。《涉及人的临床研究伦理审查委员会建设指南》（2020 版）具体规定了伦理委员会利益冲突的管理政策，主要包括以下方面。

（一）委员选择

临床试验医疗机构的科研管理部门负责人或临床试验管理部门负责人，通常不应担任伦理委员会的主任委员或副主任委员。

（二）回避投票

与待审查临床试验项目有实质性利益冲突的委员不能参与该研究方案的

伦理审查,包括初始审查、复审及跟踪审查等各个环节。

　　会议审查时,主任委员需要询问是否所有参会委员均知晓利益冲突管理政策及伦理要求,以及是否有与待审查的研究方案存在利益冲突的委员,且询问及回答过程需记录在案。有实质性利益冲突的委员应回避参与该研究方案的讨论及投票,且回避事项应记录备案。

第二节　多中心临床试验伦理审查及互认

一、多中心临床试验的特点及审查要求

多中心临床试验是指由多位研究者按同一试验方案在不同地点和机构同时进行的临床试验。各中心一般应同期开始与结束试验,由一位主要研究者作为牵头人总负责,并作为临床试验各中心间的协调研究者。多中心临床试验可以在较短的时间内搜集所需的病例数,来自不同医院、地区的试验数据结果更具有代表性,但影响因素亦随之更趋复杂,因此多中心临床试验必须在统一的协调下,遵循一个共同制定的试验方案完成试验。

我国 GCP(2020 版)规定申办者开展多中心临床试验应当符合以下要求。

(1)申办者应当确保参加临床试验的各中心均能遵守试验方案。

(2)申办者应向各中心提供相同的试验方案。各中心按照方案遵守相同的临床和实验室数据的统一评价标准和病例报告表的填写指导说明。

(3)各中心应使用相同的病例报告表记录在临床试验中获得的试验数据。

(4)临床试验开展前,应当有书面文件明确参加临床试验的各中心研究者的职责。

(5)申办者应确保各中心研究者的沟通。

多中心临床试验的伦理审查应以审查的一致性和及时性为基本原则。各参与中心应根据本中心的研究者和试验实施的实际情况,充分评估试验可行性,特别是风险控制能力。多中心临床试验可建立协作审查的工作程序。

(1)组长单位伦理委员会负责审查试验方案的科学性和伦理合理性。对国际多中心临床试验,无论资金来源如何,均需要提供国际组长单位伦理委员会审查批准文件;对国内多中心临床试验,向各医疗机构伦理委员会提交的试验方案应一致,知情同意文件应基本一致。伦理委员会认可知情同意书在不同机构可以有细微差别。

（2）各参加单位伦理委员会在接受组长单位伦理委员会的审查意见的前提下，负责审查该项试验在本机构的可行性，包括机构研究者的资格、经验与是否有充分的时间参加临床试验，人员配备与设备条件。参加单位伦理委员会有权批准或不批准在其机构进行的研究。

多中心临床试验中，参加单位可以通过简易审查程序认可单一伦理审查的决定（伦理审查互认）。如果分中心伦理委员会认为必要，可以独立做出审查决议，对研究项目提出修改意见，也可以参考其他机构的伦理委员会做出的审查意见及决定。

（3）参加单位伦理委员会审查认为应当提出修改方案的建议时，应形成书面文件并通报给申办者或组长单位，供其考虑和形成一致意见，以确保各中心遵循同一试验方案。

（4）各中心的伦理委员会应对本机构的临床试验实施情况进行跟踪审查。发生安全性事件，特别是 SUSAR 事件时，所在机构的伦理委员会应负责及时审查，并将审查意见通报申办者。基于对受试者的安全考虑，各中心的伦理委员会均有权中止试验在其机构继续进行。

（5）组长单位对临床试验的跟踪审查意见应及时让各参加单位备案。

二、伦理审查互认实践

随着我国科技创新体制改革不断深化，卫生健康领域的创新药物研发等相关科学研究方兴未艾，临床试验项目不断增多，相应的伦理审查工作量亦随之增加。开展多中心临床试验时，各研究机构都要求对同一试验项目进行重复的伦理审查，出现了审查等待时间长，以及申请文本格式不同、要求不同、甚至审查标准不同等一系列问题。因此，在多中心临床试验中开展伦理审查互认势在必行。

《涉及人的临床研究伦理审查委员会建设指南》（2020 版）中明确规定，在多中心临床研究中，参与单位可以通过简易审查程序认可单一伦理审查的决定。为推进医学伦理审查互认，提升伦理审查效率，实现伦理审查结果同质化，促进临床研究高质量发展，2020 年北京市率先组建了医学伦理审查互认联盟，支持联盟成员单位遵循统一的工作规则，对多中心临床试验开展伦理审查互认。

医学伦理审查互认联盟（以下简称"联盟"）的主要工作规则如下。

（1）开展伦理审查互认的基本原则：自愿、互信、共同发展。

（2）联盟组建：按照自愿原则，由所在地区符合条件的医疗卫生机构组成联盟。

（3）审查互认适用情况：按照同一研究方案，在一家以上的联盟成员单位开展多中心临床试验时，联盟成员单位实行伦理审查互认。

（4）协作机制：开展伦理审查互认时，联盟成员单位分为一家主审单位和若干家参与单位。主审单位一般由多中心临床试验项目的组长单位担任。

主审单位主要负责研究方案的伦理审查；参与单位收到主审单位的伦理审查批件后，采取简易审查程序，对本机构的研究者资格和能力、人员配备、设备条件和知情同意书等内容进行审查，在规定时限内出具伦理审查意见，并向主审单位反馈。

（5）文本要求：联盟成员单位伦理审查互认的申请表单等文件采用统一的文本格式。

（6）跟踪审查：主审单位和参与单位分别承担本机构受试者保护的主体责任，依规进行伦理跟踪审查。临床试验开展中如出现损害受试者权益或安全的问题，机构主要负责人、研究者、临床试验管理部门、伦理委员会等处理相关事件的职责和程序不变。

第三节　弱势人群受试者保护

一、弱势人群受试者的概念及审查要点

根据我国 GCP（2020 版），弱势人群受试者是指维护自身意愿和权利的能力不足或者丧失的受试者，其自愿参加临床试验的意愿，有可能因试验的预期获益或者拒绝参加而受到不正当影响。因此，广义上弱势人群受试者应包括：研究者的学生和下级、申办者的员工、军人、犯人、无药可救疾病的患者、处于危急状况的患者，入住福利院的人、流浪者、未成年人和无能力知情同意的人等。

伦理委员会的职责是保护受试者的权益和安全，因此需要特别关注弱势人群受试者。伦理审查的中心问题包括：纳入弱势人群参加的临床试验是否具有充足的科学上的理由和标准，试验对于弱势受试者是否给予特别的关注和特殊的保护措施，以及该试验是否可能导致弱势人群参加研究的负担和利益分配不公平。

（1）当临床试验涉及弱势人群受试者时，应该对纳入此类受试者的科学性和伦理合理性进行论证。由于该人群的脆弱性，其可能被以不适当的方式招募为试验受试者，从而被置于不适当的风险之中。尤其对不能使受试者个人直接获益的研究，其风险不可大于常规医疗的风险；如果允许稍微增加风险，则必须存在极充分的科学或医学上的理由和根据。

（2）当部分或全部被招募的受试者为易受不当影响的弱势人群时，研究方案中需包括额外附加的保护措施以维护这些弱势人群受试者的权益。伦理审查时应特别关注研究方案中是否提供切实保护受试者权利和健康的措施。

（3）对于某些可能受益的弱势人群，如限制其参加临床试验也必须提供合理的理由。即使是弱势群体的受试者，也拥有同样的权利从可能有治疗效果的临床试验中受益，特别是在当前没有更好的或等效的治疗措施时。将弱势人群

排除在受试者之外,曾被视为最便捷的保护方式,但这样的保护方式使弱势人群无法享用研究成果,影响这些群体疾病的诊断、预防和治疗,从而导致对他们的不公正。

二、不同类别弱势人群受试者的伦理保护

(一)儿童受试者

儿童不具有完全民事行为能力,其身体特征和生长发育不同于成年人,使得其作为临床试验受试者更为敏感脆弱且容易受到伤害,故伦理审查时应该格外关注涉及儿童的临床试验。

对涉及儿童作为受试者的临床试验,伦理审查时首先要确保研究方案设计的合理性。《涉及人的临床研究伦理审查委员会建设指南》(2020 版)对儿童可参与的临床试验有如下要求。

(1)对影响儿童健康和福祉的某些严重疾病,通过研究有可能获得新知,从而预防或治疗该疾病。

(2)不超过最低风险;或适当超过最低的风险,但预期会使儿童直接获益;或适当超过最低风险,对儿童受试者虽无预期的直接获益,但可能会使罹患该类疾病的儿童群体获益。

在儿童受试者的知情同意方面,参考我国 GCP(2020 版)的相关规定,当儿童作为受试者时,必须征得其法定监护人的知情同意并签署知情同意书;当儿童能够做出同意参加试验的决定时,还必须征得其本人同意。如果儿童受试者本人不同意参加临床试验或者中途决定退出试验时,即使监护人已经同意参加或者愿意继续参加,也应当以儿童受试者本人的决定为准,除非在严重或者危及生命疾病的治疗性临床试验中,研究者、其监护人认为儿童受试者若不参加试验其生命会受到危害,这时其监护人同意即可使患者继续参与试验。在临床试验过程中,儿童受试者达到了签署知情同意的条件,则需要由本人签署知情同意之后方可继续实施。

对于涉及儿童临床试验的知情同意书进行伦理审查时,还应考虑以下问题。

(1)提供给儿童和未成年人受试者的知情告知信息,应以符合他们年龄和理解水平的语言与文字,表述和解释研究信息。

(2)对于 8 周岁及以上的未成年人,必须获得其参加临床试验的同意,如果其具备相应的阅读和理解能力,应要求其签署知情同意书;对于 8 周岁以下的儿童,如果能做出同意参加试验的决定,也应获得其参加试验的同意。

(二)精神障碍人群受试者

精神障碍者属于弱势人群,往往无法有效维护自己的权利,其"弱势"来源多重,可能存在认知上的缺陷,依从上的不足,以及医疗上的特殊性。对于涉及精神障碍人群受试者的临床试验,伦理审查的关注点包括方案设计、受试者选择、知情同意等方面。

(1)方案设计要求:临床试验方案设计上,试验目的要有充分的理由,试验获得的知识必须仅仅有益于精神障碍人群自身,能够解决精神障碍人群优先需要解决的医疗问题,且尽量降低试验过程对精神障碍人群受试者可能造成的风险,同时禁止在精神障碍患者中实施与治疗其精神障碍无关的临床试验。

(2)受试者选择要求:只有当其他受试者无法取代精神障碍患者作为受试者时,才可以选择精神障碍患者作为研究的受试者;只有当疾病严重程度较轻的精神障碍患者不适合作为受试者时,才可以选择疾病严重程度较重的精神障碍患者作为受试者参加临床试验。

(3)知情同意方面的伦理考虑:精神障碍患者作为受试者时,其知情同意能力可能处于动态变化之中,可以采取动态知情同意的方式,必要时增加知情同意的频次;当受试者部分或全部丧失知情同意能力时,需要征得其法定监护人的同意,同时也应根据受试者表达意愿的能力程度,给予受试者本人表达对参加临床试验是否赞同的机会,且应尊重受试者本人赞同与否的意愿;避免引诱和变相强迫精神障碍患者参加临床试验,要明确告知不参加研究也不会对其正常医疗造成任何负面影响;对于在精神病院长期住院治疗的患者,其可能与医生和研究人员存在依赖关系或易受影响,伦理审查时应特别予以关注;在受试者隐私保护方面,公布涉及受试者敏感信息的研究结果时,要尊重受试者本人和利益相关者(包括家属)的意愿。

第四节　知情同意的基本原则及审查要素

一、知情同意的基本原则

知情同意包含信息、理解和自愿 3 个基本要素。我国 GCP（2020 版）规定，研究者实施知情同意，应当遵守《赫尔辛基宣言》的伦理原则。知情同意的基本原则一般包括完全告知、充分理解、自主决定等。

（一）完全告知

《赫尔辛基宣言》（2013 版）提到，涉及人类受试者的医学研究，每位潜在受试者必须得到足够的信息，包括研究目的、方法、资金来源、任何可能的利益冲突、研究者组织隶属、预期获益和潜在风险、研究可能造成的不适等任何与研究相关的信息。

我国 GCP（2020 版）也明确要求，研究者或者指定研究人员应当充分告知受试者有关临床试验的所有相关事宜，包括书面信息和伦理委员会的同意意见。研究者获得可能影响受试者继续参加试验的新信息时，还应当及时告知受试者或者其监护人，并做相应记录。当监护人代表受试者知情同意时，还应当在受试者可理解的范围内告知受试者临床试验的相关信息。

（二）充分理解

知情同意所用的语言应该符合目标受试者群体的理解水平，用语规范、简明易懂、表述清晰，使受试者充分理解知情同意的内容。知情同意书应以受试者或其法定监护人能够理解的方式和通俗的语言表达。

我国 GCP（2020 版）规定，知情同意书等提供给受试者的口头和书面资料均应当采用通俗易懂的语言和表达方式，使受试者或者其监护人、见证人易于理解。签署知情同意书之前，研究者或者指定研究人员应当给予受试者或者其监护人充分的时间和机会了解临床试验的详细情况,并详尽回答受试者或者其监护人提出的与临床试验相关的问题。

(三)自主决定

知情同意要确保受试者自愿参加临床试验,即在充分知情的情况下自主做出决定,而不能有被胁迫或诱导的情况存在。如受试者处于不能给予知情同意的情况下,则必须获得其法定监护人的许可。

《赫尔辛基宣言》(2013版)提到,个人以受试者身份参与医学研究必须是自愿的。在确保受试者理解相关信息后,医生或其他合适的、有资质的人应该设法获得受试者自由表达的知情同意,最好以书面形式。受试者必须被告知其拥有拒绝参加研究的权利,以及在任何时候收回同意退出研究而不被报复的权利。

我国GCP(2020版)也明确指出,研究人员不得采用强迫、利诱等不正当的方式影响受试者参加或者继续临床试验;知情同意书要告知受试者参加试验是自愿的,可以拒绝参加或者有权在试验任何阶段随时退出试验而不会遭到歧视或者报复,其医疗待遇与权益不会受到影响。

二、知情同意的审查要素

(一)知情同意书的内容

我国GCP(2020版)强调,知情同意书中不能采用使受试者或者其监护人放弃其合法权益的内容,也不能含有为研究者和临床试验机构、申办者及其代理机构免除其应负责任的内容。

对知情同意书进行伦理审查时,应特别关注告知内容的表述是否通俗易懂,适合受试者群体的理解水平。知情同意书应尽可能采用受试者能够理解的语言,避免出现过多专业术语,专业术语和英文缩写应有解释说明,比如安慰剂、随机化等概念的表述和解释。此外,还应当关注知情同意书的告知信息是否与研究方案、研究者手册等相关文件保持一致。

(二)知情同意过程

知情同意是一个充分知情及自愿同意的过程,不仅仅是签字获得书面文件,也是在充分获知并全面了解一项医学研究的前提下,受试者经过慎重考虑做出参加决定的自愿行为。在对知情同意过程进行伦理审查时,应关注如下几点。

1. 受试者的充分理解　首先,知情同意必须由临床研究负责人或者其指定的该研究项目的研究人员获取,且执行知情同意的研究者应经过研究方案等的相关培训,熟悉研究方案及知情同意书的内容,保证能准确地向受试者解释相关研究信息。

其次,知情同意的场所应避免干扰,单独安静的环境有助于受试者理解研究信息并主动提出问题。知情同意书应包含鼓励受试者提问以及对研究者回答进行评价的内容,还应建议受试者与亲属朋友商量,并给予其充足的时间考虑,再做出是否参加研究的决定。知情同意书中还应留有研究者的联系方式,方便随时回答受试者的提问。

此外,如果研究有重大风险,而受试者的理解可能存在困难时,可以借助视听资料和小册子帮助其理解,或采用口头或书面的测验来判断受试者是否充分理解了研究信息,或由独立的见证人见证研究者与受试者之间的信息交流,并判断受试者的理解程度。

2. 知情同意签署　受试者自愿参加研究的意愿必须有签署姓名和日期的书面知情同意文件加以证明。受试者为无民事行为能力的,应当取得其监护人的书面知情同意;受试者为限制民事行为能力的,应当取得本人及其监护人的书面知情同意。免除知情同意书签字必须经过伦理委员会批准。

若受试者或者其监护人缺乏阅读能力(如文盲或盲人),应当有一位公正的见证人见证整个知情同意过程。研究者应当向受试者或者其监护人、见证人详细说明知情同意书和其他文字资料的内容。如受试者或者其监护人口头同意参加试验,在有能力情况下应当尽量签署知情同意书,见证人还应当在知情同意书上签字并注明日期,以证明受试者或者其监护人就知情同意书和其他文字资料得到了研究者准确地解释,并理解了相关内容,同意参加临床试验。与受试者和研究者均无利益关系的任何成年人均可以作为见证人签字证明受试者的同意,此时也可以留有音像资料作为证据。

（武　峰）

第三章

人类遗传资源管理和生物安全

第一节　人类遗传资源管理和生物安全概述

生物遗传资源是国家战略资源,是生物产业的物质基础。世界各国,生物遗传资源的禀赋各异。如何保护和合理利用各国的遗传资源,同时又能最大化共享和使用这些资源,助力先进的生物基因技术、大数据和人工智能技术,促进世界生命科学的进步,成为生物多样性资源丰富国家和资源匮乏国家、发达国家和发展中国家共同的需求。1992 年,在巴西里约热内卢召开的联合国环境与发展大会通过了《生物多样性公约》(简称"《公约》"),《公约》1993 年 12 月生效,提出保护生物多样性、可持续利用生物多样性组成部分、公平公正地分享因利用遗传资源而产生的惠益三大目标。在《公约》生效之前,世界上多数国家都是可以自由获取遗传资源的,致使遗传资源遭受过度开发、利用或垄断,使用者没有和提供资源的国家及知识持有者进行惠益分享。随着《公约》生效,世界各国形成了新的认识,不再认为遗传资源是人类的共同遗产,而是国家对其拥有主权,并有权管制其使用。2010 年,《公约》第十次缔约方大会通过了《名古屋遗传资源议定书》(简称"《议定书》")。2014 年 10 月,《议定书》正式生效,标志着《公约》确立的生物遗传资源获取与惠益分享目标得以实现,是全球生物遗传资源保护领域具有里程碑意义的大事。中国作为全球生物多样性大国之一,2016 年正式成为该《议定书》的缔约方,将加强国内法律法规体系建设,加强遗传资源监管,保证国家利益和国家安全。

在所有的生物遗传资源中,人类遗传资源是重中之重,是我们开展科学研究、发展生物医药产业、提高诊疗技术、提高我国生物安全保障能力、提升人民健康保障水平的重要物质基础。人类遗传资源包括人类遗传资源材料和人类遗传资源信息。人类遗传资源材料是指含有人体基因组、基因等遗传物质的器官、组织、细胞等遗传材料;人类遗传资源信息是指利用人类遗传资源材料产生的数据等信息资料。

随着人类基因组计划的不断深入和生物基因诊疗技术的逐步广泛应用,人类遗传资源的巨大科学价值和商业价值不断凸显,各国对人类遗传资源的立法和监管也越来越完善。

全球对人类遗传资源管理的概述

1. 美国

美国不是《生物多样性公约》和《名古屋遗传资源议定书》的缔约国,目前也没有人类遗传资源管理和保护的单一立法。但是,美国政府高度重视人类遗传资源的管理和利用,已通过联邦政府立法明确管理机构和职责,出台了配套的管理规定、指南和标准,建立了比较完整的管理体系。

(1)在知识产权领域有关于基因专利的立法。

(2)在人类遗传资源的隐私安全方面,主要的法律包括 1996 年由美国国会颁布的《健康保险携带和责任法案》(health insurance portability and accountability ACT,HIPAA)和 2008 年美国总统签署的《反基因歧视法》。

(3)在样本采集及储存方面,主要以契约形式来规范行为,包括美国国立卫生研究院(national institutes of health,NIH)发布的《统一生物材料转移合约》(UBMTA)、《美国细胞培养暨储存中心(ATCC)示范合同》《大学示范合同》等,规范人类遗传资源的转移。

(4)在涉及人类遗传资源的研究管理方面,包括美国联邦法规第 45 章 46 部分"对人类受试者的保护通则",《胚胎组织移植研究公法》,美国卫生与人类服务部(department of health and human services,HHS)出台的《研究中使用编码的隐私信息或样本的指南》《研究中使用存贮数据或生物样本的指南》《涉及人胚胎干细胞的研究指南》《个人可识别健康信息的隐私标准》《研究人员和机构审查委员会反基因歧视执行指南》,NIH 发布的《涉及重组或合成核酸分子的研究指南》。

(5)在研究中涉及基因检测方面,其监管由医疗保险和医疗补助服务中心、FDA 和美国联邦贸易委员会负责,其中,FDA 拥有基因检测监管的最高权威。对于涉及基因组、外显子组测序等技术的基因组研究,在招募受试者之前需要先向 FDA 申请"医疗器械豁免(investigational device exemptions,IDE)",IDE 类似于"新药临床试验申请(investigational new drug,IND)",IDE 过程的目的是要证明该项检测技术/手段的有效性以及保护研究受试者的利益。

(6)在数据存储及共享方面,《信息自由法》和《版权法》是美国数据共享政策的法律基础。NIH 发布了《基因组数据共享政策》(genomic data sharing policy,GDS),以及《NIH 数据共享政策和实施指南》。

2. 英国

英国国会出台的《人体组织法》和《人体组织条例》是英国对人类遗传资源

管理的主要法律法规体系,相应成立的人体组织管理局负责对不同情况下涉及人类遗传资源材料采集和使用进行监督管理。在数据共享方面发布了《数据政策通用原则》《数据管理和共享政策》《数据共享指南》等。在 DNA 银行和生物样本库建设和管理方面,发布了《英国生物样本库伦理和监管框架》。

3. 其他发达国家

法国设立遗传工程委员会、国家生命科学与健康咨询委员会对人类遗传资源进行管理;德国政府发布《基因技术安全条件》《胚胎保护法》《基因技术法》等,规范基因技术的应用和安全;日本效仿美国,完善了基因专利的立法,实施"抢占生物技术专利"战略,要求公共资金资助研究的人类基因组数据实现共享,发布《人类来源数据共享指南》,日本 DNA 数据库中心于 2013 年建立日本基因型与表型档案数据库(JGA),并对所有数据按照"开放数据"和"受控访问数据"两大类进行管理;欧盟《一般数据保护条例》于 2018 年 5 月正式实施,规定个人数据,尤其是敏感个人数据,例如基因数据、生物数据等应该受到更严格的保护。

4. 中国及其他发展中国家

1998 年 6 月,中国科技部和卫生部共同制定了《人类遗传资源管理暂行办法》,这是中国出台的第一部有关人类遗传资源保护的规章。为了更好地保护我国人类遗传资源和促进我国生物技术产业的发展,中国生物技术发展中心于2005 年 4 月在北京召开了《人类遗传资源管理条例》编制工作座谈会,会议成立了《人类遗传资源管理条例》起草工作小组,由起草小组制定了《人类遗传资源管理条例(草案)》。2007 年,《中华人民共和国科学技术进步法》获得全国人大通过,该法第一次将基因技术纳入法律管辖。2012 年对《人类遗传资源管理条例(草案)》公开征求意见,2015 年针对最新的生物技术发展趋势和人类遗传资源保护形势启动了《人类遗传资源管理条例》的修改工作。中国的人类遗传资源管理办法和实施措施越来越完善,2015 年 7 月,科技部发布《人类遗传资源采集、收集、买卖、出口、出境审批行政许可事项服务指南》,明确了人类遗传资源行政审评流程;2016 年 10 月,科技部办公厅发布关于人类遗传资源采集、收集、买卖、出口、出境审批网上申报系统开通运行的通告,国家科技管理信息中心正式开通人类遗传资源相关审批事项的线上填报系统;2017 年 10 月,国家科技部办公厅发布《关于优化人类遗传资源行政审批流程的通知》,优化了以上市许可为目的的国际合作临床试验的人类遗传资源行政审批等。2019 年 5 月 28 日,经国务院常务会议审议通过、李克强总理正式签署国务院令印发《中华人民共和国人类遗传资源管理条例》,该条例于 2019 年 7 月 1 日起施行,首次以法规的形式对我国人类遗传资源进行管理。2020 年 10 月 17 日,十三届全国人大常委会第二十二次会议表决通过《中华人民共和国生物安全法》,该法于2021年4月15日正式施行。《中华人民共和国生物安全法》第六章"人类遗传资源与生物资源安全"中明确指出,"加强对我国人类遗传资源和生物资源采集、保藏、利用、对外提供等活动的管理和监督""开展人类遗传资源和生物资源调查""加强对外来物种入侵的防范和应对"。同年开展的《中华人民共和国刑法修正案(十一)》,也将人类遗传资源的管理纳入其中。中国人类遗传资源管理正式上升至法律管辖层面。同时,中国也在积极推进人类遗传资源相关的基础设施建设,包括样本库建设和共享网络与信息化平台等,例如"青藏高原人类遗传资源样本库""中华民族群体遗传资源数据整合共享平台"等。

同中国一样,意识到人类遗传资源的稀少性和重要性,面对发达国家对遗传资源的大量使用和获取,越来越多的发展中国家加强了对遗传资源的监测和管理。印度在2002年出台了《生物多样性法》,设立了国家生物多样性委员会,监管与基因资源有关的标本、数据的出境;巴西制定了《保护生物多样性和遗传资源暂行条例》;泰国成立了生物技术伦理顾问委员会。发展中国家作为人类遗传资源的主要提供方,正在逐步建章立制,加强对本国人类遗传资源的保护和合理利用,并从全球合作中获得合理的惠益分享。

第二节　中国人类遗传资源管理工作程序及常见问题分析

　　根据《中华人民共和国人类遗传资源管理条例》《人类遗传资源管理条例实施细则》及服务指南,我国人类遗传资源管理实行"4+1+1"的管理模式,形成涵盖审批、备案、事先报告、申报登记的管理体系。其中,4项行政审批包括采集、保藏、国际合作、材料出境;1项备案包括国际合作备案;1项事先报告是指信息对外提供或开放使用;此外,《科学技术部令第21号 人类遗传资源管理条例实施细则》提出多项登记报告制度以及新增安全审查制度。

一、人类遗传资源4项行政审批申报流程

　　1. 采集审批

　　(1)适用范围。在中国境内开展的采集审批主要包括:重要遗传家系、特定地区人类遗传资源和用于大规模人群研究且人数大于3000的人类遗传资源采集活动。相关定义详见表3-1。

表 3-1　采集审批适用范围

名称	采集审批定义
重要遗传家系	重要遗传家系是指患有遗传性疾病、具有遗传性特殊体质或者生理特征的有血缘关系的群体,且该群体中患有遗传性疾病、具有遗传性特殊体质或者生理特征的成员涉及3代或者3代以上,高血压、糖尿病、红绿色盲、血友病等常见疾病不在此列
特定地区人类遗传资源	特定地区人类遗传资源是指在隔离或者特殊环境下长期生活,并具有特殊体质特征或者在生理特征方面有适应性性状发生的人类遗传资源。特定地区不以是否为少数民族聚居区为划分依据

（续表）

名称	采集审批定义
用于大规模人群研究且人数大于 3000 的人类遗传资源采集活动	大规模人群研究包括但不限于队列研究、横断面研究、临床研究、体质学研究等。为取得相关药品和医疗器械在我国上市许可的临床试验涉及的人类遗传资源采集活动不在此列，无须申请人类遗传资源采集行政许可

（2）申请人条件。在中国境内具有法人资质的中方单位。例如，在中国境内具有法人资质的医疗机构、科研院所、高校等。

（3）审批条件。申请人类遗传资源采集活动应具备或符合以下条件。①具有法人资格；②采集目的合法、明确；③采集方案合理；④通过伦理审查；⑤具有负责人类遗传资源的管理部门和制度；⑥具有采集活动相适应的场所、设施、设备和人员。

不符合以上申请条件开展人类遗传资源采集活动，不予批准。

（4）申报流程见表 3-2。

表 3-2　采集审批申报流程

序号	流程	操作说明
1	申请账号	申请单位向科技部申请账号和密码
2	在线填报	单位管理员（法人账号）新建项目，授权申请人（自然人）填报和编辑。由申请人登录人类遗传资源管理信息系统 https://apply. hgrg. net，在线填写申请材料并提交单位管理员。单位管理员审核无误后生成申请材料，申请人下载并上传签字盖章的审核意见，单位管理员再提交正式申请
3	受理审查	申请人的申请材料齐全、形式符合规定的，科技部出具受理通知书。审批时限：5 个工作日
4	专家评审	科技部组织专家对已受理的项目进行专家评审，形成专家审批意见，最终做出批准与不批准的决定后将结果在网上公布。审批时限：20 个工作日，特殊原因延长 10 个工作日
5	审批送达	科技部将审批决定书通过邮寄或电子送达方式送达申请单位指定的地址或邮箱/网址，同时抄送省级科技行政部门，申请单位可在申报系统查询送达状态。时限：10 个工作日

（5）采集变更申请审批。适用范围：①变更采集活动参与单位；②变更采集目的；③采集方案或者采集内容等重大事项发生变更的。

（6）新旧版本采集申报条件区别见表 3-3。

表 3-3　新旧版本采集申报条件区别

名称	2019 年的采集申报条件	2023 年的采集申报条件
重要遗传家系	患有遗传性疾病或具有遗传性特殊体质、生理特征的有血缘关系的群体，患病家系或具有遗传性特殊体质或生理特征的成员 5 人以上，涉及 3 代。	重要遗传家系是指患有遗传性疾病、具有遗传性特殊体质或者生理特征的有血缘关系的群体，且该群体中患有遗传性疾病、具有遗传性特殊体质或者生理特征的成员涉及 3 代或者 3 代以上，高血压、糖尿病、红绿色盲、血友病等常见疾病不在此列
特定地区人类遗传资源	指在隔离或特殊环境下长期生活，并具有特殊体质特征或在生理特征方面有适应性性状发生的人类遗传资源 特定地区不以是否为少数民族聚居区为划分依据	——
其他类别人类遗传资源采集活动	国务院科学技术行政部门规定的种类指罕见病、具有显著性差异的特殊体质或生理特征的人群；规定数量是指累积 500 人以上	用于大规模人群研究且人数大于 3000 的人类遗传资源采集活动。大规模人群研究包括但不限于队列研究、横断面研究、临床研究、体质学研究等。为取得相关药品和医疗器械在我国上市许可的临床试验涉及的人类遗传资源采集活动不在此列，无须申请人类遗传资源采集行政许可

注："——"代表无变化。

（7）常见问题及分析。

例 1：某医院开展一项注册类临床试验，该临床试验计划筛选 3000 例。该项目是否需要进行采集审批？

答：不需要进行采集审批。《中国人类遗传资源采集审批行政许可事项服务指南》中采集审批的适用范围明确规定，为取得相关药品和医疗器械在我国上市许可的临床试验涉及的人类遗传资源采集活动不在此列，无须申请人类遗传资源采集行政许可。

例 2：某医院开展的临床试验项目，因医院疫情防控要求需要在筛选前进行新冠病毒核酸检测，该项目是否需要将新冠病毒核酸检测填写至采集计划申请书中？

答：不需要填报。《中华人民共和国人类遗传资源管理条例》中规定，以诊疗为目的的对人类遗传资源进行的采集不适用于采集审批。新冠病毒核酸检测属于疫情防控要求，不是以临床诊疗为目的，因此不需要填报。

例 3：某医院开展一项高血压项目的临床研究，该项目是否需要进行采集审批？

答：不需要进行采集审批。《中国人类遗传资源采集审批行政许可事项服务指南》中采集审批的适用范围明确规定，重要遗传家系中不包含高血压等常见疾病，因此，不需要申报采集审批。

例 4：仅收集临床数据是否需要申报采集许可？

答：采集临床图像数据（如 B 超、CT、PET-CT、磁共振、X 线等影像数据，介入、眼底镜、内镜、皮肤镜、病理诊断等图片数据）、不涉及人群基因研究的临床数据（如血常规、尿常规、肝肾功能、血生化等一般实验室检查信息，身高、体重等生长发育指标，问卷信息，影像学/图片结果数据等），无须申报人类遗传资源采集许可审批。

2. 保藏审批　保藏活动是指将有合法来源的人类遗传资源保存在适宜环境条件下，保证其质量和安全，用于未来科学研究的行为，不包括以教学为目的、在实验室检测后按照法律法规要求或者临床研究方案约定的临时存储行为。

（1）适用范围。在中国境内开展保藏活动，用于未来的科学研究，为开展相关研究提供基础平台。

（2）申请人条件。在中国境内具有法人资质的中方单位（如科研机构、医院、高校等）。

（3）审批条件。开展保藏活动应具备或符合如下条件：①具有法人资格；②保藏目的合法、明确；③保藏方案合理；④拟保藏的人类遗传资源来源合法；⑤通过伦理审查；⑥具有负责人类遗传资源的管理部门和保藏管理制度；⑦具有符合国家人类遗传资源保藏技术规范和要求的场所、设施、设备和人员。

不符合以上申请条件开展人类遗传资源保藏活动，不予批准。

（4）申报流程见表 3-4。

表 3-4　保藏申报流程

序号	流程	操作说明
1	在线填报	单位管理员(法人账号)新建项目,授权申请人(自然人)填报和编辑。由申请人登录人类遗传资源管理信息系统 https://apply.hgrg.net,在线填写申请材料并提交单位管理员。单位管理员审核无误后生成申请材料,申请人下载并上传签字盖章的审核意见,由单位管理员再提交正式申请
2	受理审查	申请人的申请材料齐全、形式符合规定的,科技部出具受理通知书。审批时限:5 个工作日
3	专家评审	科技部组织专家对已受理的项目进行专家评审,形成专家审批意见,最终做出批准与不批准的决定后将结果在网上公布。审批时限:20 个工作日,特殊原因延长 10 个工作日
4	审批送达	科技部将审批决定书通过邮寄或电子送达方式送达申请单位指定的地址或邮箱/网址,同时抄送省级科技行政部门,申请单位可在申报系统查询送达状态。时限:10 个工作日

(5)常见问题及分析。

例 1:人类遗传资源保藏审批所保藏的人类遗传资源指什么? 临床研究方案中样本是否需要进行集中存储?

答:人类遗传资源保藏针对的是无目的地用于未来科学研究的保藏行为,属于"临床研究方案"中的样本,不用集中存储。

例 2:保藏审批中"临床研究方案约定的临时存储行为",其中"临床研究方案"指的是什么?

答:主要是指医疗卫生机构临床研究项目管理办法的定义,也包括注册类临床试验。

例 3:本单位已建立一个生物样本库,具有科技部保藏审批决定。现本单位准备建立一个传染病样本库,是否可以申请另外一个保藏审批?

答:一个法人单位只能申请一项保藏审批,单位内部统筹安排,可以建样本分库,按照变更进行申报保藏活动。

例 4:一个单位可以申请多少项保藏审批?

答:在已获批的保藏许可前提下,原则上一个法人单位只能开展一项保藏许可活动,在活动实施期间,如活动期限以及保藏方案发生变更的,应向科技部申请变更审批。

例 5:保藏年度报告需要何时提交?

答:根据《中国人类遗传资源管理办公室关于提交保藏年度报告以及国际

合作科学研究总结报告的通知》,各保藏单位应于每年1月31日前提交上年度报告。

3. 国际合作审批

(1)境外组织、个人设立或科学技术部规章制定者实际控制的机构,包括下列情形:①境外组织、个人持有或者间接持有机构百分之五十以上的股份、股权、表决权、财产份额或者其他类似权益;②境外组织、个人持有或者间接持有机构的股份、股权、表决权、财产份额或者其他类似权益不足百分之五十,但其所享有的表决权或者其他权益足以对机构的决策、管理等行为进行支配或者施加重大影响;③境外组织、个人通过投资关系、协议或者其他安排,足以对机构的决策、管理等行为进行支配或者施加重大影响;④法律、行政法规、规章规定的其他情形。

(2)适用范围。境外组织、个人及其设立或者实际控制的机构与我国科研机构、高校、医疗机构、企业利用我国人类遗传资源开展国际科学研究合作。

(3)申请人条件。具有法人资格的中方单位、外方单位。

(4)审批条件。①对我国公众健康、国家安全和社会公共利益没有危害;②合作双方为具有法人资格的中方单位、外方单位,并具有开展相关工作的基础和能力;③合作研究目的和内容明确、合法,期限合理;④合作研究方案合理;⑤拟使用的人类遗传资源来源合法,种类、数量与研究内容相符;⑥通过合作双方各自所在国(地区)的伦理审查。外方单位确无法提供所在国(地区)伦理审查证明材料的,可以提交外方单位认可中方单位伦理审查意见的证明材料;⑦研究成果归属明确,有合理明确的利益分配方案。

国际科学研究合作行政许可应当由中方单位和外方单位共同申请。合作各方应当对申请材料信息的真实性、准确性、完整性做出承诺。

(5)申报流程见表3-5。

表3-5　国际合作申报流程

序号	流程	操作说明
1	在线填报	单位管理员(法人账号)新建项目,授权申请人(自然人)填报和编辑。由申请人登录人类遗传资源管理信息系统 https://apply.hgrg.net,在线填写申请材料并提交单位管理员。单位管理员审核无误后生成申请材料,申请人下载并上传签字盖章的审核意见,由单位管理员再提交正式申请
2	受理审查	申请人的申请材料齐全、形式符合规定的,科技部出具受理通知书。审批时限:5个工作日

序号	流程	操作说明
3	专家评审	科技部组织专家对已受理的项目进行专家评审,形成专家审批意见,最终做出批准与不批准的决定后将结果在网上公布。审批时限:20个工作日,特殊原因延长10个工作日
4	审批送达	科技部将审批决定书通过邮寄或电子送达方式送达申请单位指定的地址或邮箱/网址,同时抄送省级科技行政部门,申请单位可在申报系统查询送达状态。时限:10个工作日

注:为取得相关药品和医疗器械在我国上市许可的临床试验涉及的探索性研究部分按照国际合作审批申报。

（6）国际合作变更申请。

1）适用范围。取得人类遗传资源国际科学研究合作行政许可后,开展国际科学研究合作过程中,变更内容不同,申报流程则不相同,详见表3-6。

2）特别说明。①申请单位提交非重大事项的材料后,科技部对申报材料进行形式审核,确认是否属于非重大变更范畴,符合要求的予以接收,不符合要求的予以退回。②非重大事项变更总量累积不超过10%是指已获批总量的基础上累积增加不超过10%。对于涉及增加新的人类遗传资源类型,按重大事项变更申报;不同人类遗传资源类型有一种总量变化累计超过10%,按重大事项变更申报。减少已获批人类遗传资源数量或人类遗传资源单位规格变小等情况,无须申报。③多次非重大事项变更后,导致变更量超过最初审批量10%,在超过最初获批量10%的当次变更申报时,应将历次所有非重大变更量累加后,按重大事项变更申报。

表 3-6　国际合作变更

序号	重大事项变更	非重大事项变更
1	研究目的发生变更	研究内容或者研究方案不变,仅涉及总量累计不超过获批数量10%变更的
2	研究内容发生变更	除申办方、组长单位、合同研究组织、第三方实验室以外的参与单位发生变更的
3	研究方案涉及的人类遗传资源种类、数量、用途发生变更	合作方法人单位名称发生变更的
4	申办方、组长单位、合同研究组织、第三方实验室等其他重大事项发生变更的	研究内容或者研究方案发生变更,但不涉及人类遗传资源种类、数量、用途的变化或者变更后内容不超出已批准范围的
流程	按照国际合作变更流程进行审批	提交国际合作事项变更的书面说明及相应材料

（7）国际合作情况报告。

1）适用范围。取得国际科学研究合作行政许可的合作双方，应当在行政许可有效期限届满后 6 个月内，共同向科技部提交合作研究情况报告。

2）申报内容。①研究目的、内容等事项变化情况；②研究方案执行情况；③研究内容完成情况；④我国人类遗传资源使用、处置情况；⑤研究过程中的所有记录以及数据信息的记录、储存、使用等情况；⑥中方单位及其研究人员全过程、实质性参与研究情况以及外方单位参与研究情况；⑦研究成果产出、归属与权益分配情况；⑧研究涉及的伦理审查情况。

（8）常见问题及分析。

例 1：某院开展了一项涉及人类遗传资源国际合作的注册类临床试验，该项目于 2018 年进行国际合作审批申报并获得人类遗传资源审批决定书，批件有效期为 1 年。因该研究方案要求的特殊性，1 年内该研究未完成全部入组工作，需要申请延长人类遗传资源审批期限，该研究下一步如何开展？

答：被许可人需要延续行政许可有效期。应当在该批件有效期限届满 30 个工作日前向科技部提出申请。科技部根据被许可人的申请，在该行政许可有效期限届满前做出是否准予延续的决定；逾期未做出决定的，视为准予延续。

例 2：某项目启动时按照人类遗传管理要求不需要申报人类遗传资源，试验进行中 CRO、第三方实验室资质变更需要申报国际合作，该试验是否需要中止？

答：需要中止，已入组的受试者如果是出于诊疗目的可以继续进行给药研究；已采集的样本不能送至第三方实验室。

例 3：某临床试验过程中，合作单位法人进行变更，是否需要申请国际合作变更申报？

答：合作方法人单位名称发生变更的，向科技部提交事项变更的书面说明及相应材料。

例 4：临床试验中，申办方、合同研究组织等合作各方均为中方单位，只有 EDC 供应商是外方单位。是否需要申请国际合作科学研究审批？

答：无须申请国际合作科学研究审批。

4. 材料出境审批

（1）适用范围。利用我国人类遗传资源开展国际科学研究合作，或者因其他特殊情况确需将我国人类遗传资源材料运送、邮寄、携带出境的规范和管理。

（2）申请人条件。在中国境内具有法人资质的中方单位。例如，在中国境内具有法人资质的医疗机构、科研院所、高校等。

（3）审批条件。申请人类遗传资源材料运送、邮寄、携带出境，须具备或符合以下条件：①对我国公众健康、国家安全和社会公共利益没有危害；②具有法人资格；③有明确的境外合作方和合理出境用途；④人类遗传资源采集合法或来自合法的保藏机构；⑤通过伦理审查。

不符合以上申请条件开展人类遗传资源材料运送、邮寄、携带出境，不予批准。

特别提示：仅指实体材料出境，人类遗传资源信息对外提供不适用于出境审批；申请方应为中方单位。

（4）申报流程见表 3-7。

表 3-7　材料出境申报流程

序号	流程	操作说明
1	在线填报	单位管理员（法人账号）新建项目，授权申请人（自然人）填报和编辑。由申请人登录科技部政务服务平台 https://fuwu.most.gov.cn，在线填写申请材料并提交单位管理员。单位管理员审核无误后生成申请材料，申请人下载并上传签字盖章的审核意见，由单位管理员再提交正式申请
2	受理审查	申请人的申请材料齐全、形式符合规定的，科技部出具受理通知书。审批时限：5 个工作日
3	专家评审	科技部组织专家对已受理的项目进行专家评审，形成专家审批意见，最终做出批准与不批准的决定后将结果在网上公布。审批时限：20 个工作日，特殊原因延长 10 个工作日
4	审批送达	科技部将审批决定书通过邮寄或电子送达方式送达申请单位指定的地址或邮箱/网址，同时抄送省级科技行政部门，申请单位可在申报系统查询送达状态。时限：10 个工作日
	材料出境	登录海关出入境特殊物品全流程一体化监管信息平台 http://bjtswp.customs.gov.cn:8080/Login/Index，填写相关信息，完成样本出境流程

注：需要将我国人类遗传资源材料运送、邮寄、携带出境的，可以单独提出申请，也可以在开展国际合作科学研究申请中列明出境计划一并提出申请，由科技部合并审批。

（5）常见问题及分析。

某临床试验项目，国际合作申请已获批，其中包含样本出境。审批中出境样本总数为 A，是甲实验室出境样本和乙实验室样本数量总和。本次出境样本仅为甲实验室样本，请问出境审批样本数量该如何填写？

答：按照实际出境样本数填写本次出境审批书。

二、人类遗传资源 1 项备案申报流程及常见问题分析

1. 国际合作备案

(1)适用范围。在中国境内以上市为目的的药物和医疗器械临床试验,在临床机构利用我国人类遗传资源开展国际合作且不涉及材料出境。①涉及的人类遗传资源采集、检测、分析和剩余人类遗传资源材料处理等在临床医疗卫生机构内进行;②涉及的人类遗传资源在临床医疗卫生机构内采集,并由相关药品和医疗器械上市许可临床试验方案指定的境内单位进行检测、分析和剩余样本处理。

(2)申请人条件。具有法人资格的中方单位、外方单位。

(3)申报流程见表 3-8。

表 3-8 国际合作备案申报流程

序号	流程	操作说明
1	在线填报	单位管理员(法人账号)新建项目,授权申请人(自然人)填报和编辑。由申请人登录科技部政务服务平台 https://fuwu.most.gov.cn,在线填写申请材料并提交单位管理员。单位管理员审核无误后生成申请材料,申请人下载并上传签字盖章的审核意见,由单位管理员再提交正式申请
2	形式审查	申请材料齐全、符合相关要求的,予以备案,分配备案号,申请单位即可开展国际合作临床试验

(4)变更申请流程。

1)涉及的人类遗传资源种类、数量、用途发生变更,或者合作方、研究方案、研究内容、研究目的等重大事项发生变更的,备案人应当及时办理备案变更。

2)研究方案或者研究内容变更不涉及人类遗传资源种类、数量、用途变化的,在变更活动开始前向科技部提交事项变更的书面说明及相应材料。

(5)国际合作备案情况报告。

1)适用范围。取得国际合作临床试验备案的合作双方,应当在备案有效期限届满后 6 个月内,共同向科技部提交合作研究情况报告。

2)申报内容。①研究目的、内容等事项变化情况;②研究方案执行情况;③研究内容完成情况;④我国人类遗传资源使用、处置情况;⑤研究过程中的所有记录以及数据信息的记录、储存、使用等情况;⑥中方单位及其研究人员全过程、实质性参与研究情况以及外方单位参与研究情况;⑦研究成果产出、归属与

权益分配情况;⑧研究涉及的伦理审查情况。

(6)常见问题及分析。

例1:哪些临床试验可进行人类遗传资源国际合作备案?

答:①以上市为目的的注册类的临床试验项目;②涉及的样本的采集、检测及处理等均在临床机构进行;③涉及的人类遗传资源在临床机构内采集,并由方案指定的境内机构进行检测、分析和剩余样本处理;④不涉及样本出境。

例2:IIT 研究是否需要进行人类遗传资源国际合作备案?

答:不需要。国际合作备案适用范围是以上市为目的的药物和器械临床试验,若符合国际合作要求,则需要申报国际合作。

例3:若医疗器械临床试验需申请国际合作备案,在何时可以开始申请?

答:需要先通过省局备案获得备案号后,才可开始申请国际合作备案。

例4:是否系统显示国际合作临床试验备案号后即可开展试验,不用等到公示?

答:提交国际合作临床试验备案申请后,经形式审查通过,系统自动生成备案号即备案成功,即可开展国际合作临床试验。

三、人类遗传资源 1 项事先报告申报流程

(1)适用范围。将人类遗传资源信息向境外组织、个人及其设立或者实际控制的机构提供或者开放使用,中方信息所有者应当向科技部事先报告并提交信息备份。

(2)申请条件。具有法人资格的中方单位。

(3)申报流程见表 3-9。

表 3-9　信息对外提供或开放使用的申报流程

序号	流程	操作说明
1	获得备份号	登录 https://ngdc.cncb.ac.cn/hgrip,提交信息备份,确定备份成功,获得信息备份号
2	形式审查	单位管理员(法人账号)新建项目,由申请人登录科技部政务服务平台 https://fuwu.most.gov.cn,在线填写申请材料并提交单位管理员。单位管理员审核无误后生成申请材料,申请人下载并上传签字盖章的审核意见,由单位管理员再提交正式申请。申请材料齐全、符合相关要求的,予以登记;分配登记号,即可向境外组织、个人及其设立或者实际控制的机构提供或开放使用

（续表）

序号	流程	操作说明
3	安全审查	申请事项满足安全审查条件的,进入安全审查程序: 1)对通过项目予以登记,分配登记号,其中对有条件通过的项目,将安全审查意见反馈申请单位,补充材料确认后再予通过,并分配登记号 2)对不通过项目不予登记,一次性告知申请单位不予登记理由

四、新增安全审查

（1）适用范围。将人类遗传资源信息向境外组织、个人及其设立或者实际控制的机构提供或者开放使用,可能影响我国公众健康、国家安全和社会公共利益的,应当通过科技部组织的安全审查。

（2）应当进行安全审查的情形如下。

1）重要遗传家系的人类遗传资源信息。

2）特定地区的人类遗传资源信息。

3）人数大于 500 的外显子组测序、基因组测序信息资源。

4）可能影响我国公众健康、国家安全和社会公共利益的其他情形。

五、登记报告制度

（1）全国人类遗传资源调查:每 5 年开展一次,必要时可以根据实际需要开展。

（2）重要遗传资源登记和主动申报制度:探索建立重要遗传资源的目录管理,发现重要遗传家系和特定地区人类遗传资源,应及时通过申报登记管理信息服务平台进行主动申报。

1）适用范围。涉及科学技术部重要遗传家系和特定地区人类遗传资源,需登录科技部政务服务平台进行申报登记。

2）申请条件。个人或单位。

3）申报登记流程见表 3-10。

4）保藏年度报告和检查制度:明确每年 1 月 31 日前向科技部提交上年度保藏情况,科技部组织各省级科技行政部门每年对本区域人类遗传资源保藏单位的保藏活动进行抽查。

表 3-10　人类遗传资源申报登记流程

序号	流程	操作说明
1	在线登记	登录科技部政务服务平台 https://fuwu. most. gov. cn，在线如实填写《重要遗传家系和特定地区人类遗传资源申报登记表》
2	核实登记	科技部通过电话、专家咨询、现场调研等方式对已登记的重要遗传家系和特定地区人类遗传资源申报登记信息进行核实，核实无误后科技部给予登记
3	开展调查	科技部定期组织开展重要遗传家系和特定地区人类遗传资源调查，每 5 年一次，必要时根据实际情况开展。同时，科技部建立档案管理系统，对收集、保存数据和信息进行监测和评估

5）延长批件有效期：应当在行政许可/备案有效期届满 30 个工作日前向科技部提出申请，科技部应当根据被许可人的申请，在该行政许可有效期限届满前/在该备案有效期限届满前做出是否准予延续的决定/完成延续备案，逾期未做出决定的/逾期未完成的，视为准予延续/视为已完成延续备案。

第三节　中国人类遗传资源相关的法律法规及部门规章

序号	发布时间	政策文件
1	2023-7-14	《中国人类遗传资源采集行政许可事项服务指南》
2	2023-7-14	《中国人类遗传资源保藏行政许可事项服务指南》
3	2023-7-14	《中国人类遗传资源材料出境行政许可事项服务指南》
4	2023-7-14	《中国人类遗传资源国际科学研究合作行政许可事项服务指南》
5	2023-7-14	《中国人类遗传资源国际合作临床试验备案范围和程序》
6	2023-7-14	《中国人类遗传资源信息对外提供或开放使用事先报告范围和程序》
7	2023-6-1	《人类遗传资源管理条例实施细则》
8	2021-1-22	《中华人民共和国行政处罚法》（2021 年修订版）
9	2020-12-26	《中华人民共和国刑法修正案（十一）》
10	2020-10-17	《中华人民共和国生物安全法》
11	2019-5-28	《中华人民共和国人类遗传资源管理条例》
12	2019-3-2	《中华人民共和国国境卫生检疫法实施细则》（2019 修订）
13	2018-4-27	《中华人民共和国国境卫生检疫法》（2018 年修正）
14	2016-11-7	《中华人民共和国网络安全法》
15	2010-4-29	《中华人民共和国保守国家秘密法》（主席令第二十八号）
16	2003-8-27	《中华人民共和国行政许可法》

参考文献

[1] （德国）Thomas Greib、（哥伦比亚）Sonia Pei Moreno、（瑞典）Mattias Åhrén，等著. 薛达元、林燕梅校译. 遗传资源获取与惠益分享的《名古屋议定书》诠释. 北京：中国环境出版社. 2013.24，29.

［2］David Tribe（2012）Gene technology regulation in Australia，GM Crops & Food，3：1，21-29.

［3］薛达元.《生物多样性公约》新里程碑：《名古屋 ABS 议定书》（上）［J］.环境保护，2010（23）：68-70.

［4］杨渊，秦奕，池慧，等.人类遗传资源数据共享管理研究及对中国的启示［J］.中国医学科学院学报.

［5］中华人民共和国国务院办公厅.［2020.12.27］.《中华人民共和国人类遗传资源管理条例》http://www.gov.cn/zhengce/2020-12/27/content_5574163.html.

［6］科技部.［2023.6.1］.《人类遗传资源管理条例实施细则》.https://www.most.gov.cn/xxgk/xinxifenlei/fdzdgknr/fgzc/bmgz/202306/t20230601_186416.html.

［7］科技部.［2023.7.14］.《关于更新人类遗传资源行政许可事项服务指南、备案以及事先报告范围和程序的通知》.https://www.most.gov.cn/tztg/202307/t20230714_187075.html.

［8］封展旗，杨同卫."基因争夺战"透析［N］.山东医科大学学报（社会科学版），2005.

［9］韩缨.人类基因资源的国外立法和政策实践［N］.安徽工业大学学报：社会科学版，2006.

［10］薛顺震.德国生物资源管理的有关法律法规［J］.全球科技经济瞭望，1998.

［11］杨建军，吕炳斌.美日欧基因专利保护相关政策及其借鉴意义［J］.广东科技，2002.

（王　欣　赵海娟　杨　晗）

第四章

临床试验方案的设计

根据 GCP(2020 版),试验方案指说明临床试验目的、设计、方法学、统计学考虑和组织实施的文件。试验方案通常还应当包括临床试验的背景和理论基础,该内容也可以在其他参考文件中给出。试验方案包括方案及其修订版。试验方案应当清晰、详细、可操作,在获得伦理委员会同意后方可执行。

本章主要讨论以下主要问题:临床试验设计的原则、临床试验的目的、对照试验设计、临床试验的随机化、盲法的设立、受试者的选择、给药方案、终点指标的选择、Ⅱ～Ⅳ期临床试验设计要点、试验方案的制定。

第一节　临床试验设计的原则

药物临床试验都会根据合理的科学原则进行设计、操作、分析、评价以达到预期的目的。一旦根据新药研发的需要确定了一项临床试验的目的,那么就要确定与之相应的试验设计方法。临床试验设计应符合"四性"原则,即 4RS 原则,具体如下。

1. 代表性

代表性是指从统计学上讲样本的抽样应符合总体规律,即临床试验的受试者应能代表靶向人群的总体特征的原则,既要考虑病种,又要考虑病情的轻重,所选的病种还应符合药物的作用特点。

2. 重复性

重复性是指临床试验的结果应经得起重复检验,这就要求在试验时尽可能克服各种主客观误差,设计时要注意排除偏性也就是系统误差。例如,病例分配时的不均误差;询问病情和患者回答时都可能存在的主观误差;试验的先后、检查的先后都可能有的判断误差;环境、气候的变化等可能造成的条件误差等。对各种误差有足够认识,并在试验设计时给予排除,才能保证试验结果的重复性。

3. 随机性

随机性要求试验中两组患者的分配是均匀的,不随主观意志转移。随机性是临床试验的基本原则,不但可以排除抽样方法不正确引起的非均匀误差、顺序误差和分配方法不当引起的分配误差,而且可以通过与盲法试验结合,很好地排除主、客观偏性,明显地提高试验的可信度。

4. 合理性

合理性是指试验设计既要符合专业要求又要符合统计学要求,同时还要切实可行。例如,在试验设计时,要预选确定病例的入选标准和淘汰标准,在试验过程中不得随意取舍病例,但对不符合要求的病例允许按淘汰标准准予淘汰;在受试者的选择和治疗上,既要考虑临床试验的科学性要求,还要同时考虑受试者的安全性保护,兼顾科学性和伦理性要求;在检测方法的选择上,既要考虑采用仪器设备的先进性、准确性和精密度,还要考虑各中心所用仪器设备的可及性和可行性。

第二节　临床试验的目的

　　临床试验设计,首先应明确试验的目的。临床试验的目的是整个临床试验的核心,因此,每个试验的目的都要清楚、完整且具体。只有目的明确,才能针对试验目的合理地设计方案。Ⅱ～Ⅳ期临床试验的目的是有所侧重的:①Ⅱ期临床试验是治疗作用的初步评价阶段,其目的是初步评价药物对目标适应证患者的治疗作用和安全性,也包括为Ⅲ期临床试验研究设计和给药剂量方案的确定提供依据;②Ⅲ期临床试验是治疗作用的确证阶段,其目的是进一步验证药物对目标适应证患者的治疗作用和安全性,评价利益与风险关系,最终为药物注册申请的审查提供充分的依据;③Ⅳ期临床试验的目的是评价药物在普通或者特殊人群中使用的利益与风险关系以及改进给药剂量等。

　　例如,一项注射用甲苯磺酸瑞马唑仑用于局部麻醉辅助镇静的Ⅱ期临床试验,其临床试验的目的设定为"评价注射用甲苯磺酸瑞马唑仑用于局部麻醉辅助镇静的有效性和安全性,探索注射用甲苯磺酸瑞马唑仑用于局部麻醉辅助镇静的剂量范围"。一项比较重组抗 VEGF 人源化单克隆抗体注射液和贝伐珠单抗注射液治疗非小细胞肺癌患者的Ⅲ期临床试验,其目的设定为"比较两者治疗非小细胞肺癌患者临床有效性的相似性,以及安全性、免疫原性及 PK 特征"。

　　Ⅱ期和Ⅲ期临床试验多以评估药物疗效作为主要目的,但几乎所有的临床试验,安全性是必不可少的观察指标。此外,药代动力学指标的评估试验也见于一些Ⅱ期和Ⅲ期的临床试验。临床试验一旦开始,试验目的就不能随便更改。因此,在开始设计试验时就应考虑周全,谨慎制定。在新药临床试验设计时还要参考中国国家药品监督管理局或者美国 FDA 的相关指南和要求。

第三节 对照试验设计

证实或验证药物疗效的临床试验(Ⅱ期和Ⅲ期)往往采取对照试验的设计。根据试验药物与对照品的条件可采取双盲或开放式临床对照试验。

在对照试验中,除了试验组还需要设置对照组,试验组的患者采用试验的新药进行治疗,而对照组的患者则给予对照品。对照品可以是已知的有效药物,即阳性对照,也可以是不含活性成分的物质,即安慰剂对照。两组患者的条件要相似,然后比较组间治疗效果。

对照试验的目的是比较试验药物与对照品的治疗效果的差别有无统计学显著意义。临床治疗中所获得的疗效可能是由药物引起的,也可能是由其他因素引起的,例如疾病的自愈性、安慰剂效应等。因此,当 A 药与 B 药治疗结果出现差别时,首先要确认这种差别是药物的药理作用引起的,还是非药物因素引起的。通过对照试验可以排除或扣除非药物因素的影响,即在研究过程中,使那些能够影响试验结果的非药物药理作用的因素在试验组与对照组间处于对等、均衡状态,那么就可以提高判断研究结果的因果关系的可靠性。

1. 安慰剂对照

活性药物经常和安慰剂进行比较。这是因为即使不含活性成分,当安慰剂被给予患者后也可能对患者产生一些相似的疗效,尤其是当医生对患者给予了乐观的暗示时更是如此,这种作用就叫安慰剂效应。

安慰剂对照在药物的临床评价中具有下列作用:采用安慰剂对照可以排除安慰剂效应及其他非药物因素,例如疾病本身的自发变化、精神因素在药物治疗中的作用;对市场上尚不存在治疗药物的病种,采用安慰剂对照,使得随机盲法对照试验的设计成为可能;有时,可采用阳性药和安慰剂双重对照试验,有助于阐明试验方法的灵敏性及可靠性。当试验结果为阳性药及试验药均与安慰剂相同时,则表明试验方法不灵敏,应重新设计试验。例如,一项西格列他钠联合二甲双胍治疗经二甲双胍单药控制不佳的 2 型糖尿病患者的Ⅲ期临床试验,在研究分组时,将受试者随机 1:1:1 分配到如下三组。①西格列他钠片 32 mg

组：西格列他钠片 32 mg ＋ 盐酸二甲双胍片；②西格列他钠片 48 mg 组：西格列他钠片 48 mg ＋ 盐酸二甲双胍片；③安慰剂组：安慰剂 ＋ 盐酸二甲双胍片。

采用安慰剂对照往往会引发人们对伦理问题的关注，一般仅限于下列情况：尚没有有效药物可对照的试验药物的对照；治疗慢性功能性疾病的药物；轻度疾病；诊断已明确不需要药物治疗的患者，如一再要求药物治疗，也可给予安慰剂；慢性疼痛患者，如证实有安慰剂效应，可在药物治疗间歇给予安慰剂治疗。此外，在双盲双模拟试验中要用到安慰剂。

2. 阳性对照

出于受试者伦理的考虑及对采用安慰剂对照的限制，在更多的临床试验中往往采用已知阳性药品做对照。

选择阳性对照药品一般遵循下列原则：已获准上市且在市场使用了一定时间的药品；疗效和安全性肯定、明确的药品；适应证、作用机制与试验药物相同或相似的药物；优选给药途径和剂型相同的药品，以便设盲；对仿制药品，一般采用原厂被仿制药品做阳性对照，以观测疗效是否优于或不劣于被仿制药品。例如，一项注射用甲苯磺酸瑞马唑仑用于局部麻醉辅助镇静的Ⅱ期临床试验，将受试者按 1∶1∶1 比例进行随机分配：①注射用甲苯磺酸瑞马唑仑 0.05 mg/kg 负荷剂量组；②注射用甲苯磺酸瑞马唑仑 0.1 mg/kg 负荷剂量组；③丙泊酚 1.0 mg/kg 负荷剂量组。以丙泊酚作为阳性对照，来研究注射用甲苯磺酸瑞马唑仑的镇静疗效。

除了上述对照方法外，有时还用到下列方法：和未治疗组（空白对照）或常规治疗组做对照、自身对照、同一药品不同剂量的对照、历史性对照，即对同种患者不治疗、相同治疗和不同治疗的数据进行比较等。

3. 对照试验的设计

当对两种或多种不同药物的治疗效果进行比较时，可分别给予患者其中一种药，也可以在不同的时间分别给予两种或多种药。这是常用的两种试验设计方法，称为平行组设计（parallel group design）或交叉设计（crossover design）。

（1）平行组设计：在平行分组研究中，入选的患者被随机分入两个或多个治疗组中的一组，每组分别施予不同的处理。这些处理包括药品的一个或多个剂量、一个或多个对照，例如安慰剂和（或）阳性对照。例如，每一患者分配入两组中的一组，仅摄入一种药物，或 A 或 B。在该种研究中，一组患者接受一种药品的治疗，而另一组患者则接受另一种药品的治疗。这是最常用的一种试验设计。

平行组设计一般适用于下列情况：一个疗程可能治愈的疾病；疗程较长；后一种药物的效应可能会受第一种药物的影响；有多种治疗需要同时比较；试验病例来源充足；有足够的研究力量和条件。

平行对照试验最常见的是试验药物 A 与对照药物 B（或安慰剂 P）的比

较。也可用于多个治疗组的相互比较,或多个治疗组与一个对照品或安慰剂的比较。还可用来研究药物的相互作用,例如研究 A 和 B 的相互作用时,可分别设 A、B、A＋B 组和一个安慰剂 P 组。

该方法的优点是:两组间的可比性强;已知或未知的混杂因素可以通过随机分配而均衡;如果严格按照入选和排除标准入选患者更能保证可重复性;该设计方法常与盲法相结合,其结果及结论更具可靠性和说服力。平行对照设计的缺点是两组患者可能具有不平衡的相关因素,有时需要特殊的分组方法,而且所需样本量较大,是交叉设计的 2 倍。为了克服其缺点,有人发展了"匹配配对"设计法。要选择两对患者,其关键因素如年龄、性别、发病时间和严重程度等要相似。然后随机分组,分别给予新药和对照品治疗。该技术的缺点是在寻找匹配的患者时需要耽误较长的时间。如果能够采用该技术,试验常会很成功,但该技术因为难以操作而很少应用。

(2)交叉设计:在交叉设计中,要给每一个患者都用两种药物:试验药物 A 和对照药物 B,用过一种再用另一种。给药的顺序是随机的,以避免总是先用一种药物而产生偏倚。与平行组设计相比,交叉设计既有优点又有缺点。其主要优点一是可做自身比较,因此可排除个体差异对结果的影响;二是可以减少受试患者的数目。但其缺点是受试者参与的时间会相应延长,因而会影响到受试者的依从性,失访和早期脱落相对增多。而且人们最大的担心是在第二治疗周期开始时的"基线状态"可能和第一治疗周期起始时的不同。

在经过第一周期的治疗之后,疾病本身可能已发生了变化,或者第一周期的治疗可能会对第二周期的治疗具有延滞效应(carry-over effect)。因此,在两次治疗之间可能有必要有一个"洗脱期",即在一段时间间隔内,仅给患者摄入安慰剂、不给药或者仅摄入能够缓解患者不舒服感觉但无治疗效果的药品。然而,这种做法在患者作为受试者时往往行不通。另外,在较长期的试验中,要担心治疗的多次变换会对患者的病情产生不利影响。所以,交叉对照研究(或患者自身比较)的周期应当尽可能短。

在进行交叉设计时,最重要的是避免延滞效应。因此应当在充分了解疾病和新药的有关知识的基础上有选择地精心设计。所研究的疾病应当是慢性病,而且在稳定期,试验药物的疗效应当在处理期内完全发挥出来,也必须足够长(一般是试验药物的 5 个半衰期),以使药物的作用完全消退。而且,在使用交叉设计时,还应注意到,如果病例失访,对结果的分析和解释会变得复杂;此外,由于存在延滞效应,对后续处理期出现的不良事件也往往难以判断是何种处理所致。这种方法比较适合对慢性病的姑息性治疗以及验证同一药物的两种不同配方的生物等效性。

第四节　临床试验的随机化

在通常的医疗实践中,是由开处方的医生来确定每个患者用什么药治疗的。但在设有对照的临床试验中,医生仅仅决定某一患者是否满足试验的入选标准,但入选后,患者用什么药或先用什么药,却是按照预定的随机方案随机分配的。

对照试验中各组病例的分配必须随机化(randomization)。随机化是指在研究中,抽取或分配样本时,每一个受试对象都有完全均等的机会被抽取或分配到某一组,而不受研究者或研究对象主观意愿或客观上无意识的影响所左右。随机化的目的在于使所分配的受试对象能够很好地代表其所来源的总体人群,使各治疗组间具有最大限度的可比性,保持其他非处理因素(如年龄、性别、病情轻重、疾病分期等)尽量一致并均衡。

随机化可应用于开放、单盲或双盲设计,最重要的是应用于双盲设计,它是严格的双盲对照设计的必需条件之一。随机化与盲法合用,有助于避免在病例选择和分组时因治疗分配的可预测性产生偏倚。

1. 简单随机

简单随机(simple randomization)即在整个研究中心按照受试者入选的先后顺序,根据预定的随机方案将受试者分配入试验组或对照组。随机方案通过查阅随机对照表、采用计算器或计算机产生。

该方法简单易行,但可能会在同一时段内出现大多数受试者集中入选同一组别,形成分布不均匀,导致时间性(如季节)差别或其他外在因素影响研究结果,例如可能在某一时段内进入的病情较轻(或较重)的患者入选进了试验组(或对照组)。而且,由于每组人数在研究结束时才相等,如中期终止试验,两组间受试者的数目可能不相等,因此不能做提早分析或中期分析。

2. 区组随机

区组随机(block randomization)是根据受试者进入研究的时间顺序,将其分成内含相等例数的若干区组(block)或亚组(subgroup),然后区组内的受试者被随机分配至不同的组别。例如,在研究 A、B 两种药物时,在含有 4 个患者的区组内,2 名患者得到 A 药物治疗,2 名患者得到 B 药物治疗。但每区组内患者的治疗是随机的。分区组的目的在于保证在试验过程中,几乎相等数目的患者接受了两种不同的治疗,避免简单随机的缺点。

3. 分层随机

区组随机通常保证了得到两种药物治疗的患者的数目在整体上相同,这是保证有效地应用统计学显著性检验的一种条件,但并不能保证各组患者条件的均匀性(或可比性)。这样的分组是粗略的,或者说是不分层次的。可采用分层区组随机(stratification randomization)来减少由于病情或治疗有关的特定因素(如性别、年龄、病情轻重)带来的偏倚。

对于组间分配不均匀引起的不平衡或偏倚,可先将患者按照某些重要的因素进行分组(层),例如,分为男性组和女性组、65 岁以上或以下组、患病超过半年或少于半年组、Ⅰ期肿瘤患者或Ⅱ期肿瘤患者等,然后再将每层患者随机分配。例如,如果男性、女性患者可能会对药物有不同的反应,为了避免男性、女性患者的数目在试验组和对照组中出现不平衡,如大部分男性集中在试验组而大部分女性集中在对照组,可分别将男性患者和女性患者在本性别内随机分组,然后再分别将分入相同组的男性、女性患者合并。

由不同的有关因素产生的层次上的排列组合形成了不同的"亚组"。显然考虑的因素越多,形成的层次越多,分组的模式越复杂,对数据的管理和统计分析就越困难。因此,应当选择合适的分组模式,并经研究者、申办者和统计人员一致同意。

盲法的设立

盲法是指为避免设计、资料收集或分析阶段出现信息偏倚在设计时可采用的方法,其可使研究者或研究对象不明确干预措施的分配,研究结果更加真实、可靠。盲法试验常用单盲(single blinding)试验、双盲(double blinding)试验和三盲(triple blinding)试验,在对照药物和试验药物剂型或外观不同时,还要用到双盲双模拟技术(double-dummy technique)。

1. 单盲试验

单盲试验是指受试者不知道自己用的是试验药物还是对照品,但研究者却清楚。单盲试验的优点是简便易行,但显然存在很大的缺陷:只便于研究者的观察,却很难弥补在试验的严格性方面的损失。开放试验或单盲试验由于某些不易控制的因素的干扰,常常会得到偏高的阳性率。

2. 双盲试验

双盲试验是指受试者和研究者(甚至申办者的监查员和其他涉及该临床研

究的人员)都不知道受试者用的什么药。在双盲试验中,申办者通常会提供给研究者一套随机密封代码,并在试验方案中注明破盲的方法和执行破盲的人员,一旦发生紧急情况,允许对个别受试者破盲而了解其所接受的治疗,此过程必须记录并说明理由。除非绝对需要,研究者绝不可以随便打开随机码。如果密码被打开了,必须立即通知负责试验的监查员,而且这个受试者也必须退出该试验。所有未被打开的密码信封都应在试验结束时送还申办者。

3. 三盲试验

有时,为了进一步改善双盲试验的效果,也会用到三盲试验。在该种试验中,不仅对受试者和研究者设盲,而且试验的其他有关人员,包括临床试验的监查员、研究助理及统计人员也不清楚治疗组的分配情况。

在三盲试验中,由于统计人员也不清楚设盲的情况,为了进行统计分析,就会涉及两次揭盲的情况。在将所有的临床试验数据输入统计数据库并经过核查,确证准确无误后首先将数据锁定,然后进行第一次揭盲,即首先将所有的病例分为 A、B 两组,但哪一组是试验组,哪一组是对照组并不清楚。然后进行统计分析,待 A 组和 B 组分析数据出来后,再第二次揭盲,即明确 A 和 B 分别代表试验组还是对照组。

4. 双盲双模拟技术

利用安慰剂可以使以双盲的方式比较两种外观不同或剂型不同的药品的临床试验得以进行。例如,假设要比较一种剂型为片剂的药品和另一种剂型为胶囊的药品,为了使试验按双盲的方式进行,患者每次服药时,必须要同时服一片药片和一粒胶囊。被分配用药片治疗的患者(甲组)每次要服一片活性药片和一粒安慰剂胶囊,而被分配用胶囊治疗的患者(乙组)则每次要服一片安慰剂药片和一粒活性胶囊。

利用该技术可以使患者和研究者均不知道每个患者得到的是何种治疗。该技术常用于对照临床试验中,称为双盲双模拟技术。

5. 提前破盲

盲法试验一般在试验结束进行统计分析时才揭盲。但是,为了保障受试者的安全,在紧急情况下,例如发生严重不良事件且又不能判断该严重不良事件是否与试验药物有关、是否与过量服药有关、是否与合并用药产生严重的药物相互作用有关等,急需知道服用了何种药物来决定抢救方案时,需要提前破盲。

因此,在试验开始前,申办者除了保存一套完整的随机密码(盲底)外,应当向研究者提供一套密封的盲底备用。在遇到有受试者发生上述紧急情况时,可对该受试者进行紧急破盲。破盲后要及时记录提前破盲的时间、原因和执行破盲的人员(签字),同时尽快通知监查员(申办者)。

需要注意的是,破盲一定是发生了严重的不良事件,但是,如果已确定该严重不良事件与试验药物无关,那么就不一定是需要破盲的紧急情况。试验者因个人理由而提前退出试验并不需要破盲,更不能因好奇心或其他原因(例如为了改善试验结果)而提前破盲。一旦提前破盲,该受试者一般就不应继续参加研究,且其试验数据通常不能用于疗效的评价分析,但是仍要列入安全性分析数据集。还应对受试者进行及时的治疗和保护。

受试者的选择:药物临床试验作为一种人体试验,必须有受试者的参与。Ⅱ～Ⅳ期临床试验一般要选用相应治疗目标的患者。在选择受试者时,必须从两个角度去考虑:一是科学性,即入选的病例要满足临床研究的要求,能够较好地代表将来要用药的靶向人群;二是伦理,例如,除非是专门针对儿童和老年患者的药物,在各期临床试验中往往要排除儿童和老年人,因为这些患者的肝肾功能发育不全或退化会给他们带来更大的风险;再如,试验中往往也排除妊娠期的妇女,以防对胎儿产生影响。

在临床试验方案开始阶段纳入患者时,应当同时考虑入选标准(inclusive criteria)和排除标准(exclusive criteria),在试验过程中会涉及脱落标准(withdrawal criteria),在试验结束进行统计分析时需要用到剔除标准(eliminate criteria)。对这些标准,在试验方案中应当预先做出明确的规定。

1. 入选标准

入选标准是指进入临床试验的受试者必须完全满足的条件。入选标准一般需列出一个清单来描述研究人群的特定参数,包括年龄范围、性别、特别检查或实验室结果、诊断、允许的前期治疗以及对器官功能的要求等。此外,受试者自愿参与并签署知情同意书往往是入选标准中的一条必要内容。

制定入选标准时应考虑到研究阶段、研究适应证以及对已有非临床和临床研究情况的了解。一般要求进入试验的受试者应得到相应"金标准"方法的确诊。应根据研究目的确定入选标准,要考虑适应证范围及确定依据,选择公认的诊断标准,注意疾病的严重程度和病程、病史特征、体格检查的评分值、各项实验室检查的结果、既往治疗情况、可能影响预后的因素、年龄、性别、体重、种族等。

例如,在一项药物治疗干眼病的临床试验中,其入选标准设定如下。

(1)年龄≥18岁。

(2)签署书面知情同意书。

(3)受试者主诉筛选期访视前有双眼干眼病病史至少180天。

(4)目前正在使用非处方滴眼液、润眼凝胶或者神经刺激增泪仪和(或)人工泪液治疗干眼病相关症状。

（5）眼干的严重程度评分 VAS≥50 分。

（6）NEI 量表全角膜荧光素染色评分≥10 分（上、中、下、鼻、颞侧的总和）。

（7）Oxford 量表全结膜丽思胺绿染色评分≥2 分（鼻侧和颞侧的总和）。

（8）非麻醉泪液分泌试验（Schirmer's I 试验）结果为 1～10 mm（包括 1 mm 和 10 mm）。

（9）同一受试者至少有一只眼睛，同时满足上述第（5）～（8）条入选标准。

（10）能够并愿意按照指示参加所有的试验评估和访视。

2. 排除标准

排除标准是指候选人不应被纳入临床试验的判断条件。候选人即使已完全满足了入选标准，但只要符合排除标准中的任何一条就不能进入试验。制定排除标准一般考虑下列因素：合并疾病、合并治疗、特殊人群、生命体征、体格检查、实验室检查、特殊检查、依从性等。此外，受试者不应同时参加一个以上的临床试验。如有例外，没有经过足以确保安全性和避免延滞效应的脱离治疗期的受试者不得重复进入临床试验。

同样地，在上述药物治疗干眼病的临床试验中，其排除标准设定如下。

（1）任何具有临床意义的裂隙灯发现，且需要处方药治疗和（或）合并研究者认为可能干扰试验参数的疾病，如创伤、Stevens Johnson 综合征或晚期上皮基底膜病变。

（2）在筛选前的 30 天内有活动性睑缘炎或睑缘其他异常，并且需要局部（全身）抗生素、局部类固醇或其他处方药物治疗，或使用次氯酸清洁，或在试验期间仍需要上述治疗。筛选前 180 天内进行 Lipiflow 治疗仪治疗。任何其他治疗，如眼睑擦洗、眼睑湿敷、热敷，在筛选前 30 天内和试验期间未保持稳定，或者计划在试验期间停止这些治疗。

（3）眼睑解剖学异常（如眼睑闭合不全、睑内翻或睑外翻）或眨眼异常。

（4）继发于瘢痕形成的干眼病，如辐射、碱烧伤、瘢痕性天疱疮、结膜杯状细胞破坏（即维生素 A 缺乏导致的结膜杯状细胞破坏）等。

（5）眼部或者眼周恶性肿瘤。

（6）角膜上皮缺损，或角膜的 5 个区域中有 2 个以上区域的融合染色>50%。

（7）有疱疹性角膜炎病史。

（8）活动性眼部过敏或可能在试验期间发生眼部过敏。

（9）合并眼部或全身感染（细菌、病毒或真菌），包括发热，或正在接受抗生素治疗。

（10）在筛选前 90 天内戴过角膜接触镜，或预计在试验期间使用角膜接触镜。

（11）在筛选前 60 天内局部使用过环孢素 A 或 Lifitegrast。

（12）在筛选前 180 天内进行过内眼手术或眼部激光手术，或计划在试验期间进行眼部或眼睑手术。

（13）怀孕、哺乳或计划怀孕的女性。

（14）不愿接受避孕的育龄期女性。避孕方法包括激素类避孕药（即口服、植入式、注射式或经皮避孕药物）、机械避孕（即杀精剂与隔膜或避孕套等结合）、宫内节育器（IUD）或伴侣的外科绝育。对于非性行为活跃的女性，禁欲可被视为一种适当的节育方法；但是，如果受试者在试验期间性行为活跃，她必须同意在试验期间使用上述规定的节育措施。

（15）合并未控制的全身疾病。

（16）对试验用药品或其成分过敏。

（17）活动期的酒糟鼻性眼部病变、眼周痤疮或翼状胬肉。

（18）目前正在进行药物或器械试验，或在访视前 60 天内使用过试验药物或器械。

（19）筛选前 90 天内使用过任何局部抗青光眼药物。

（20）在筛选前 30 天内眼部或面部局部使用类固醇、血清泪液，口服强力霉素或四环素。

（21）在筛选前 90 天内全身使用过类固醇（包括皮肤使用强效类固醇或大面积使用类固醇）或免疫调节剂且治疗方案不稳定，或预期在试验期间使用免疫调节剂且治疗方案不稳定。

（22）在筛选前 30 天内使用过任何已知会导致眼部干燥的药物（如抗组胺药或抗抑郁药），或预期试验期间会不规律使用导致眼部干燥的口服药。

（23）研究者认为可能使受试者面临重大风险、可能混淆试验结果或可能严重干扰受试者参与试验的情况。

应当强调的是，入选标准和排除标准是确定合格受试者对象时互为补充、不可分割的条件。研究者必须严格遵循这些标准，才能避免选择性偏倚的产生，同时降低受试者的风险。

3. 脱落标准

脱落标准是指已进入临床试验的受试者应中止或退出临床试验的条件。例如在试验中出现重要器官功能异常、药物过敏反应、依从性差、病情加重或出现严重不良反应需要停止试验药物治疗或采用其他治疗方法治疗者，应退出试验。

受试者在临床试验结束前的任何时刻撤回知情同意书，均可视为退出试验。患者主动退出的原因可能是对疗效不满意、不能耐受不良反应，或希望采取其他治疗方法,也可能无任何理由地退出。

4. 剔除标准

在做统计分析时,有些病例不应列入,例如试验中纳入了不符合入选标准的受试者;未用药或用药极少即退出了试验的受试者,不列入疗效分析中,但因药品不良反应而退出者应纳入安全性评价的分析中。

第五节　给药方案

在给药剂型和途径确定后，给药方案直接影响药品的疗效。给药方案包括给药的剂量、间隔和持续的时间。

剂量一般可分为固定剂量和可变剂量。在对药物有充分的了解时，例如在进行Ⅳ期临床试验时，可选择固定剂量。但对初步评价新药的临床试验来说，由于一般缺少新药的剂量与疗效关系方面的知识，因此可以多选择可变剂量，通过对不同剂量的结果的比较来发现药品的疗效和最佳剂量。通常的做法是，在试验开始阶段先测定患者的最大耐受剂量，然后观察该耐受剂量或较低剂量时的药效，在观测到药效后，逐渐降低试验剂量，最后找出适宜的最佳剂量。剂量应当用"mg/kg"表示，而不用"mg/人"表示。在肾功能不全时则应用肌酐清除率表示。有时，还应分别制定冲击剂量和维持剂量。

给药间隔要明确，只注明每天几次是不够的，应该说明具体间隔几小时，否则难以控制。

第六节　选择合适的终点指标

临床试验的终点指标(endpoint)指的是药物进入临床试验阶段选定的评价药物疗效和安全性的指标。比如试验降压药需要观察血压的下降,血压下降就是降压药的一个疗效终点指标;治疗糖尿病的降糖药物的疗效终点指标可以是糖化血红蛋白和空腹血糖的改善。

疗效指标是反映药物作用于受试者所表现出的有效性的主要观测与评价工具。根据 FDA 相关法规的要求,药物临床试验的疗效评价应计划全面、检验完备,受试者疗效评估方法应定义明确、方法确实可靠;临床试验方案和试验总结报告应说明疗效测量指标、观察收集的方法,以及评估受试者反应所采用的相关标准。具体来讲,就是指新药临床试验疗效评价应该包括疗效观测指标、指标的收集方法以及疗效评价标准。

此外,由于试验药物的不确定性,参加临床试验的患者需要承担风险。那么,在临床试验设计时就需要设立安全性评价指标,常用安全性指标包括不良事件及严重不良事件、体格检查、生命体征检测、实验室检测、影像学检查以及根据药物特点制定的指标等。

1. 临床结局指标和替代指标

临床结局指标就是直接评价药物是否有效、真实和客观的指标,比如死亡率,或者是脑卒中的发生率。临床结局指标通常选择公认的、规范的和成熟的指标,可以是定性或定量的指标。但由于临床结局指标的评价往往需要的时间长、样本量大、研究成本高,有时还存在伦理学风险,导致临床结局指标观测存在困难或不合理。因此,临床试验常以易于观察和测量的疗效指标替代临床结局指标来评价药物的有效性。FDA 颁布的指南中,对于一些新药临床试验的指标都有着明确的规定。在临床试验方案中,应严格定义终点疗效指标,描述测量对象、测量者、测量工具及方法、测量时间,及用何种统计学方法分析。比如常见的用肿瘤患者的总生存期(overall survival)来评估抗肿瘤药物的疗效,用测量糖化血红蛋白值的变化来评估 2 型糖尿病降糖药物的疗效。

在一种新药的临床试验中,研究者可以选择直接评价疗效的临床结局指标,也可以选择替代指标(surrogate endpoint)。替代指标是指能够合理预测临床获益或者对临床结局指标存在疗效的指标,在直接评价临床获益不可行时,用于间接反映临床获益的观察指标。例如,在一项抗肿瘤药物的试验中,假设这种药物能够提高肿瘤患者 5 年存活率,如果要直接观察肿瘤患者 5 年存活率的"终点事件",往往需要大样本量和长期随访,会增加临床试验的成本。这样的话,无论是从时间上还是在费用上,都使得执行此类临床试验变得非常困难,并且会推迟药物的上市时间。如能采用替代指标,就可以节省研究费用和研究时间,也可以提高受试者对研究方案的依从性。但是替代指标必须同时满足两个条件:第一,替代指标必须与临床获益有关联性。第二,替代指标必须能完全捕获和反映治疗效应。这种"关联性"必须有以前其他临床试验中已建立的替代终点作为主要疗效指标进行临床试验,提示这个指标和临床的结果有关联性,当替代指标变化时,临床结局指标亦随之改变。比如血压、低密度脂蛋白胆固醇和糖化血红蛋白等。

2. 终点指标的类型

(1)症状的改善。如哮喘患者哮喘发作次数的减少、关节炎患者关节疼痛的减轻、胃食管反流病患者反酸症状的减轻等。

(2)死亡率下降,生存率提高。如癌症患者治疗后 5 年生存率。5 年生存率指某种肿瘤经过治疗后,生存 5 年以上的患者的比例。

(3)病情的延缓。如病情发展的速度、肿瘤患者的病情恶化时间、肿瘤患者的总生存期和无进展生存期。

(4)病灶面积的缩小。如胃镜下胃十二指肠溃疡患者溃疡面积的缩小、糖尿病患者皮肤溃疡面积的缩小、血管造影下冠脉阻塞患者阻塞程度的减轻。

(5)生化指标的改善。如糖化血红蛋白(HbA1c)、前列腺癌指标前列腺特异性抗原(prostate specific antigen,PSA)、肝癌指标甲胎蛋白(alpha fetoprotein,AFP)的变化等。

(6)全局评价指标改善。全局评价指标是将客观指标和研究者对受试者疗效的总印象有机结合的综合指标,它通常是有序等级指标。用全局评价指标来评价某个治疗的总体有效性或安全性,一般都有一定的主观成分。如果必须将其定义为主要指标,应在试验方案中有明确判断等级的依据和理由。例如在一项药物治疗急性脑卒中的临床试验中,以美国国立卫生研究院卒中量表(NIHSS)作为疗效评价指标(表 4-1)。

3. 主要疗效指标和次要疗效指标的制定

在一个药物临床试验方案中,通常有一个主要疗效指标和几个次要疗效指标。主要疗效指标与药物临床试验目的必须有本质的联系,能够反映临床试验主要目的,是药物有效性的最可信证据。主要疗效指标必须是在相关研究领域已有公认标准的指标,一般是易于量化、客观性强、重复性高,且具有显著临床意义的变化或临床获益的指标,能直接反映患者在感觉、功能或生存状况方面的显著变化,或合理预测该变化的替代指标,如生存期、功能丧失、生物标志物等。

表 4-1 美国国立卫生研究院卒中量表(NIHSS)

1a. 意识水平	0	清醒	
	1	不清醒,但最小刺激可唤醒	
	2	不清醒,需要重复刺激才有反应	
	3	昏迷	
1b. 询问患者现在是几月和他的年龄	0	两个问题的答案均正确	
	1	一个问题的答案正确	
	2	两个问题的答案均不正确	
1c. 要求患者睁眼/闭眼,握拳/松开	0	两项任务执行均正确	
	1	一项任务执行正确	
	2	两项任务执行均不正确	
2. 最佳凝视(仅水平眼球运动)	0	正常	
	1	部分凝视麻痹	
	2	强迫凝视偏差	
3. 视野检查	0	无视野缺损	
	1	部分性偏盲	
	2	完全性偏盲	
	3	双侧偏盲(眼盲,包括皮质盲)	
4. 面部轻瘫(要求患者露出牙齿或扬起眉毛和紧闭双眼)	0	正常对称运动	
	1	轻度瘫痪(鼻唇沟变浅、不对称)	
	2	部分瘫痪(下面部完全或接近完全瘫痪)	
	3	一侧或双侧完全瘫痪(上、下面部运动缺乏)	

（续表）

5a. 运动功能-右臂	0	正常（伸展臂90°或45°持续10秒,无下落）	
	1	下落	
	2	试图对抗重力	
	3	不能抵抗重力	
	4	无移动	
	UN	无法检测（关节融合或截肢）	
5b. 运动功能-左臂	0	正常（伸展臂90°或45°持续10秒,无下落）	
	1	下落	
	2	试图对抗重力	
	3	不能抵抗重力	
	4	无移动	
	UN	无法检测（关节融合或截肢）	
6a. 运动功能-右腿	0	正常（抬高腿部30°持续5秒,无下落）	
	1	下落	
	2	试图对抗重力	
	3	不能抵抗重力	
	4	无移动	
	UN	无法检测（关节融合或截肢）	
6b. 运动功能-左腿	0	正常（抬高腿部30°持续5秒,无下落）	
	1	下落	
	2	试图对抗重力	
	3	不能抵抗重力	
	4	无移动	
	UN	无法检测（关节融合或截肢）	
7. 肢体共济失调	0	无共济失调	
	1	一侧肢体存在共济失调	
	2	两侧肢体存在共济失调	

（续表）

8. 感官（用针刺测试手臂、腿部、躯干和面部，比较两侧）	0	正常	
	1	轻度至中度感觉减退	
	2	重度至完全感觉缺失	
9. 语言（描述图片、名称项目）	0	无失语	
	1	轻度至中度失语	
	2	重度失语	
	3	完全失语	
10. 构音障碍（阅读几个单词）	0	正常发音	
	1	轻度至中度口齿不清	
	2	几乎无法理解或无法说话	
	UN	插管或其他物理屏障	
11. 忽视症（使用视觉双重刺激或感觉双重刺激）	0	正常	
	1	双侧对其中一种感觉形式的同时刺激不注意或忽视	
	2	重度偏侧不注意或对一种以上感觉形式不注意	

次要疗效指标是指与试验目的相关的辅助性指标，次要疗效指标数目也应当是有限的，并且能回答与试验目的相关的问题。一种新药是否能够上市，是由主要疗效指标是否具有统计学意义的"显著差异"来决定的，次要疗效指标则作为补充、说明支持其疗效。如果主要疗效指标无效，那么这个药就是无效的，不能注册上市。如果次要疗效指标有效，不能将次要疗效指标取代主要疗效指标，声称这个药有效。疗效指标的选择可参考法规和药品监督管理部门发布的指南，以供试验设计参考。比如治疗糖尿病的降糖药物的临床试验，主要疗效指标必须是糖化血红蛋白。乙型肝炎抗病毒药物的临床试验，主要疗效指标必须是 HBV-DNA。而对于抗高血压的药物，血压下降的程度可以作为主要疗效指标。

4. 安全性指标的选择

安全性指标的选择通常包括两个方面：①常规检查，是指一些在所有临床试验中都会做的检查，如血尿常规、肝肾功能检查等；②特殊检查，是指为观察研究药物可能存在的副作用而做的检查。如为观察研究药物是否会引起 Q-T 间期延长，那么心电图就应列入检查项目中。安全性指标不是绝对的，如血压测量可以为安全性指标，但在降压药试验中则为疗效指标。在多中心临床试验中,实验室检查可以在中心实验室完成,因为中心实验室有许多优点,如各个医院的实验室操作程序不同,试验试剂、参考值范围也不同,而中心实验室接受不同医院的化验样本,统一操作和分析,数据比较一致,更具有可比性。因此,现在的多中心试验,主要在中心实验室分析样本。

这里以一项胰岛素治疗糖尿病的临床试验为例,说明主要和次要疗效指标、安全性指标的选择。

(1)主要疗效指标:与基线相比,治疗 12 周后糖化血红蛋白(HbA1c)的变化值。

(2)次要疗效指标。

1)治疗 12 周后,空腹血糖(FPG)和 OGTT 2 小时后血糖(2hPG)较基线的变化值。

2)治疗 12 周后,空腹血糖(FPG)的达标(4.4～7.0 mmol/L)率。

3)治疗 12 周后,糖化血红蛋白(HbA1c)达标(<0.7%)率。

4)治疗 12 周后,平均餐后血糖波动幅度 a(MPPGE)、最大血糖波动幅度 b(LAGE)及血糖水平的标准差(SDBG)。

5)治疗 12 周后,体重的变化。

(3)安全性终点。

1)生命体征(血压、脉搏、呼吸、体温)。

2)一般体格检查。

3)实验室检查:①血常规(RBC、WBC、Hgb、PLT、EOS、BASO、MONO、NEUT、LY);②尿常规(KET、GLU、PRO、RBC、WBC、UBG、BIL);③肝功能(ALT、AST、TBIL、DBIL、ALP、GGT);④肾功能[BU(或 BUN)(用药前后需保持一致)]、Cr、eGFR、UACR、尿微量白蛋白);⑤电解质检查(K^+、Na^+、Cl^-);⑥血脂(TC、TG、LDL-C、HDL-C);⑦血或尿妊娠试验(仅限育龄期女性:有生育能力或绝经未满 2 年的女性患者)。

4)12 导联心电图。

5)注射部位局部反应发生率。

6)低血糖事件。

7)不良事件和严重不良事件。

综上所述,在临床试验方案设计中,选择合适的疗效和安全性指标是非常重要的,应该按照新药的适应证、临床试验目的来选择疗效指标。首先制定研究的主要目的和(或)次要目的,然后根据研究的主要目的和(或)次要目的,选择一个主要疗效指标和能够辅助主要疗效指标说明其有效性的几个次要疗效指标。疗效指标的设定需要包括疗效评价指标以及疗效评价方法。疗效指标确定后,一般不宜在试验开始后再对主要疗效指标进行调整和修改,更不能在临床试验完成后发现主要疗效指标没有达到统计学上的意义,然后再调整和修改。

第七节　Ⅱ～Ⅳ期临床试验设计要点

Ⅱ～Ⅳ期临床试验有不同的临床试验目的和要求,试验设计的复杂性不同,需要的病例数也不尽相同,这一节将对各期临床试验设计的特点进行整理总结。

(一)新药Ⅱ期临床试验设计

Ⅱ期研究是新药治疗作用的摸索阶段。其目的是摸索药物对目标适应证的疗效和药物安全性,为Ⅲ期临床试验的研究设计和给药剂量方案提供依据。此阶段的研究设计根据具体的研究目的,一般采用严格的随机双盲对照试验,以平行对照为主。通常应该与标准疗法进行比较,也可以使用安慰剂对照。需注意诊断标准、疗效标准的科学性、权威性和统一性。要根据试验目的选择恰当的终点指标,包括诊断指标、疗效指标、安全性指标。选择指标时,应注意其客观性、可靠性、灵敏度、特异性、相关性和可操作性。参照临床前试验和Ⅰ期临床试验的实际情况制定药物剂量研究方案。应有符合伦理学要求的中止试验的标准和个别受试对象退出试验的标准。对不良事件、不良反应的观测、判断和及时处理都应做出具体规定。应有严格的观测、记录及数据管理制度。试验结束后,对数据进行统计分析,由有关人员对药物的安全性、有效性、使用剂量等做出初步评价和结论。

Ⅱ期临床试验目的包括:①确定新药作用于目标患者的最大和最小有效剂量范围,为Ⅲ期临床试验剂量提供参考;②确定新药产生疗效的血药浓度与药效学参数的关系,即药代动力学和药效学关系。根据目的的不同,Ⅱ期临床有时又分为Ⅱa期和Ⅱb期。

设计原理:Ⅱ期作为探索性试验,可以采用多种设计方法,如同期对照、自身对照、开放试验、三臂试验(阳性药、安慰剂、试验药)、剂量-效应关系研究等。

受试者:目标适应证患者。

样本量:几十到数百人。

判断终点:客观缓解率等。

Ⅱ期临床试验设计方法根据有无对照组设置,分为单臂临床试验设计和随机对照试验设计。另外,还包括随机撤药试验设计等。

1. 单臂临床试验设计

单臂研究(single arm study):即单组临床试验,顾名思义,就是仅有一个组的研究,没有为试验组设计相对应的对照组,常用于新药研发的Ⅱa期。肿瘤新药Ⅱ期临床试验中,往往要对多个瘤种、多种剂量或用法进行探讨,目的是淘汰无效剂量、筛选敏感瘤种,以便进一步深入研究。单臂试验又分为单臂单阶段试验和单臂多阶段试验,单臂单阶段试验为最简单的试验设计,其在计划的样本数量的患者都接受治疗后,根据治疗效果得出试验结论。单臂单阶段试验设计的缺陷是:即使在达到最后样本量之前发现治疗无效,也不能终止试验,以免造成资源浪费和伦理学困境。

单臂多阶段试验设计能够避免单臂单阶段试验设计的缺陷,其能在某试验组疗效未达到预期效果时,终止该试验组的研究,避免更多的受试者接受无效治疗。单臂多阶段试验设计一般用于探索性研究,其优点在于有明确的早期终止研究的准则,当试验药的有效率较低时,可以在早期终止研究,避免更多的受试者接受无效的治疗;多阶段试验设计也可用来早期淘汰不良反应高的药物。

2. 随机对照试验设计

为了降低Ⅲ期临床试验失败的风险,作为前瞻哨所的Ⅱ期临床试验鼓励采用随机对照试验设计,并且保证样本量具有一定的统计学估算基础。尽管Ⅱ期随机对照试验设计没有足够的统计把握度对新药和标准治疗做出决定性的评价,但这种设计可以为有前景的新药优先进入Ⅲ期试验提供量化依据。Ⅱ期随机对照试验设计可应用于评价多种剂量、多种给药方案、试验治疗和标准治疗对比的研究,为Ⅲ期临床试验设计提供更加具有借鉴意义的数据。

Ⅱ期随机对照试验的主要目的是通过对所试验药物的有效率进行评估,从而选择有效率最佳的剂量、给药方案或候选药物进入Ⅲ期临床试验。Ⅱ期随机对照试验所需的样本量不足以对试验药物提供明确的优效性、非劣效性或等效性进行推断。

3. 随机撤药试验设计

随机撤药研究是指接受一定时间受试药物治疗的对象出现疾病稳定性状态后,被随机分配继续使用受试药物治疗或使用安慰剂(即停用活性药物)治疗;继续接受药物治疗组和安慰剂组之间出现的任何差异都可以证明活性药物的疗效。随机撤药试验设计的优点是:患者安慰剂使用时间比较短,伦理学风险被大大降低。随机撤药试验设计适用于复发性疾病发作的药物(如抗抑郁药)、抑制症状或体征(慢性疼痛、高血压、心绞痛)的药物等。

4. 案例

资料来源于国家药品监督管理局药品审评中心临床试验登记平台，CTR20212674 为单臂试验设计，CTR20132658 为随机对照试验设计。

登记号	CTR20212674
试验专业题目	盐酸米托蒽醌脂质体注射液治疗晚期胰腺癌的Ⅱ期临床试验
1. 试验目的	
主要目的:评价盐酸米托蒽醌脂质体注射液治疗晚期胰腺癌的有效性 次要目的:评价盐酸米托蒽醌脂质体注射液治疗晚期胰腺癌的安全性	
2. 试验设计	
试验分类	安全性和有效性
试验分期	Ⅱ期
设计类型	单臂试验
随机化	非随机化
盲法	开放
试验范围	国际多中心试验
3. 受试者信息	
年龄	18 岁(最小年龄)至 75 岁(最大年龄)
性别	男＋女
健康受试者	无
入选标准	1. 受试者自愿参加研究,并签署知情同意书
	2. 年龄 18～75 岁(包括 18 岁和 75 岁)
	3. 经组织学或细胞学确诊的晚期胰腺腺癌
	4. 经一线及以上标准治疗后疾病进展的局部进展或转移性胰腺癌
	5. 基线至少有一个可测量病灶(RECIST 1.1 标准)
	6. ECOG 评分 0～2 分
	7. 良好的器官功能(首次应用研究药物前 2 周内没有接受过输血或生长因子支持治疗),包括中性粒细胞绝对值(ANC)≥1.5×10⁹/L;血红蛋白(Hb)≥90 g/L;血小板≥100×10⁹/L;肌酐≤1.5 倍正常值上限;总胆红素≤2 倍正常值上限;天冬氨酸转氨酶(AST)和丙氨酸转氨酶(ALT)≤3 倍正常值上限(肝转移受试者≤5 倍正常值上限);凝血功能:凝血酶原时间(PT)、国际标准化比值(INR)≤1.5 倍 ULN
	8. 妊娠检查结果为阴性,受试者及其伴侣承诺从研究开始到研究末次用药后 6 个月内采取有效的避孕措施或禁欲
	9. 有良好的依从性并愿意配合随访

（续表）

排除标准	1. 对米托蒽醌或脂质体严重过敏
	2. 既往 3 年内患有其他恶性肿瘤,不包括已经根治的宫颈原位癌、皮肤基底细胞癌或皮肤鳞状细胞癌
	3. 脑转移和脑膜转移
	4. 慢性乙型肝炎（HBsAg 阳性且 HBV-DNA≥2000 IU/ml）、慢性丙型肝炎（HCV 抗体阳性且 HCV-RNA 高于研究中心检测值下限）、HIV 抗体阳性
	5. 预期生存时间＜3 个月
	6. 既往接受过的蒽环类药物累积剂量换算为多柔比星后＞350 mg/m²（蒽环类药物等效剂量计算:1 mg 多柔比星＝2 mg 表柔比星＝2 mg 吡柔比星＝2 mg 柔红霉素＝0.5 mg 去甲氧柔红霉素＝0.45 mg 米托蒽醌,除外脂质体阿霉素）
	7. 既往抗肿瘤治疗毒性未恢复至≤1 级（脱发、色素沉着或研究中认为对受试者无安全性风险的其他毒性除外）
	8. 心脏功能异常。包括:长 QTc 综合征或 QTc 间期＞480 ms;完全性左束支传导阻滞,Ⅱ度/Ⅲ度房室传导阻滞;需要药物治疗的严重、未控制的心律失常;慢性充血性心力衰竭病史且 NYHA≥3 级;在筛选前 6 个月内心脏射血分数低于 50%;CTCAE≥3 级的心脏瓣膜病;在筛选前 6 个月内出现心肌梗死、不稳定型心绞痛、严重室性心律失常、严重的心包疾病病史、有急性缺血性或活动性传导系异常的心电图证据
	9. 不可控的高血压（在药物控制情况下,多次测量收缩压≥160 mmHg 或舒张压≥100 mmHg）
	10. 存在恶性浆膜腔积液（如胸腔积液、心包积液、腹腔积液等）
	11. 在首次给药前 1 周内患有需要静脉输注治疗的活动性细菌感染、真菌感染、病毒感染
	12. 在首次给药前 4 周内接受过任何抗肿瘤治疗（包括化疗、放疗、分子靶向治疗、免疫治疗等）,在首次给药前 2 周内接受过免疫调节剂作为恶性肿瘤辅助治疗,在首次给药前 2 周内接受过任何抗肿瘤中成药（除外扶正类中成药和缓解症状类中成药）治疗
	13. 在首次给药前 4 周内接受过其他临床研究药物治疗
	14. 在首次给药前 12 周内接受过重大手术,或者计划在研究期间进行重大手术

排除标准	15. 计划在研究期间进行其他抗肿瘤治疗
	16. 既往 6 个月内深静脉血栓形成或动脉栓塞,包括但不限于上腔/下腔静脉血栓形成、下肢深静脉血栓形成、肺栓塞
	17. 哺乳期妇女
	18. 患有任何严重的和(或)不可控制的疾病,经研究者判定,可能影响受试者参加本研究的其他疾病(包括但不限于未有效控制的糖尿病、需要透析的肾脏疾病、严重的肝脏疾病、危及生命的自身免疫系统疾病和出血性疾病、神经系统疾病等)
	19. 其他经研究者判定不适宜参加的情况

4. 试验分组

	序号	名称	用法
试验药	1	中文通用名:盐酸米托蒽醌脂质体注射液 英文通用名:Mitoxantrone Hydrochloride Liposome Injection 商品名称:NA	剂型:企业选择不公示 规格:企业选择不公示 用法用量:企业选择不公示 用药时程:企业选择不公示

	序号	名称	用法
对照药			

5. 终点指标

主要终点指标及评价时间	序号	指标	评价时间	终点指标选择
	1	客观缓解率(ORR)	整个研究期间	有效性指标

次要终点指标及评价时间	序号	指标	评价时间	终点指标选择
	1	总生存期(OS)、无进展生存期(PFS)、疾病控制率(DCR)、缓解持续时间(DoR)	整个研究期间	有效性指标
	2	治疗期间出现的不良事件(TEAE)	整个研究期间	安全性指标

目标入组人数	国内:38 人

CDE 登记号	CTR20132658
试验专业题目	口服氯桂丁胺片治疗成人部分性癫痫发作随机、双盲、安慰剂对照、多中心Ⅱ期临床试验

1. 试验目的

以安慰剂为对照,通过评价 16 周治疗期内(维持剂量期)每月平均部分性癫痫的发作频率,探索氯桂丁胺片治疗成人部分性癫痫发作的有效剂量及最佳疗程,为Ⅲ期临床试验提供用药依据。并通过实验室检查、不良事件(频率、严重程度、性质、持续时间)、体格及神经系统检查等,初步探索氯桂丁胺片临床使用的安全性

2. 试验设计

试验分类	安全性和有效性
试验分期	Ⅱ期
设计类型	平行分组
随机化	随机化
盲法	双盲
试验范围	国内试验

3. 受试者信息

年龄	18 岁(最小年龄)至 70 岁(最大年龄)
性别	男＋女
健康受试者	无
入选标准	1. 性别不限,18 周岁≤年龄≤70 周岁
	2. 根据 ILAE 分类标准确诊为部分性癫痫,不论有无继发全身发作
	3. 至少在筛选期访视≥1 年前被确诊为癫痫,并在 6 个月内有明确的脑电图记录。脑电图结果应保留在研究病历里,但发作间期可为正常结果
	4. 有简单部分性发作或者复杂部分性发作,伴或不伴继发全身性癫痫发作病史,病程≥1 年
	5. 有筛选期访视前一年内的 CT 检查结果(检查结果应保存在研究病历中),排除肿瘤、进行性加重的脑部疾病或神经退行性病变
	6. 非育龄期妇女或使用可靠医学避孕方法[包括外科绝育、口服避孕药、植入性避孕装置(避孕针或子宫内节育器),避孕套和避孕膜不包括在内]的育龄期妇女方可入组
	7. 在筛选期访视前,患者持续稳定服用(服用药物种类和剂量均不变)至少 8 周以上的 1～2 种其他抗癫痫药物;稳定服用的苯二氮䓬类治疗癫痫药物可被视为抗癫痫药物的一种

（续表）

入选标准	8. 获得签署姓名和日期的知情同意书	
	9. 在基线期结束时依然符合入选标准的受试者还必须符合以下条件,才可随机进入双盲治疗期。在8周基线期内,平均每月至少有3次部分性癫痫发作,且两次部分性癫痫发作间隔时间最长不超过4周,伴或不伴继发的全身发作;必须有完整的记录(包括类型、频率及日期),以判断其适用性	
排除标准	1. 哺乳期妇女或孕妇	
	2. 已知有酒精成瘾或药物滥用史	
	3. 癫痫快速反复发作(密集丛发或阵发),发作次数难以可靠计数	
	4. 除伴随AED外,使用其他影响中枢神经系统药物、精神抑制药物或抗癫痫中药者应排除(含苯二氮䓬类药物)	
	5. 安装迷走神经刺激器者	
	6. 罹患其他系统疾病(如心血管、肝、肾、自身免疫、血液、其他神经精神疾病),可能影响受试药物的吸收、分布、代谢者	
	7. 不能正常记录受试者日记卡者(受试者亲属能够密切陪护受试者,能够详细记录受试者每次癫痫发病情况者可以纳入)	
	8. 既往或现有假性癫痫诊断者	
	9. 实验室检查异常,超出正常值上限的1.5倍以上	
	10. 中性粒细胞计数$<1.5\times10^9/L$;血小板计数$<100\times10^9/L$(使用丙戊酸治疗的患者$<80\times10^9/L$);血红蛋白<110 g/L(女),血红蛋白<100 g/L(女月经期),血红蛋白<120 g/L(男)	
	11. 肌酐清除率$\leqslant60$ ml/min	
	12. 严重认知障碍者	
	13. 同时或入组前3个月内参加其他药物(包括左乙拉西坦)临床试验者	
	14. 在可能影响到研究参与的医疗或手术状态下,如择期手术等	
	15. 6个月内出现过癫痫持续状态$\geqslant1$次者	

4. 试验分组

	序号	名称	用法
试验药	1	中文通用名:氯桂丁胺片	用法用量:企业选择不公示
	2	中文通用名:氯桂丁胺片	用法用量:企业选择不公示

（续表）

	序号	名称	用法
对照药	1	中文通用名:氯桂丁胺片模拟片	用法用量:片剂,100 mg/片,餐后口服,一天两次。逐渐加量期7天:氯桂丁胺片模拟片100 mg,一天两次。治疗期16周:氯桂丁胺片模拟片200 mg,一天两次。逐渐减量期14天:氯桂丁胺片模拟片100 mg,一天两次。安慰剂组

5. 终点指标

主要终点指标及评价时间	序号	指标	评价时间	终点指标选择
	1	16周治疗期内每月平均部分性癫痫的发作频率	服药16周治疗期内每4周做一次疗效评价	有效性指标

	序号	指标	评价时间	终点指标选择
次要终点指标及评价时间	1	16周治疗期内每月部分性癫痫发作次数与基线期比较降低的绝对值和百分比	服药16周治疗期内每4周做一次疗效评价	有效性指标
	2	16周治疗期内每月平均所有类型的癫痫的发作频率	服药16周治疗期内每4周做一次疗效评价	有效性指标
	3	16周治疗期内,部分性癫痫发作的50%有效性(即与基线期比较每月部分性癫痫发作频率减少50%以上的患者比例)	服药16周治疗期内每4周做一次疗效评价	有效性指标
	4	每4周,部分性癫痫无发作的病例数和无发作的天数;以及16周治疗期内,部分性癫痫无发作的病例数	服药16周治疗期内每4周做一次疗效评价	有效性指标
	5	不同治疗有效率组的患者比例:16周治疗期内每月部分性癫痫发作频率与基线期对比降低的百分比,按5级(1级<25%,25%≤2级<50%,50%≤3级<75%,75%≤4级<100%,5级=100%)分类	服药16周治疗期内每4周做一次疗效评价	有效性指标
	6	因无效而退出试验的受试者比例	服药16周治疗期后	有效性指标

(二)新药Ⅲ期临床试验设计

Ⅲ期是新药治疗作用确证阶段,目的是进一步验证药物对预期适应证患者的治疗作用和安全性,并为利益与风险关系的评估提供依据,最终为药物注册申请获得标准提供充分的依据。试验一般是有足够样本量的随机双盲对照试验。可根据本期试验的目的调整选择受试者的标准,适当扩大特殊受试人群,进一步考察不同受试者所需剂量及其依从性。

Ⅲ期临床试验也可以进行量-效关系的研究,同时也可以根据药物特点、目标患者的具体情况,进行药物相互作用等的研究。Ⅲ期临床试验结束时需提供有统计学意义的结论,包括新药目标适应证、所纳入的疾病人群、主要疗效指标、给药途径、用法用量及疗程、足够支持注册申请的安全性信息,并针对有效性安全性数据进行全面的风险/效益的评估等。

试验原理:一般通过对新药与现有标准治疗的比较,Ⅲ期临床试验分为优效性试验和非劣效性试验。试验过程常采用随机盲法、阳性对照试验;无市售阳性药物时,可选用安慰剂进行对照。

受试者:目标适应证患者。

样本量:一般为数百至数千人;

1.Ⅲ期常用试验设计类型

Ⅲ期临床试验一般采用随机、平行对照试验设计,确证新药在特定目标人群中的有效性和安全性。在具体临床试验设计方案中,试验设计类型的选择至关重要,因为这决定了样本量的估算方法、研究流程和质量控制的设计。因此,研究者应根据试验目的和试验条件的不同,选择不同的试验设计方案。

试验方案	描述	特点
平行分组设计	受试者随机分配到试验的各组,同时进行临床试验 平行对照不一定只有试验组和对照组两个组别,可为试验药物设置多个对照组,也可按试验药物剂量分若干组	优点:实施简单容易,分析不复杂,结果解释直截了当;适用于急性病症(如感染等) 缺陷:需要较多患者

（续表）

试验方案	描述	特点
交叉设计	一种特殊的自身对照设计,每个受试者随机地在两个或多个不同试验阶段接受指定的处理(试验药物和对照药物) 最简单的交叉设计是 2×2 形式(AB/BA),对每个受试者安排两个试验阶段,分别接受两种药物处理 第一阶段接受何种处理是随机确定的,第二阶段必须接受与第一阶段不同的另一种处理 每个受试者需经历如下几个试验过程,即筛选期、第一试验阶段、洗脱期、第二试验阶段	优点:有利于控制个体间的差异,减少受试者人数;多用于控制病情的药物的临床试验中,对于进行性疾病或有望治愈的疾病不能使用交叉设计 缺陷:有延滞效应(前一个试验阶段处理效应对后一阶段试验的影响)
析因设计	将试验中各因素的所有水平进行完全交叉而形成的分组试验设计,用于检验各试验用药物间是否存在交互作用,或探索两种或多种药物不同剂量的最佳组合 通过试验不仅可检验每个试验用药物各剂量间的差异,而且可以检验各试验用药物间是否存在交互作用,进而探索药物间不同剂量的最佳配伍	优点:在某些临床试验(如:当 2 个及 2 个以上治疗方法不交互),析因设计样本更少,精度更高 缺陷:当因素过多或因素的水平数过多时,分组较多,样本量太多
成组序贯设计	将整个临床试验分成几批,逐批序贯进行,每一批受试者试验结束后,及时对主要变量(包括有效性和安全性)进行分析,一旦可以得出结论(无效结论或有效结论)即停止试验 每一批受试者中试验组与对照组的例数相等或比例相同,且不宜太少,批次以不大于 5 为宜	优点:当试验药物的疗效明显优于对照药物时,可以较早终止临床试验,缩短试验时间,减少受试者的数量和风险暴露的时间,符合医学伦理 缺陷:对于双盲试验,由于成组序贯设计需要多次揭盲,故不能采用
加载设计	受试者除了维持标准治疗方案外,还被随机给予试验药物和安慰剂	优点:可避免单纯使用安慰剂的伦理学争议 缺陷:毒性结果的解释有时较为复杂、困难

2. 案例

登记号	CTR20212636
试验专业题目	多中心、随机、双盲、平行阳性对照评价 9MW0813 和阿柏西普在糖尿病性黄斑水肿(DME)患者中的有效性和安全性的Ⅲ期临床试验

1. 试验目的

主要研究目的:比较在 DME 患者中玻璃体腔内注射 9MW0813 注射液和阿柏西普眼内注射溶液(EYLEA)的临床有效性的相似性。次要研究目的:①比较在 DME 患者中玻璃体腔内注射 9MW0813 注射液和阿柏西普眼内注射溶液(EYLEA)的临床安全性的相似性;②比较在 DME 患者中玻璃体腔内注射 9MW0813 注射液和阿柏西普眼内注射溶液(EYLEA)的免疫原性的相似性;③探索在部分 DME 患者中玻璃体腔内注射 9MW0813 注射液和阿柏西普眼内注射溶液(EYLEA)的药代动力学特征

2. 试验设计

试验分类	安全性和有效性
试验分期	Ⅲ期
设计类型	平行分组
随机化	随机化
盲法	双盲
试验范围	国内试验

3. 受试者信息

年龄	18 岁(最小年龄)至无上限(最大年龄)
性别	男+女
健康受试者	无
入选标准	1. 年龄≥18 周岁,性别不限
	2. 确诊为 1 型或 2 型糖尿病,且 HbA1c≤10.0%
	3. 研究眼的视力损害主要为糖尿病性黄斑水肿导致
	4. 筛选及基线时经 OCT 检查,研究眼的糖尿病性黄斑水肿累及黄斑中心凹,且中央视网膜厚度(CRT)≥300 μm(采用 SD-OCT)
	5. 应用糖尿病性视网膜病变早期治疗研究(ETDRS)视力表测得筛选及基线时研究眼的最佳矫正视力(BCVA)在 73 至 24 个字母(含临界值)之间(约相当于 Snellen 视力分数 20/40 至 20/320)
	6. 根据研究者评估,受试者有意愿且有能力进行所有的访视和评估
	7. 受试者自愿参加本研究并签署知情同意书

（续表）

排除标准	1. 研究眼：①研究眼存在活动性增生性糖尿病性视网膜病变（PDR）；②研究眼存在黄斑中心凹的结构性损害，导致黄斑水肿消退后 BCVA 也可能无法改善（如视网膜色素上皮细胞萎缩、视网膜下纤维化或瘢痕、明显黄斑缺血或机化硬性渗出物）；③研究眼存在除糖尿病性黄斑水肿以外的任意眼部疾病或既往病史，且研究者认为可能影响黄斑评估或中心视力（如白内障、视网膜血管阻塞、视网膜脱离、黄斑牵引、黄斑视网膜前膜、黄斑裂孔、黄斑出血、累及黄斑的视网膜前纤维增生、各种脉络膜新生血管形成）；④研究眼存在虹膜红变、玻璃体出血或牵引性视网膜脱离；⑤研究眼存在控制不佳的青光眼（定义为经抗青光眼药物治疗后眼内压≥25 mmHg）；⑥研究眼既往接受过或在研究期间可能接受青光眼滤过术（如小梁切除术、巩膜咬切术和非穿透性小梁手术）；⑦研究眼既往接受过玻璃体视网膜手术；⑧研究眼无晶状体（人工晶状体除外）；⑨研究眼存在干扰视力、眼底照相或 OCT 成像的屈光介质混浊或瞳孔缩小；⑩首次给药前 90 天内研究眼接受过眼内手术（包括白内障手术）；⑪首次给药前 30 天内研究眼接受过钇铝石榴石囊膜切开术；⑫首次给药前 90 天内研究眼接受过或在研究期间可能接受激光光凝术（全视网膜或黄斑）；⑬首次给药前 90 天内研究眼接受过眼内、眼周或全身皮质类固醇药物治疗；⑭首次给药前研究眼接受过 Ozurdex 眼内植入剂
	2. 任意眼：①首次给药时，任意眼存在任何活动性眼内或眼周感染或活动性眼内炎症（如感染性结膜炎、角膜炎、巩膜炎、眼内炎、感染性眼睑炎、葡萄膜炎）；②任意眼有特发性或免疫介导性葡萄膜炎病史；③独眼患者（定义为对侧眼 ETDRS 检测的 BCVA＜19 个字母）
	3. 全身系统：①对试验药物、对照药品或任何辅料成分有过敏史，或对荧光素或任何研究治疗过程中需使用的成分（如消毒剂、麻醉剂）有过敏史；②首次给药前 180 天内接受过全身性抗血管生成类药物治疗；③伴有不能控制的高血压（定义为接受抗高血压治疗后，受试者坐位时收缩压≥160 mmHg 或舒张压≥95 mmHg）；④首次给药前 180 天内出现过脑卒中、心肌梗死、短暂性脑缺血发作及其他血栓栓塞性疾病；⑤首次给药前 30 天内有外科手术史，或目前有未愈合创口、溃疡、骨折等；⑥正在接受针对严重全身性感染的治疗；⑦需血液透析或腹膜透析的肾衰竭，或有肾脏移植史；⑧存在无法控制的临床问题（如严重的精神、神经、心血管、呼吸、泌尿等系统疾病以及恶性肿瘤等）；⑨存在疑似禁忌使用试验药物，或可能影响研究结果解读或研究者认为发生治疗并发症风险高的其他疾病史、其他非糖尿病代谢功能障碍、体检结果、既往或当前临床实验室结果

（续表）

排除标准	4. 实验室检查：乙型肝炎筛查阳性(定义为乙肝表面抗原阳性，且 HBV-DNA 阳性)、丙型肝炎筛查阳性(定义为丙肝病毒抗体阳性，且 HCV-RNA 阳性)、人类免疫缺陷病毒(HIV)抗体阳性、梅毒螺旋体抗体(Anti-TP)筛查阳性(特异性抗体检查阳性，非特异性抗体检查阴性，且结合临床评估为非活动期感染者除外)
	5. 其他：①妊娠期(本试验中妊娠定义为血/尿妊娠试验阳性)、哺乳期妇女；②研究期间及末次给药后 90 天内不愿采取有效避孕措施的有生育能力的男性或女性；③首次给药前 90 天或 5 个半衰期内(以较长时间为准)使用过任何其他临床试验药物或器械(维生素和矿物质除外)；④研究者认为不适合进入本研究的其他因素

4. 试验分组

试验药	序号	名称	用法
	1	中文通用名：9MW0813 注射液 英文通用名：9MW0813 injection 商品名称：NA	剂型：企业选择不公示 规格：企业选择不公示 用法用量：企业选择不公示 用药时程：企业选择不公示

对照药	序号	名称	用法
	1	中文通用名：阿柏西普眼内注射溶液 英文通用名：Aflibercept Intravitreous Injection 商品名称：艾力雅/EYLEA	剂型：注射剂 规格：40 mg/ml/瓶 用法用量：单次玻璃体腔内注射给药，2 mg/50 μl 用药时程：每 4 周给药 1 次(q4w)，连续给药 5 次，随后每 8 周给药 1 次(q8w)，直至 48 周，共给药 9 次

5. 终点指标

主要终点指标及评价时间	序号	指标	评价时间	终点指标选择
	1	经ETDRS 视力表评估最佳矫正视力(BCVA)较基线改善的平均字母数	第 8 周	有效性指标

次要终点指标及评价时间	序号	指标	评价时间	终点指标选择
	1	①研究期间，各访视的 BCVA 较基线的平均变化值；②第 24 周、52 周时，BCVA 较基线改善≥5、10、15 个字母的受试者比例	①各访视点；②第 24 周、第 52 周	有效性指标

（续表）

	序号	指标	评价时间	终点指标选择
次要终点指标及评价时间	2	全身安全性：包括非眼部不良事件、实验室检查（尿常规、血常规、血生化）、生命体征、心电图、体格检查、凝血功能等	第52周	安全性指标
	3	药物浓度：在部分患者（约60例）中按方案要求进行血样采集，检测血浆中游离态和结合态的药物浓度，按治疗分组进行描述性分析	第52周	有效性指标
	4	VEGF浓度：在部分患者（约60例）中按方案要求进行血样采集，检测血浆中VEGF的浓度，按治疗分组进行描述性分析	第52周	有效性指标
目标入组人数		国内：346人		

（三）新药Ⅳ期临床试验设计

Ⅳ期为新药上市后由申请人自主进行的应用研究阶段，一般是单臂，没有对照组，其目的是考察在医院临床实践中，广泛使用下的药物疗效和不良反应，评价药物在普通或特殊人群中的获益和风险关系，改进用药剂量等（改进给药剂量不能偏离药品说明书范围，否则需要重新申请注册新药），Ⅳ期试验应注意考察长期疗效、不良反应、药物禁忌证以及药物使用时的注意事项，以便评估远期疗效，及时发现可能的远期副作用。此外，还应进一步考察对患者生活质量的影响。

试验专业题目	多中心、单臂、队列研究评价2型糖尿病患者使用DPP-4i的疗效和安全性Ⅳ期试验
试验目的	
针对2型糖尿病患者，评估DPP-4i（5 mg，每日1次，服用24周）的疗效及安全性	
试验设计	
试验分类	安全性和有效性

（续表）

试验分期	Ⅳ期
设计类型	单臂
随机化	非随机
盲法	开放
试验范围	国内试验
受试者数量	2165 人

入选标准

1. 18 岁以上,性别不限
2. 受试者理解并签署知情同意书
3. 7.5%＜糖化血红蛋白＜11.0%
4. 患者应为从未用过药或单独使用二甲双胍,入组前至少持续 8 周为稳定剂量。未用过药是指没有接受过糖尿病治疗的患者[胰岛素和(或)口服降糖药物]

排除标准

1. 妊娠期或哺乳期女性
2. 在筛选前 1 年内使用胰岛素治疗(住院期间注射除外,患有妊娠糖尿病除外)
3. 既往使用过 DPP-4i 或 GLP-1 类似物
4. 在第 1 次访视前 8 周内有降糖治疗(二甲双胍除外),访视前 12 周使用过噻唑烷二酮类药物(TZD)
5. 除替代疗法以外,使用糖皮质激素全身治疗(允许吸入性、局部注射和局部使用糖皮质激素治疗)

主要终点指标

评估糖化血红蛋白从基线到用药 6 周、12 周、24 周的变化。(注:2 型糖尿病患者饮食、运动或加用二甲双胍血糖控制不佳者,评价其口服 DPP-4i 治疗 24 周后的糖化血红蛋白基线的变化)

次要终点指标

1. 在 6 周、12 周、24 周达到糖化血红蛋白＜7.0%的受试者占受试者总数的百分比
2. 空腹血糖从基线到用药 6 周、12 周、18 周、24 周的变化
3. 餐后 2 小时血糖从基线到用药 24 周的变化

第八节　试验方案的制定

GCP(2020)版对于临床试验方案的内容有明确要求,具体如下。

第五十七条　试验方案通常包括基本信息、研究背景资料、试验目的、试验设计、实施方式(方法、内容、步骤)等内容。

第五十八条　试验方案中基本信息一般包含:

(一)试验方案标题、编号、版本号和日期。

(二)申办者的名称和地址。

(三)申办者授权签署、修改试验方案的人员姓名、职务和单位。

(四)申办者的医学专家姓名、职务、所在单位地址和电话。

(五)研究者姓名、职称、职务,临床试验机构的地址和电话。

(六)参与临床试验的单位及相关部门名称、地址。

第五十九条　试验方案中研究背景资料通常包含:

(一)试验用药品名称与介绍。

(二)试验药物在非临床研究和临床研究中与临床试验相关、具有潜在临床意义的发现。

(三)对受试人群的已知和潜在的风险和获益。

(四)试验用药品的给药途径、给药剂量、给药方法及治疗时程的描述,并说明理由。

(五)强调临床试验需要按照试验方案、本规范及相关法律法规实施。

(六)临床试验的目标人群。

(七)临床试验相关的研究背景资料、参考文献和数据来源。

第六十条　试验方案中应当详细描述临床试验的目的。

第六十一条　临床试验的科学性和试验数据的可靠性,主要取决于试验设计,试验设计通常包括:

(一)明确临床试验的主要终点和次要终点。

(二)对照组选择的理由和试验设计的描述(如双盲、安慰剂对照、平行组设计),并对研究设计、流程和不同阶段以流程图形式表示。

(三)减少或者控制偏倚所采取的措施,包括随机化和盲法的方法和过程。采用单盲或者开放性试验需要说明理由和控制偏倚的措施。

(四)治疗方法、试验用药品的剂量、给药方案;试验用药品的剂型、包装、标签。

(五)受试者参与临床试验的预期时长和具体安排,包括随访等。

(六)受试者、部分临床试验及全部临床试验的"暂停试验标准""终止试验标准"。

(七)试验用药品管理流程。

(八)盲底保存和揭盲的程序。

(九)明确何种试验数据可作为源数据直接记录在病例报告表中。

第六十二条　试验方案中通常包括临床和实验室检查的项目内容。

第六十三条　受试者的选择和退出通常包括:

(一)受试者的入选标准。

(二)受试者的排除标准。

(三)受试者退出临床试验的标准和程序。

第六十四条　受试者的治疗通常包括:

(一)受试者在临床试验各组应用的所有试验用药品名称、给药剂量、给药方案、给药途径和治疗时间以及随访期限。

(二)临床试验前和临床试验中允许的合并用药(包括急救治疗用药)或者治疗,和禁止使用的药物或者治疗。

(三)评价受试者依从性的方法。

第六十五条　制定明确的访视和随访计划,包括临床试验期间、临床试验终点、不良事件评估及试验结束后的随访和医疗处理。

第六十六条　有效性评价通常包括:

(一)详细描述临床试验的有效性指标。

(二)详细描述有效性指标的评价、记录、分析方法和时间点。

第六十七条　安全性评价通常包括:

(一)详细描述临床试验的安全性指标。

(二)详细描述安全性指标的评价、记录、分析方法和时间点。

(三)不良事件和伴随疾病的记录和报告程序。

(四)不良事件的随访方式与期限。

第六十八条　统计通常包括:

(一)确定受试者样本量,并根据前期试验或者文献数据说明理由。

（二）显著性水平，如有调整说明理由。

（三）说明主要评价指标的统计假设，包括原假设和备择假设，简要描述拟采用的具体统计方法和统计分析软件。若需要进行期中分析，应当说明理由、分析时点及操作规程。

（四）缺失数据、未用数据和不合逻辑数据的处理方法。

（五）明确偏离原定统计分析计划的修改程序。

（六）明确定义用于统计分析的受试者数据集，包括所有参加随机化的受试者、所有服用过试验用药品的受试者、所有符合入选条件的受试者和可用于临床试验结果评价的受试者。

第六十九条　试验方案中应当包括临床试验质量控制和质量保证。

第七十条　试验方案中通常包括该试验相关的伦理学问题的考虑。

第七十一条　试验方案中通常说明试验数据的采集与管理流程、数据管理与采集所使用的系统、数据管理各步骤及任务，以及数据管理的质量保障措施。

第七十二条　如果合同或者协议没有规定，试验方案中通常包括临床试验相关的直接查阅源文件、数据处理和记录保存、财务和保险。

根据 2016 年 11 月 9 日颁布的 ICH E6（R2），临床试验方案应包括：①一般信息；②研究背景；③试验目的；④试验设计；⑤受试者的选择和退出；⑥受试者的治疗；⑦疗效评估；⑧安全性评估；⑨统计分析；⑩原始数据和文件（可以供监查、稽核、伦理委员会和国家药政管理当局检查时查看）；⑪质量控制和质量保证；⑫伦理原则；⑬数据处理和记录的保存；⑭财务和保险；⑮文章发表的政策；⑯附件。其架构与我国现行 GCP 基本一致。

1. 制定临床试验方案时应注意的问题

临床试验成功的关键是制定科学、周密、清楚和适用的试验方案。即便进行某项临床试验的设想很好，但要把该设想转换为结构规范、清晰准确的文本以确保获得有效而可靠的临床试验结果却极具挑战性。

尽管撰写临床试验方案的风格、方式因人而异，但都应当包括上述内容并遵循以下几条通用的原则。

（1）考虑周全，试验方法和设计的选择既要考虑可靠性，还要考虑可行性；入选标准的制定既要考虑到试验目的要求，还要考虑不增加受试者的风险等。

（2）集思广益，申办者制定试验方案时，以医学专业人员为主起草，同时要有统计学人员和其他研发人员的参与，制定好后还要征求研究者的意见；在委托研究者制定时，一般由主要研究者负责，同时应当邀请合作研究者和申办人员参与。

（3）依据基于 GCP 原则所制定的本单位的标准操作规程撰写。

(4)内容避免重复。

(5)整体结构要组织良好,标题要清晰,这将有助于研究者遵循。

(6)提供试验方案提要,用流程图来表示重要步骤的时间顺序。

在起草试验方案时,应当避免对过去制定的相似试验方案进行"生搬硬套",以防止在新方案中保留的原方案中可能存在的错误在本次研究甚至以后的研究中持续存在。对方案中的每一句话均要仔细推敲,保证叙述得当、清晰。

试验方案是所有研究者进行临床试验时必须严格遵守的"处方"或工作文件。关键是研究者要认真研读并理解试验方案。为了便于阅读和掌握,试验方案要采用明显的标题、短的段落且印刷清晰。

好的试验方案应有研究者及生物统计人员参与制定,这样有助于提高其适用性和可操作性。而且,试验方案起草后还要广泛听取统计人员、研究者的意见,并在此基础上进行适当的修改。申办者和研究者应当详细研讨患者的入选和排除标准,以及研究中的各个方面。在多中心试验中,最好由2～3个研究者组成代表全体研究人员的协调小组来协调并改善整个研究的可行性。为了减少延误,在征求意见时要对答复时间设立期限,必要时可叙述延误的后果。这些均可在研究委托合同中列明。

试验方案定稿后,要立即提交伦理委员会,并向药品监督管理部门报备。

2. 临床试验方案的修订

一般来讲,临床试验方案获伦理委员会批准后就应严格执行。如果在试验开始后确有对试验方案增补或修订的必要,研究者和申办者应协商一致后进行修改并再次向伦理委员会提交,获得批准后才能执行。按照 GCP 的要求,试验方案的修改要详细记录在案,记录的内容包括:修改的具体内容和理由、报伦理委员会重新批准的通信函件以及伦理委员会的批准文件等。

3. 临床试验方案的执行

在试验过程中,研究者必须严格遵循试验方案。对试验方案的任何偏离均应认真记录,包括偏离的原因。在此请研究者注意,如果入选试验的受试者不符合入选标准,或没有按照试验方案的要求用药,或做了未在试验方案上规定的额外评价,都属于未按 GCP 规定及未取得伦理委员会的同意。

(赵秀丽　戴玉洋)

第五章

临床试验实施

第一节　临床试验的风险管理

一、国内外新药临床试验相关的法规要求

2013 年 8 月，美国食品药品监督管理局（food and drug administration，FDA）发布了《基于风险的监查方法（a risk-based approach to monitoring）》，提出了申办者应基于试验设计及其他影响因素，采用不同类型相结合的监查模式，以达到对临床试验的有效监督，并且 FDA 在此指导原则中推荐对临床试验采取一种质量风险的管理方法，且正在考虑是否需要发布描述这一方法的额外指南。

2013 年 11 月，欧洲药品管理局（european medicines agency，EMA）发布了《临床试验中基于风险的质量管理的考虑》，强调了基于风险的质量管理体系（quality management system，QMS），并推荐使用质量源于设计（quality by design，QBD）的方法并持续改进。

ICH 于 2016 年 11 月 9 日发布了修订版 GCP-ICH E6（R2），该指导原则修订目的是鼓励在临床试验的方案设计、组织实施、监查、记录和报告中采用更加先进和高效的方法，其中包括基于风险的质量管理体系等，以保证受试者的权益和临床试验数据的质量。

中华人民共和国国家药品监督管理局（national medical products administration，NMPA）于 2020 年 4 月 23 日正式发布，自 2020 年 7 月 1 日起施行的《药物临床试验质量管理规范》中明确要求，申办者应当建立临床试验的质量管理体系，并基于风险进行质量管理。

二、药物临床试验中存在的主要风险

我国药物临床试验处于飞速发展的阶段，项目实施的质量也在不断提高，

但是药物临床试验是多方参与的过程,任何一方出现问题都会影响试验的质量。无论是申办方还是临床试验机构都应该在试验准备阶段对项目可能出现的问题进行风险评估,明确影响试验质量的重点因素或过程,使整个试验处于受控状态,及时解决出现的问题。临床试验中数据与流程的重要性存在差异,非关键数据和流程的偶发错误一般不会对药物的安全性和有效性结论有太大影响,但关键数据与流程的错误将损害到受试者的权益或研究结果的可靠性和完整性。

ICH E8(R1)指出,应在研究计划期间确定研究的关键质量因素,并在研究实施过程中对这些因素进行风险管理。

(一)系统风险

临床试验涉及试验的设计、实施,数据的收集以及数据的统计等过程,因此临床试验的完成需要具备一定的硬件条件,其中可能出现的问题被称作系统风险。申办方发起的以注册为目的的药物临床试验必须提供药物临床试验批件或临床试验通知书,并提供充分的前期研究数据。临床试验机构和承担药物临床试验的专业必须通过国家药物临床试验机构的备案。试验机构的硬件除病房设备设施应满足试验要求外,还需要具备完善的医院信息系统(hospital information system,HIS)、实验室信息系统(laboratory information system,LIS)、影像归档和通信系统(picture archiving and communication systems,PACS)、放射科信息系统(radiology information system,RIS)等,尽可能使该机构产生的所有临床数据可以溯源。

另外,试验用药品的生产企业需要有从事药品生产的资质证明文件。若申办方为不具有药品生产资质的企业,还需要审核其委托生产的企业是否具有药品生产的相关资质。合同研究组织(contract research organization,CRO)、临床试验现场管理组织(site management organization,SMO)、数据管理和统计公司、生物样本检测单位及中心实验室等,都应具有临床试验相关的营业范围和经验。

(二)人员风险

人员风险来自申办者、研究团队、CRO、SMO、数据管理和统计公司、生物样本检测单位和中心实验室等所有涉及临床试验环节的人员。临床试验机构在选择承担一项药物临床试验时,首先需要对申办者的企业资质进行审核。同时申办者要了解拟注册药物的国内外的研究进展,保证其研究具有明显的临床意义和优势。此外,申办者应具有完善的质量管理体系和团队,定期组织监查、稽查活动等。申办者把临床试验的部分或者全部工作委托给 CRO 公司来实施时，对公司的资质以及人员经验要进行核实。申办者是临床试验数据质量和可靠性的最终责任人，应当监督 CRO 承担的各项工作，而不能做甩手掌柜。CRO 应当有足够的符合资质的人员，实施质量保证和质量控制，严格根据临床试验方案和已制定的相应的标准操作规程（SOP）来完成按照合同约定的被委托的具体工作。

首先，研究者是保证临床试验质量的核心人员，对临床试验的开展起关键作用。研究者除了必须具有临床专业水平，还应有较强的责任心，对临床研究具有科学、严谨的态度。其次，研究团队应具有责任意识，明确各自的职责，保证试验的规范实施。最后，研究者需要有充足的时间投入临床试验，可以持续参加相关培训。项目实施过程要求研究团队里的人员分工明确，研究医生、研究护士、药物管理员、资料管理员等需要经过主要研究者（principal investigator，PI）授权并进行职责范围内的工作。同时还要注意人员授权在完成项目过程中的可操作性和团队人员的安排是否合理。例如，药物管理员设有 A、B 岗，对于部分临床试验设计需要授权非盲人员，开展试验时要有盲态和非盲态两组人员。

越来越多的临床试验需要临床研究协调员（clinical research coordinator，CRC）参与。CRC 协助研究者进行非医学判断的工作，在临床试验中承担大量的工作，如协助受试者入组及管理，录入试验数据，处理样本，管理药物，管理临床试验资料等，对确保临床试验的质量有非常重要的作用。因此，除了合格的研究者以及合理的研究团队分工外，CRC 的能力以及管理也是影响药物临床试验的一个人员风险点。SMO 公司自 2009 年逐步快速发展，2015 年的"7·22"事件之后，不仅是国外制药企业，国内制药企业的新药临床试验也开始聘用CRC。CRC 的需求量在短期内迅速增加，对 SMO 公司的管理形成了较大的挑战。目前，既有超过 1000 人的遍布国内的规模比较大的 SMO 公司，也有地方性的规模较小的 SMO 公司，地方性 SMO 公司规模一般为 30～50 人，只负责该地区研究机构的临床试验。培训体系、质量保证体系不均衡，CRC 的质量参差不齐，需要申办者在临床试验开展前对寻求合作的 SMO 公司，做好充分的调研。

目前既有独立的数据管理和统计分析公司，也有 CRO 公司的数据管理和统计部门，也有部分高校和医院可以承担数据管理和统计。临床试验的发展，尤其是创新药的临床试验要求越来越高，申办者应当选用有资质的生物统计学家，参与包括设计试验方案和病例报告表、制定统计分析计划、分析数据、撰写中期和最终的试验总结报告等。预先设定质量风险的容忍度时，应当考虑变量的医学和统计学特点及统计设计,合格的统计学家可以让临床试验避免影响受试者安全和数据可靠的系统性问题。

部分实验室的资质有问题,规模、资金不足,人员流动性大,质量保证体系不健全,会直接影响临床试验的数据质量。

(三)伦理审查风险

伦理委员会是保护受试者权益的主要机构之一,伦理委员会不仅要对临床试验的科学性和伦理性进行审查,也要对研究者的资格进行审查。同时监督临床试验开展情况并接受监管部门检查。在伦理审查时要充分考虑受试者的获益与风险,在保证受试者安全的条件下审查试验方案的科学性。但一些伦理委员会成立时间短,或委员们培训不充分,有些委员会过度关注临床试验方案中治疗方式的选择,如不同意有安慰剂,不同意选择重度患者,或认为数据管理和统计等设计不合理,而让一些项目不能通过伦理审查。还有一些伦理委员会,全年项目都是同意或偶尔修改后同意,不能担负起伦理委员会的职责,同意本来不具备条件或不科学的项目在机构中开展,给受试者造成暴露风险。也有很多伦理委员会往往只重视初始审查而忽视跟踪审查和结题审查。在试验受试者安全受到威胁时无法及时干预,不能妥善处理受试者的相关诉求,让受试者安全和权益保护方面出现风险。

(四)研究过程风险

研究过程风险来自试验设计、知情同意、受试者管理、方案执行、试验用药品及生物样本管理、数据溯源6个方面。

研究过程的风险首先来自试验设计本身,一个合理的试验设计不仅可以得到科学可靠的数据,同时也能保证受试者的安全和权益。PI在选择临床试验方案时要充分考虑临床需求,现行的法规,审核试验方案设计的安全性、科学性和可操作性,并在研究者方案讨论会上听取各方(如其他参与中心的研究者、药物临床试验机构办公室的管理人员、统计专家)的意见,充分讨论后再定稿。

知情同意是保护受试者权益的有力措施,应当特别关注弱势受试者的知情同意。研究者应保证受试者在充分知情的条件下签署知情同意书,应该给受试者充足的考虑时间,除受试者无行为能力的情况下可以由法定代理人签署知情同意书外,其他情况均应由本人签署。知情同意书签署的时间在伦理委员会批准之后,并且在对受试者进行任何的筛选操作前必须取得受试者的知情同意。研究者获取知情同意书的过程应记录在原始病历中。研究者在与受试者谈话时要对受试者的依从性有一定的评估,尽量避免试验中途受试者脱落或失访现象的出现。申办者在获得新的安全性信息后,要及时更新知情同意书,新版的知情同意书获得伦理委员会批准后,研究者也应将相关内容告知仍在研究中的受试者,并再次获得其知情同意。

受试者管理也是药物临床试验管理的一个关键,其贯穿于整个试验过程。试验开始前,首先要收集受试者的身份识别信息,通过多种途径确认其是否参加过或正在参加其他临床试验。在与受试者交流的过程中一定要了解受试者的依从性情况,例如是否可以保证每次按时随访、按照方案要求服用试验药物、按照研究者的要求告知其相关信息(如受试者自行服用药物)、在外院就诊、住院或发生不良事件等都应及时告知研究者。有些临床试验入组的是哮喘患者,涉及的试验用药品剂型可能是喷雾剂,试验药物使用方式相对复杂,采用电子受试者日记卡,往往需要对受试者进行培训才能完成给药和填写日记卡,所以必须考虑受试者本人是否适合做受试者(如年龄、文化程度、理解力等)。

为了使研究者严格按照方案执行试验过程,在临床试验实施前要对研究者进行方案培训。研究者筛选受试者时应仔细核对方案中要求的各项入选排除标准。临床试验对合并用药有严格的要求,研究者应密切注意受试者在参加试验期间是否服用方案中禁忌的药品。为了保证受试者的安全以及数据结果的科学性,方案规定的检查,包括筛选检查、主要疗效评估检查、安全性检查等,应避免漏项。对于试验过程中出现的具有临床意义的实验室检查异常,研究者需要进行复查和随访或处理,直至检查结果正常或研究者认为异常无临床意义。研究者在每次访视时核对受试者日记卡内容,核对受试者服药情况,仔细询问受试者在试验期间是否出现不良事件(adverse event,AE),有无就诊情况,收集就诊记录及合并用药信息,同时反复强调试验注意事项。每次访视保证与受试者进行有效的沟通能有效地避免违背方案的事件发生。试验期间研究者可以不定期对医院信息系统进行查阅,核实受试者就诊、住院信息。对发生的严重不良事件(serious adverse event,SAE)及时处理、报告和随访。对于试验相关的不良事件或严重不良事件,研究者应协助申办方进行治疗费用报销并提供相应的经济赔偿。

试验用药品也是临床试验过程管理的关键环节。机构在审核立项材料时需要关注试验用药品的生产厂家是否具有资质。在满足 GMP 条件的车间生产试验药物,试验过程中每个批次的试验用药品都有合格的检验报告。试验用药品的运输、接收、贮存发放、使用过程是否符合方案要求,剩余药品退回申办方或销毁,整个管理过程要有完整的记录。药物临床试验过程中往往需要采集受试者大量的生物样本,质控的内容包括样本采集、处理、保存、运输的全过程。处理、保存条件需要符合相关实验室操作要求,同时也要注意时限要求,从采集到检测保证在合理的时间范围内进行。如果送往本中心以外的实验室,运输环节也需要满足样本储存的相关要求。

原始数据来源于访视记录、检查报告单、各种纸质原始记录表、HIS 和 LIS 的记录等。任何纸质的记录都需要有操作者的确认以及研究者的签字。记录若无法在系统中保存,则一定要将纸质原始记录保存完整。病例报告表(case report form,CRF)中所有数据都能在原始记录中溯源。为了避免有遗漏的合并用药数据、AE/SAE 数据等,研究者在试验过程中应定期对系统中受试者的信息进行查阅,与受试者确认门诊就诊、开药、住院等信息。

三、降低风险的应对措施

为了降低药物临床试验的风险,可以采取的应对措施包括加强立项评估和伦理审查、注重团队建设和质量管理体系建设等方面。

药物临床试验机构在承接项目时应充分考察项目相关各方,包括申办方、药品生产企业、CRO 公司、第三方实验室等的资质,临床试验的合规性、临床应用前景以及项目在机构实施的可行性。同时,评估科室在研项目的数量和质量,综合考察研究者的时间和精力。伦理审查过程应切实遵守伦理审查的原则,试验开始前对方案的伦理合理性及科学性进行系统审查,试验过程中加强跟踪审查,及时保障受试者的安全和权益。同时,应加强对伦理委员的培训力度,提高其伦理审查能力。

研究者是临床试验的实施主体,专业科室的团队建设是保证临床试验项目质量的关键。研究团队除了应具备丰富的临床经验外,还应具备法规意识,持续接受临床试验相关培训,明确职责分工,保障试验的顺利进行。在试验实施过程中,研究者应严格按照方案进行每一个步骤,关注受试者的安全性和有效性数据,发现方案难于实施时应及时联系申办方,与各研究中心进行讨论解决。药物临床试验机构办公室作为监管部门,应制定选择合格研究者的标准,定期对研究者的资质、培训情况等进行评估。

《药物临床试验质量管理规范》规定申办者及研究者均应履行各自的职责,并严格遵循临床试验方案,采用标准操作规程,以保证临床试验的质量控制和质量保证系统的实施。药物临床试验机构办公室制定相关制度建设和质量管理体系建设的工作实质为质量保证,不仅是在临床试验实施过程中发现问题并协助研究者解决问题,更应基于临床试验对试验项目做出评估,在试验过程中针对风险点进行重点监管,及时发现问题,解决问题。

临床试验项目质量管理不仅关系到临床试验数据的科学性和可靠性,更关系到药品的有效性和安全性。药物临床试验质量有诸多影响因素,申办者科学合理的研究设计是基础,严谨的研究团队是保障,此外,完整的质量保证体系和实时的监管可以使临床试验进展更加顺利,提高项目的完成质量。在临床试验实施前,机构和伦理委员会应严格把控立项审核和伦理初始审查这两个关键环节,在试验过程中质量管理和伦理跟踪审查覆盖各试验环节。同时申办者和研究者要分析各环节可能出现的风险因素,在质量管理体系的基础上加入风险管理的概念,将临床试验的质量控制由事后审查变成事前预防,及时干预,把风险降到最低,以更好地减少临床试验质量问题,保障试验的顺利进行和数据的真实可靠。

参考文献

[1] 国家药品监督管理局.国家药监局国家卫生健康委关于发布药物临床试验质量管理规范的公告(2020 年第 57 号)[EB/OL]. 2020-04-26. https://www. nmpa. gov. cn/xxgk/ggtg/qtggtg/20200426162401243. html.

[2] 苏娴,崔孟珣.基于风险的质量管理体系在新药临床试验中的应用探讨[J]. 中国新药杂志,2018,27(15):1721-1725.

[3] 刘好,陆明莹,张田香,等.药物临床试验各环节的风险管理[J].药物评价研究,2018,41(11):2113-2116.

第二节　临床试验实施的质量保证

在临床试验实施过程中,质量管理尤为重要。高质量的临床试验能为试验药物提供真实、准确、完整的有效性和安全性数据;而低质量的临床试验产生的虚假数据、擅自修改数据、瞒报数据等会给民众的生命安全带来巨大的隐患;同时,试验实施过程中质量管理不善会导致无法提供充分的试验药物有效性、安全性证据,使得临床试验无法通过药品监督管理部门的审批,最终造成社会资源的极大浪费。

自 2015 年国家食品药品监督管理总局(China food and drug administration,CFDA)发布第 117 号公告《关于开展药物临床试验数据自查核查工作的公告》以来,历次药物临床试验数据核查发现的问题中不仅包括严重不良事件漏报、违背方案入组受试者等规范性问题,还涉及原始记录缺失、数据不可靠等真实性存疑问题,甚至还出现虚假的受试者、虚假的试验用药品等真实性问题。故在临床试验实施过程中,如何进行科学有效的质量管理是当前临床试验的重中之重。

临床试验由申办者、CRO、药物临床试验机构、研究专业、伦理委员会等多部门,研究者、受试者、CRC、监查员、伦理委员、研究中心临床试验管理者等多人员共同协作完成;涉及试验流程管理、试验用药品管理、生物样本管理、受试者管理、安全性数据管理等多种管理模式;经历知情同意、筛选入选、随机、用药、数据记录等多个试验环节;其质量涉及方方面面。我们可以从选择具备条件的研究中心和研究专业,申办者/CRO 对临床试验的支持,多层次、有效的质量监管,试验期间对关键环节的质量控制(简称质控)等多方面分别探讨临床试验实施过程中质量保证体系的建立。

一、选择具备条件的临床试验机构和研究专业

（一）基本条件

2019 年 NMPA、国家卫生健康委发布的《药物临床试验机构管理规定》公告中要求："从事药品研制活动，在中华人民共和国境内开展经国家药品监督管理局批准的药物临床试验（包括备案后开展的生物等效性试验），应当在药物临床试验机构中进行。药物临床试验机构应当符合本规定条件，实行备案管理。"在开展临床试验前，研究中心、研究专业、PI 需在 NMPA 的药物临床试验机构备案管理信息系统中备案，保证其具备开展药物临床试验的基本条件；此外，在开展临床试验前还需获得本研究中心的伦理委员会批准并签署临床试验协议；满足上述条件可避免出现合规性问题。

（二）研究团队

PI 是临床研究团队的核心，《药物临床试验机构管理规定》中要求"主要研究者应当具有高级职称并参加过 3 个以上药物临床试验"，对 PI 的专业职称和临床试验经验提出了要求。此外，PI"在临床试验期间有权支配参与临床试验的人员，具有使用临床试验所需医疗设施的权限，正确、安全地实施临床试验"，故 PI 多为专业科室的负责人。缺乏支配权的 PI 实施的临床试验容易出现一人身兼多职、分工授权不清晰，甚至出现 PI 授权没有执业医师资格的在读研究生主要实施临床试验的问题。

研究医生、研究护士是试验的实施者。研究者应具备下列条件："具有在临床试验机构的执业资格；具备临床试验所需的专业知识、培训经历和能力；能够根据申办者、伦理委员会和药品监督管理部门的要求提供最新的工作履历和相关资格文件；熟悉申办者提供的试验方案、研究者手册、试验药物相关资料信息；熟悉并遵守本规范和临床试验相关的法律法规。在医疗机构中具有相应专业技术职务。"故试验前应提供执业地点在研究中心的执业资格证书、GCP 培训证书、带有工作经历和临床试验经验信息的履历。

CRC 是指经 PI 授权，在临床试验中协助研究者进行非医学性判断的相关事务性工作，是临床试验的参与者、协调者。CRC 应具备医学、药学、护理相关专业背景。工作职责包括：临床试验开始前，协助准备研究者的资质文件；协助准备伦理申请材料，提交伦理审查；联系协调相关科室与人员参加临床试验启动会；在授权的范围内负责试验物资交接。试验过程中，协助研究者进行受试者招募；协调安排受试者访视；协助进行受试者筛选与知情同意；联系研究者与

受试者进行访视,做好访视准备工作;合理安排受试者访视各项工作;协助研究者跟踪 AE 的转归情况等;管理临床试验相关文档;在 PI 授权范围内,协助药品管理员管理试验用药品;根据原始记录及时准确填写 CRF;管理受试者医学检验检查信息,但不得进行抽血、注射和其他医学操作;协助研究者进行 AE 与 SAE 的报告,但不得进行医学判断和医学处置;协助研究者进行内部和外部的沟通联系;协助并接待监查员的监查工作。试验结束后,协助研究者对 CRF 的疑问进行合理解释;整理研究记录,协助工作人员进行试验文件保存与归档。近几年,医疗机构临床工作的现状导致 CRC 成为临床试验的实施主力,有些临床试验甚至出现绝大多数临床试验具体工作均由 CRC 完成这一不正常的现象。所以,把控好 CRC 的工作范畴是当下控制临床试验质量风险的重要内容。

PI 签署的职责分工授权表是临床试验的重要文件,分工授权需满足以下 3 个要求:所有参加试验的研究者都必须被 PI 授权;研究者的工作内容应与 PI 授权的内容一致;研究者的工作内容和 PI 授权的内容应与其执业资格背景一致。研究者应在 PI 的领导下,根据各自分工,真正做到"各就各位、各司其职",保质保量地完成临床试验具体工作。

(三)制度和 SOP

想要提高临床试验质量,就必须保证各个环节的实施人员严格按照规章制度和 SOP 来实施。所以,通过制定具有可行性的临床试验制度和 SOP 来规范试验的整个过程,保证试验中各项行为的规范性是提高临床试验质量的重要途径之一。

研究专业应具备的管理制度和 SOP 包括但不限于以下几方面:本专业试验方案设计,受试者知情同意,受试者筛选和入选,试验用药品管理,生物样本管理,试验档案管理,培训管理,质量管理,本专业急救预案,安全性信息的记录、报告和处理,紧急破盲,本专业仪器管理和使用等。

作为药物临床试验的发起者,申办者/CRO 也应制定一套行之有效的管理制度和 SOP 来确保临床试验的质量。如,试验用药品管理、临床试验文件管理、研究中心选择、研究中心启动、常规监查、关闭中心等。

规章制度的制定首先应具备可操作性,在实践中还需不断补充和完善,真正做到"写我所做、做我所写"。同时,规章制度一旦制定就应具备内部法规的性质,临床试验相关人员必须经过反复培训,理解其内容并严格遵守。

(四)设施设备与辅助科室

临床试验实施过程中,受试者需要进行相关检查、检验,涉及心电图室、检验科、超声科、放射科、核医学科等科室。按 GCP 要求,受试者进行与临床试验相关的检查、检验费用由申办者支付,研究中心应保证相关科室能配合临床试验工作,并确保产生的结果真实、准确、可溯源。

研究中心应具备独立的临床试验用药房,其设施设备和管理系统运行正常,能够满足药品储存条件和试验运行需要。通过专业化集中式管理提高试验用药品的管理效率,减少研究者工作量,降低因研究专业管理不善导致的试验用药品接收、发放、回收数量不一致等规范性问题和温湿度记录的"劳模效应"等真实性问题的发生概率,提高临床试验的质量。

研究专业应具有与承担药物临床试验相适应的床位数、门急诊量,保证试验的场地和进度;设有专用受试者接待室,能满足保护受试者隐私、保障受试者权益及充分知情的需要;具有专用的试验用药品储存设施,能够满足药品储存、调配等试验条件要求,避免受试者使用不合格的试验用药品;设有专用的试验资料保管设备,应当具备防光、防水、防火、防盗等条件,有利于文件的长期保存,防止试验文件的缺失和损坏进而导致试验数据不全;具有急危重病症原地抢救以及迅速转诊的设施设备及能力,抢救室应配备必要的抢救、监护仪器设备,具有可移动抢救车,配有抢救药品和简易抢救设备,从而最大限度地保护受试者的安全;试验中使用的仪器设备管理应由专人负责,操作人员具有适当资质并经过操作培训,仪器设备标识清晰、准确,并按要求进行校准、验证、维护和使用,保证产生的数据准确和真实。

二、申办者/CRO 对临床试验的支持

申办者是负责临床试验的发起、管理和提供临床试验经费的个人、组织或者机构,是临床试验的获益者,也是临床试验数据质量和可靠性的最终责任人。

(一)开展试验前

申办者需获得 NMPA 的临床试验通知书,开展生物等效性试验的需报NMPA 备案。涉及中国人类遗传资源审批的还需获得国务院科学技术行政部门的批准或备案。

申办者/CRO 应召开所有研究中心参与的研究者会议,修改、完善、确认并培训临床试验方案,讨论试验实施过程中可能产生的问题,从源头把控临床试

验的质量。此外,筛选受试者之前还应召开临床试验启动会。整个研究团队及试验相关人员均应参加,会议培训内容包括临床试验方案,试验用药品、生物样本的管理,AE/SAE 记录、报告及处理,与试验相关操作的 SOP,研究病历、CRF 的填写及修改规范,GCP 等法律法规知识,研究者的职责分工等。启动会培训可以使研究者了解并掌握试验情况,知道自己要做什么,怎么去做,提高研究者的依从性从而保证临床试验的质量。

申办者需提供由合法药品生产企业生产、质量合格、符合试验要求的试验用药品,并保证运输过程符合方案要求。提供经过伦理委员会批准的最新版本的试验方案、知情同意书、CRF、研究者手册、试验用药品及生物样本操作手册等试验相关文件及试验物资。

(二)试验期间

申办者/CRO 应委派合格的监查员,依据制定的监查 SOP,对临床试验进行系统的质量监管,以确定试验的实施符合 GCP 伦理原则、科学原则、依法原则的要求。

对于更新的试验方案、知情同意书、CRF 等试验文件,申办者/CRO 需确保经伦理委员会批准后方可实施,避免出现违背 GCP 依法原则的质量问题。

申办者/CRO 应设立独立的数据监查委员会,定期对临床试验的进展、安全性数据和重要的有效性终点进行评估,根据其建议决定是否继续、调整或者停止试验,避免出现违背 GCP 伦理原则、科学原则的质量问题。申办者还应将临床试验中发现的 SUSAR 等可能影响受试者安全的事件及时通知所有参加研究的研究者、研究中心、伦理委员会,以及药品监督管理部门、卫生健康主管部门。

(三)试验结束

临床试验完成后,申办者/CRO 应会同有资质的生物统计学家、临床药理学家和研究者,按照相关法律法规要求撰写并向药品监督管理部门提交临床试验报告。临床试验报告应当全面、完整、准确地反映临床试验结果,临床试验报告的安全性、有效性数据应当与临床试验源数据一致。

临床试验报告是反映药物临床研究设计、实施过程,并对试验结果做出分析、评价的总结性文件,是正确评价药物是否具有临床有效性和安全性的重要依据,是药品注册所需的重要技术资料,也是药品监督管理部门进行临床试验数据核查时必须审查的文件。临床试验结束之后,申办者/CRO 应对报告中的安全性、有效性的关键数据进行反复审核,确保其与临床试验源数据一致,避免造成瞒报数据的真实性质量风险。

三、多层次、有效的质量监管

临床试验过程中应有包括申办者/CRO 进行的监查、独立第三方稽查、研究中心质控在内的多层次、有效的质量监管以确保临床试验的质量。

(一)监查

申办者/CRO 应委派监查员对试验的全过程进行系统的质量监管,目的是保证临床试验中受试者的权益,保证试验记录与报告的数据准确、完整,保证试验遵守已同意的方案和相关法律法规。

监查员应当受过相应的培训,具备医学、药学等临床试验监查所需的知识,能够有效履行监查职责。

监查的方法包括现场监查和中心化监查,可基于临床试验的风险结合进行。监查计划应包括监查策略、监查职责、监查方法、监查内容。监查的职责包括但不限于:试验前确认临床试验机构具备完成试验的适当条件;试验用药品管理;试验方案的执行情况;研究人员履行试验方案和协议中规定的职责情况;审核原始数据记录及修改的规范性;核对 CRF 录入的准确性、完整性和可溯源性,数据修改的规范性;AE/SAE 的处置和报告;试验文件保存情况;方案偏离情况等。

监查员应严格按照制定的 SOP 执行监查,监查后应及时将监查内容书面报告申办者。

(二)独立第三方稽查

随着药品监督管理部门对临床试验质量的要求越来越严格,独立第三方稽查也成为临床试验质量的有效监管方式。稽查由申办者发起,目的是评估临床试验的实施和对法律法规的依从性。稽查员应由独立于临床试验之外的人员担任,不能是监查员兼任。稽查员应当经过相应的培训并具有稽查经验,能够有效履行稽查职责。

申办者应当制定临床试验质量管理体系的稽查计划和稽查 SOP,确保临床试验中稽查规程的实施。该 SOP 应当拟定稽查目的、稽查方法、稽查次数和稽查报告的格式内容。稽查员在稽查过程中观察和发现的问题均应有书面记录。

研究中心质量管理能力不足时,或对于申办者/CRO 临床试验质量管理不力的、试验复杂、风险较大的、没有临床试验经验或既往有较严重质量问题发生的研究团队实施的临床试验,研究中心可要求申办者/CRO在临床试验实施过程中至少发起一次稽查,并将稽查工作登记在案,了解稽查中发现的问题及解决的办法,对于重大问题应跟踪至解决。

(三)研究中心质控

研究中心可采用研究专业内部和机构办公室外部质控的模式对临床试验实施过程进行质量监管。

内部质控是承接临床试验的 PI 指派专人负责质控,质控人员不应是参加研究的研究者,避免既当裁判又当运动员的现象。质控人员最好具备相应中级以上专业技术职称和医师资格,参加过 GCP 培训并取得培训证书,同时必须保证有充足的时间对受试者试验文件进行审核。真实、有效、不流于形式的内部质控可使研究者第一时间了解并掌控临床试验的质量,把好临床试验质量第一关。

机构办公室应具备专职质控人员,承担研究中心所有临床试验的质量监管。质控人员最好具备医师、药师、护理中级技术职称,参加过 GCP 及监查、稽查培训并取得培训证书,熟悉临床试验实施的全过程,了解各环节中容易出现的问题及解决方法,具备丰富的临床试验质控经验。外部质控内容不仅涵盖临床实施全过程,还包括专业内部质控落实情况。外部质控不仅可以完善临床试验质量,还可使用 PDCA 的质量管理手段对质控中发现的问题进行分析、归纳,找出问题的起因、解决和预防的方法,最终完善临床试验质量保证体系。

四、试验期间对关键环节的质控

质控是质量管理的行为之一,是获取临床试验质量信息的主要方式,是监查、独立第三方稽查、研究中心质控等质量监管的重要手段,也是制定质量保证、实施质量改进的基础。

质控的依据为现行的 GCP 等临床试验相关法律、指导原则,试验方案及相关 SOP,药品监督管理部门颁布的数据核查标准[如 2021 年国家药品监督管理局食品药品审核查验中心发布的《药品注册核查要点与判定原则(药物临床试验)(试行)》,2020 年 NMPA 发布的《关于发布药物临床试验必备文件保存指导原则的通告》等]。

质控应贯穿临床试验整个实施过程,内容包括:临床试验条件与合规性;临床试验原始文件是否齐全;知情同意过程及知情同意书签署是否规范;是否按方案要求的入选/排除标准入选受试者;是否按方案要求随机分组;是否按方案要求实施随访及完成随访内容;原始病历及 CRF 填写是否真实、准确、及时、完整,修改是否规范;CRF 数据是否可溯源;是否按方案要求处置、记录、报告 AE/SAE、合并用药;试验用药品管理、生物样本管理是否符合 GCP、试验方案、相关 SOP 的要求等。

　　质控的频率可根据试验复杂程度和风险、研究团队临床试验经验来调整。通常一个临床试验要进行 3 次或 3 次以上不同阶段的质控,例如:分别于试验前期(入组 1～3 例受试者且临床试验实施的关键环节完成后进行,比如第一次给药完成后,无须等到该受试者完成全部随访)、中期(入组约 50% 计划试验例数)、后期(试验结束,数据锁库前)进行质控。

　　综上所述,药物临床试验实施的质量管理是一个系统工程,需要多方共同努力才能完成高质量的临床试验,为药品监督管理部门进行新药评审和批准上市、为企业制定新药及市场开发决策、为医生和患者正确使用新药提供重要的保障。

参考文献

[1] 国家药品监督管理局食品药品审核查验中心. 药物临床试验数据核查阶段性报告(2015 年 7 月—2017 年 6 月)[EB/OL]. 2017-07-21. https://www.cfdi.org.cn/resource/news/9137.html.

[2] 国家药品监督管理局,国家卫生健康委. 关于发布药物临床试验机构管理规定的公告(2019 年第 101 号)[EB/OL]. 2019-11-29. https://www.nmpa.gov.cn/xxgk/fgwj/xzhgfxwj/20191129174401214.html.

[3] 国家药品监督管理局. 国家药监局　国家卫生健康委关于发布药物临床试验质量管理规范的公告(2020 年第 57 号)[EB/OL]. 2020-04-26. https://www.nmpa.gov.cn/xxgk/ggtg/qtggtg/20200426162401243.html.

[4] 中关村玖泰药物临床试验技术创新联盟/中国药物临床试验机构联盟. 临床研究协调员(CRC)行业指南(试行)[J]. 药物评价研究,2015,38(3):233-237.

[5] 北京市药品监督管理局　天津市药品监督管理局　河北省药品监督管理局. 关于做好药物临床试验机构高质量监管工作的通知(京药监发〔2021〕170 号)[EB/OL]. 2021-07-19. http://yjj.beijing.gov.cn/yjj/zwgk20/tz7/11031100/index.html.

[6] 全国人民代表大会. 中华人民共和国药品管理法[EB/OL]. 2019-08-26. http://www.npc.gov.cn/npc/c30834/201908/26a6b28dd83546d79d17f90c62e59461.shtml.

[7] 中华人民共和国国务院. 中华人民共和国人类遗传资源管理条例(国务院令第 717 号)[EB/OL]. 2019-05-28. http://www.most.gov.cn/xxgk/xinxifenlei/fdzdgknr/fgzc/flfg/201906/t20190612_147044.html.

[8] 吴伟,李劲彤.PDCA 循环在临床试验质量控制中的应用[J].中国临床药理学杂志,2020,36(3):377-378,384.

[9] 国家药品监督管理局食品药品审核查验中心.关于发布《药品注册核查工作程序(试行)》等 5 个文件的通告(2021 年第 30 号)[EB/OL].2021-12-20.https://www.cfdi.org.cn/resource/news/14200.html.

[10]国家药品监督管理局.国家药监局关于发布药物临床试验必备文件保存指导原则的通告(2020 年第 37 号)[EB/OL].2020-06-08.https://www.nmpa.gov.cn/yaopin/ypggtg/ypqtgg/20200608094301326.html.

第三节 临床试验用药品的管理

　　试验用药品,指用于临床试验的试验药物、对照药品。对照药品,指临床试验中用于与试验药物参比对照的其他研究药物、已上市药品或者安慰剂。2020年发布的《药物临床试验质量管理规范》第十一条明确了试验用药品的定义,以下简称药品。临床试验中的药品管理应遵照《药品管理法》《药品管理法实施条例》《药物临床试验质量管理规范》等有关法律法规,遵循各临床试验的要求。

　　国家药品监督管理局食品药品审核查验中心 2017 年发布的《药物临床试验数据核查阶段性报告》显示,在药物临床试验实施过程中出现的质量问题中,药品管理问题占很高的比例。传统的临床专业研究者自己管理药品的常见模式,已经不能满足目前的临床试验要求。《药物临床试验质量管理规范》第二十一条"研究者和临床试验机构对申办者提供的试验用药品有管理责任",2019年发布的《药物临床试验机构管理规定的公告(2019 年第 101 号)》第五条"具有与药物临床试验相适应的独立的工作场所、独立的临床试验用药房、独立的资料室,以及必要的设备设施",这些法规的内容都明确说明在临床试验中药品管理的重要性。在北京、上海、广州以及一些省会城市,大型医院的在研项目很多,有些可高达 300～500 项/年,试验用药品品规多,要求冷藏保存多,但地处城市中心,有些医院很难提供足够的场地,不能满足全部项目进入中心药房管理或不能提供中心药房,部分医院只能采用小型中心药房和(或)卫星药房管理特殊药品等模式。建设中心药房,实现专业化、标准化的药品管理,是目前药物临床试验机构的必然趋势。

一、中心药房管理,需要从硬件建设、信息化建设、人才培养等多方面着手

(一)中心药房硬件建设

　　有条件的医疗机构应尽量提供足够摆放药物的场地(根据专业及开展项

目,如大型机构,年运行项目300以上,应至少占地100 m²),有足够的通道便于操作和运送。中心药房应有独立、安全的药物贮存房间,尽量区分开常温和低温区域。环境温湿度条件应符合药品贮存要求,有温湿度监控警报设施,保证温度、湿度、通风、照明等条件。空间布局合理,配有发药窗口,不同功能区域分开,具有明显标识,如人员办公室与药品贮存区等。接收药品、回收药品以及过期、超温等待处理药品一定要严格区分开。中心药房一般要配备双空调24小时开启保证常温药品的温度要求,配备除湿机、加湿器调节室内湿度,配备合格的灭火器,医院保安部门应统一安装监控摄像头,大门应安装门禁卡设权限。中心药房根据医院的临床试验规模还必须配备足够的常温药品储藏柜、阴凉柜(10～20℃)、医用冷藏冰箱(2～8℃、－20℃)、转运箱(带温控)以及有特殊要求的恒温箱,药品应在符合条件的环境下加锁存储。贮存药物的医用冷藏冰箱、阴凉柜等要有年检报告,温控探头要有计量部门的校准证书。有条件的机构,一定配备 UPS 不间断电源或具备双路电,防止断电等突发事件发生,影响对温度要求比较高的药品的质量。

(二)中心药房信息化建设

信息化技术支持试验用药品全流程标准化管理,管理的目标是提升药房运行效率、解决用药信息溯源的问题。借助信息技术的条码标识、自动识别以及自动逻辑验证等特性,预防人工差错,提高试验用药的过程精度,降低试验风险。通过信息高效传输、数据自动验证、数据快速归集、表格自动生成、数据高效检索等信息技术手段,提高药房服务效率。检查检验数据在 HIS、LIS、PACS中有完整的实施记录,在申办方监查、独立第三方稽查或国家药品监督管理部门检查中可以溯源,但药品的管理却无法纳入常规医疗系统,往往面临如何溯源的问题。但通过电子化信息系统,药品的接收、贮存、发放、回收等所有环节都可以溯源,追踪管理轨迹。

(三)中心药房人才培养

《药物临床试验质量管理规范》第二十一条规定,"研究者和临床试验机构应当指派有资格的药师或者其他人员管理试验用药品"。试验用药品与普通药品有很大的区别,用药需要全程跟踪,控制各种干扰因素,盲态随机和非盲态开放给药等。"药师管药,医师管人",药物临床试验需要多学科合作,中心药房要做到药品管理人员专职化,如仅配备了药师,药师仅有 GCP 培训证书是远远不够的。中心药房的专职化药品管理员,应该掌握药品管理的各种相关法规,熟悉临床试验方案、药品的管理要求、给药流程及注意事项,以及如何避免破盲等和临床试验相关的所有信息,还要制定全套药品管理表格。若机构使用药品信息化管理,则药品管理员必须熟练使用电子化信息系统。

二、中心药房必须制定管理制度和 SOP 并严格执行来确保药品管理的质量

无论是采用中心药房管理,还是传统专业研究者自我管理药品的模式,都必须制定药品管理制度和 SOP 并严格执行来确保药品管理的质量。药品管理员负责药品的接收、保存、发放、回收、退回或留存等各个环节,并严格执行制定的相关标准操作规程,各个环节均需双人核对,留存相关记录,接受该项目监查员的监查。

在临床试验项目开始前(可以启动会为节点),需由申办者或申办者委托方负责提供药品,并负责运送到中心药房或临床专业组。如申办方对药品管理有特殊要求,须在药品运送前对药品管理员进行相关培训。"麻精药品"按照《麻醉药品和精神药品管理条例》严格进行管理,如中心药房不符合管理条件,应设立特殊药品卫星药房管理。药品管理员在药品接收时应检查是否有药品检验合格报告,对照药品是否为已在国内上市销售的药品,如未在国内上市必须从国外购买,需提供《进口药品通关单》。药品应符合以下要求:包装与标签恰当,需标明仅用于临床试验;双盲临床试验中,试验药品与对照药品或安慰剂在外形、气味、包装、标签和其他特征上均应基本一致,能够保持盲态;核对药品的包装、名称、剂型、规格、批号、数量、有效期、保存条件及注意事项等;填写或录入药品接收/入库登记表,接收人签名并注明日期。

药品必须严格按照保存条件贮存。温度、湿度要适宜,避免强光照射。凡要求非室温状态下保存者,贮存处应有温度、湿度的监控设施,药品管理员需要按要求测定并记录温度和(或)湿度。专人保管、专柜(医用冷藏冰箱)贮存、专本登记,并予上锁,保证非药品管理员不可接触,杜绝非授权使用。药品管理员应根据试验项目的周期,定期检查药品的储存方式和条件,检查药品是否有变质、超温、过期等情况,并及时清点药品,确保数量准确。如有特殊情况,如药品超温,要填写超温报告,及时记录并与合格药品区分,单独存放,待申办方批准同意使用后才可以发放。有破损、过期等情况时,必须退还申办方,等待申办方递送同批或新批号药品,接收后再用于临床试验。

药品管理员分发药品时应核对相关信息,包括:方案编号、项目随访周期、受试者随机号或药物号、开具 PI 授权处方人姓名等,其剂量、用法均严格遵照试验方案。

临床试验结束后,药品管理员按照方案规定回收已使用药品的外包装(铝箔、药盒、药瓶等),以及未使用完的药品(包括退出病例),肿瘤药等特殊药品的空安瓿及开瓶后剩余的药品按照药品回收的 SOP 执行或者按照医疗垃圾处理。清点回收药品的数量,核算所用数量与临床试验所需数量是否一致。药品管理员将全部回收药品及已使用药品的外包装退回申办方时,应填写药品回收/出库登记,并注明日期。申办方销毁后出具销毁证明,交还给药品管理员保存在文件夹中。

如开展生物等效性试验,研究者应当对生物等效性试验的临床试验用药品进行随机抽取留样。至少保存留样至药品上市后 2 年。临床试验机构可将留存样品委托具备条件的独立的第三方保存,但不得返还申办者或者交给与其利益相关的第三方。

参考文献

[1] 国家药品监督管理局.国家药监局　国家卫生健康委关于发布药物临床试验质量管理规范的公告(2020 年第 57 号)[EB/OL].2020-04-26.https://www.nmpa.gov.cn/xxgk/ggtg/qtggtg/20200426162401243.html.

[2] 全国人民代表大会.中华人民共和国药品管理法[EB/OL].2019-08-26.http://www.npc.gov.cn/npc/c30834/201908/26a6b28dd83546d79d17f90c62e59461.shtml.

第四节　临床试验生物样本的管理

临床试验生物样本(以下简称生物样本)指按照药物临床试验方案的要求,从临床试验受试者身上采集的需要进行分析的材料,如血浆、血清、尿液、粪便、组织和细胞等。在药物临床试验过程中,通常需要采集受试者的生物样本,经过实验室分析检测得出数据结果,从而判定药物在人体中的代谢特征、疗效以及安全性。实验室检测结果作为评价药物疗效和安全性的重要依据之一,其数据的可靠性与准确性直接影响试验结果的科学性。

临床试验中采集的生物样本主要用于安全性实验室检查、药代动力学检测、药效动力学指标等。采集生物样本的目的不同,管理环节不同。安全性实验室检查数据,是为了提供试验用药品的有效性和安全性信息,或方案中规定筛选受试者的入排标准。这些实验室检查包括血常规、肝肾功能、凝血功能、尿常规、粪便常规、肿瘤标志物等,大部分在研究中心所在医疗机构的临床实验室(或检验科)即可完成。医疗机构的临床实验室均经过国家卫生健康委临床检验中心的临床检验室间质量评价,符合《医疗机构临床实验室管理办法》,管理严格,质量可控。但一些特殊检查如基因检测,很多医疗机构不能进行此检测,需外送生物样本至中心实验室。另外,随着药物研发的飞速发展,多中心临床试验项目日益增多,试验中采集的生物样本也来自不同的研究中心。虽然很多研究中心自身具备检测的能力和条件,但由于不同中心的实验室对同一指标的检测方法、检测设备不尽相同,使得检测标准难以统一,再加上人为因素等影响,导致实验室数据分析的难度加大。如糖化血红蛋白的实验室检查结果作为主要疗效指标,往往外送生物样本至中心实验室;而药代动力学(PK)数据检测[包括 PK 血药(尿、便)浓度检测,为了确定药物在体内的吸收、分布、代谢、排泄等过程]、药效动力学(PD)检测(包括抗体滴度、ADA 检测等)因为药物临床试验要求越来越高,尤其在 I 期临床试验和生物等效性试验中,很多研究中心的检测仪器以及人员不符合要求,采集的生物样本往往外送第三方分析实验室。

一、中心实验室的发展历程

中心实验室的概念产生于 19 世纪 80 年代。当时,申办者通常利用医院或科研院所等区域性实验室开展样本检测工作,这种处理方式经常导致一些因人为因素而造成的差错,如检测试剂、检测方法错误或部分样本丢失等,从而导致研究周期延长、成本增加,由此产生了建立中心实验室的概念。1986 年,全球第一家中心实验室诞生,而美国最先在临床试验中使用,当物流业能为生物样本的运输提供专业服务之后,中心实验室开始在全球进行推广。建立中心实验室耗资巨大,进入门槛很高,国内对中心实验室的了解是在跨国 CRO 公司进入后开始的。1996 年,加拿大生命科学公司 MDS Inc. 率先尝试将其从事临床研究业务的部门开到中国,同时将中心实验室的理念引入中国。2006 年,昆泰中国宣布将与北京协和医院联合建立中心实验室,为国际多中心临床研究提供高质量的实验室数据服务。2007 年 8 月,科文斯公司设在上海张江的中心实验室落成。2008 年 1 月底,美国 PPD 公司宣布通过与协和洛奇生物医药科技发展有限公司合作将全球中心实验室服务扩展至中国,自此,国外 CRO 公司在中国的中心实验室业务全面展开。20 世纪以来,随着国内临床试验数量的日益增加,以及本土 CRO 实力与日俱增,国内的中心实验室也如雨后春笋般相继成立,如广州金域、上海观合、药明康德等。2015 年以后,随着仿制药一致性评价工作的全面开启以及临床试验数据核查工作的大力推进,以及既往一些在医院或科研院所进行的检测工作难以满足数据真实性、可靠性及可溯源性的标准,往往存在重复采样、手动积分、无稽查轨迹等问题,为国内中心实验室的快速发展创造了有利条件,军科正源、艾迪康、方达生物等具有专业特色的中心实验室应运而生。

中心实验室的资质主要包括两方面。一方面,与中心实验室的检测能力息息相关的,即是否经过相关认证及证书是否在有效期内。目前,常见的认证有3 个:①NCCL(NVIDIA Collective Communications Library,国家卫生健康委临床检验中心),这是国内医院常见的室间质量评价证书,也称作能力验证,它是为确定某个实验室进行某项特定校准/检测能力以及监控其持续能力而进行的一种实验室间的比对,一般每年更新一次;②CNAS(China National Accreditation Service for Conformity Assessment,中国合格评定国家认可委员会),其是根据《中华人民共和国认证认可条例》的规定、由国家认证认可监督管理委员会批准设立并授权的国家认可机构,统一负责对认证机构、实验室和检测机构等进行认可工作;③CAP(College of American Pathologist,美国病理学家协会），其对临床实验室各个学科的所有方面均制定了详细的检查单，通过严格要求来确保实验室符合质量标准，从而改进实验室的实际工作，是世界各国公认的最适合医疗检验室使用的国际级实验室标准，通过 CAP 认证的检验室代表其检验室品质达到了世界顶尖水准。此外，在收集中心实验室认证证书的同时，还需对其认证范围予以关注，重点核实该认证是否覆盖了中心实验室的全部检测项目。如若临床试验要求的某项检测未参加或未通过认证，则需要中心实验室提供该项检测所遵循的标准操作规程和质量控制措施以保证检测的准确性。另一方面，需要持续关注中心实验室的营业执照和商业变动。由于中心实验室在我国还算是新兴行业，整合过程在所难免，如果在试验运行过程中有商业的变化，需要关注其是否及时向临床试验的合作单位提交了备案，同时评估变动是否会对试验产生影响，这种影响主要来自我国对人类遗传资源的管理。如试验项目涉及标本外送中心实验室检测，而中心实验室的性质在项目实施期间发生变动，例如，由内资转为外资或中外合资企业，那么其作为临床试验的重要参与方，需要按照中国人类遗传资源管理办公室的要求，及时进行人类遗传资源的行政审批。

二、生物样本全流程管理

临床试验中收集的样本的检测数据关系到试验结果，故需要对生物样本全流程管理。

（一）生物样本合规性审查

生物标本采集数量、采集频率、标本用途等应充分告知受试者，需受试者表示知情同意并签署生物标本采集知情同意书。早期的新药临床试验，监管的主要内容则侧重于新药的安全性和有效性，对新药临床试验过程中涉及的对受试者的采样保护、人类遗传资源合理使用等方面的关注较少，对人类遗传资源的保护意识也较为淡薄。因此，2013 年科技部发布了《关于进一步加强人类遗传资源管理工作的通知》，其目的就在于规范临床试验项目生物样本收集行为。因此，采集生物样本前应仔细核对遗传办批件，包括样本采集体积、管数等信息，确保采集行为的合规性。中心实验室需提供相应的资质证明、仪器校准证书等文件。

（二）生物样本管理规章制度及 SOP 制定

根据相关法规和指南，医疗机构和中心实验室均应建立一套涵盖生物样本所有工作流程的标准操作规程(SOP),应包括但不限于以下内容:①制度类,包括生物样本管理人员的工作职责、培训制度、生物样本管理制度、应急预案等;②标准操作规程类,包括生物样本采集、转运、处理、保存、递送等。

(三)生物样本人员管理

针对样本质量管理的所有要求都是由工作人员来完成,样本管理人员是样本质量保证和质量控制极其重要的影响因素。临床试验的样本管理人员应明确自身的岗位职责,上岗前完成 GCP 培训并获得证书,完成生物样本处理、保存等基本知识的培训和考核。样本管理人员必须熟练掌握生物样本分离、出库和入库等操作,熟练使用样本管理系统和温湿度监控报警管理系统以及离心机、生物安全柜和冰箱等设备。在临床试验开展前,样本管理人员需熟悉试验方案的生物样本处理操作流程,经过项目培训和授权后,方可开展相关工作。在试验开展过程中,样本管理人员应严格遵守方案和标准操作规程,保证生物样本不被破坏,生物样本相关信息不会泄露。

(四)生物样本过程管理

1. 样本采集　样本采集应由经过培训、授权的研究护士执行。采集前,应确定需要采集的样本类型和数量。严格按照试验方案及实验室操作手册,保证样本的科学化和规范化采集。

2. 样本转运　样本院内转运有一定的时限要求,不同试验,要求不同。生物样本对环境温度非常敏感,样本质量在转运过程中会受到温度变化的影响,因此,在样本转运过程中控制温度是保证生物样本稳定性的重要环节。在临床试验开展前,样本管理人员应提前检查样本转运箱和温度记录仪是否正常,熟悉试验样本转运的条件(如室温或冰浴),做好转运前准备工作。在试验开展当天,按照方案的采样时间,提前到病房等待接收采集后的样本,接收样本时核对样本标签和数量并做好接收记录,用带有温度记录仪的转运箱将样本转运至样本处理室,同时记录转运时间。样本从病房转运至样本处理室的过程中,样本管理人员需保证样本转运温度符合方案要求,负责做好样本转运过程中的防护工作,保证样本的完整性。转运结束后应及时将转运温度记录导出并妥善保存。

3. 样本处理　样本的处理是影响样本质量的重要环节,直接影响药物临床试验结果的准确性和可靠性。影响样本质量的因素较多,在进行样本处理时,需考虑到这些因素,减少处理环节对样本质量的影响。样本处理至少由授权的 2 名样本管理人员完成,分别为分离人员和核对人员。核对人员核对分离人员的操作过程,防止分离过程中发生错误。以处理血样为例,样本处理人员接收血样时应核对样本数量和标签,按照方案规定的离心条件进行离心操作,离心结束后,按照受试者随机号或入组编号由小至大的顺序依次将采血管排列放置于采血管架上,测试和备份冻存管同样按照从小到大的顺序排列放于冻存管架上。分离人员和核对人员均对采血管和冻存管排列顺序和标签进行核对,核对无误后由分离人员进行血样分装。核对人员则核对分离人员的每一次操作,核对冻存管标签和拧好冻存管的盖子。分装结束后,分离人员和核对人员再次确认无误后,将样本交接给入库人员。在样本处理中,除了按照方案和SOP 要求进行离心和分离,还应及时记录样本处理过程的相关信息,如样本状态、离心时间、分装时间等信息。此外,需严格控制操作时间,防止超时和样本分装过程中的冻存管、手套、移液管的污染等其他问题发生,如有污染,应及时更换。处理后的废弃样本需有明确的处理登记和交接记录。

4. 样本保存　不同类型样本对于保存方式有不同的要求。应根据试验方案要求,选择合适的保存条件。每天记录样本保存的温湿度,如有超温,应及时上报。此外,应完善冰箱故障等应急预案,如遇突发情况,第一时间按应急预案转移标本。

5. 样本转运管理　生物样本转运过程存在许多不可控因素。此环节出现的任何差错,都可能造成检测失败,从而导致重复检测,甚而丧失关键节点的检测结果。生物样本转运,尤其是异地转运时,包装、温度和运输时间直接影响样本质量,进而影响临床试验结果。因此,为保证样本的完整性和活性不受影响,生物样本异地转运流程需严格管理。根据方案对项目样本进行出库并转运至中心实验室前,需向研究者提交出库申请,审核通过后才能出库,保证样本出库有据可依。在样本转运前,联系专业的冷链公司,并将样本运输的要求告知冷链公司,如样本转运箱的规格和数量、运输条件(干冰、4 ℃或常温)、温度计安装、运输过程中的温度监控与记录等。出库时,所有出库相关文件一式两份随样本转运至检测单位。生物样本到达中心实验室时,相关负责人员对样本和运输等信息进行检查和记录,并将物流运单、转运过程中的温度监控记录等相关表格寄回医疗机构。

6. 样本标签标识管理　样本标签标识管理直接影响临床试验样本的管理效率和质量。样本标签的标识内容以及编号规则直接影响样本的来源识别。临床试验开展前,根据方案要求在生物样本信息管理系统中对样本的标签标识规则进行设计,并批量打印标签备用,尽量摒弃以前手写标识的做法。采血管和冻存管的标签标识应具有唯一性,能清晰区分临床试验样本,并能耐受低温储存,使样本从临床试验研究开始到国家药监局核查结束的整个期间均保留该标识。Ⅰ期临床试验的标签标识内容一般包括项目编号、受试者入组号、采样点、试验周期、样本类型（测试样本和备份样本应做区分）等信息。将打印的标签交接给负责粘贴的工作人员时需做好交接和粘贴记录。在样本接收、转运、处理、储存等阶段应注意避免标签脱落和遗漏，确保样本可识别。

7. 样本回收　病理切片或蜡块属于非一次性使用的标本。应注意追踪生物样本检测完毕后是否归还给受试者。血浆或血清等样本，经常会有检测和备份，需先递送检测样本去中心实验室，保证出具实验结果。备份样本保存在医疗机构或申办方委托第三方保存。

三、生物样本文档管理

生物样本相关文档是生物标本处置全过程的记录，包括过程中所有样本处理记录表格、样本储存温度记录、存放样本冰箱的校准报告等。生物样本所有文档均应按照 GCP 文档保存要求保存，做到有源可溯，有据可依。生物样本记录表格应涵盖人与物交接的全过程，包括采集、院内转运、处理、保存、递送、回收等，每一步骤均有操作时间及操作人签名。医疗机构可提供表格模板，试验有特殊要求的，可在机构模板的基础上制定项目专用表格。表格的设计应实用、美观、可读性强。医疗机构也可选择使用申办方提供的表格，记录样本处理过程。

四、生物样本设备管理

临床试验相关设备的日常管理与维护直接影响设备的使用时间和运行的稳定性，进而影响生物样本的质量。要保障临床试验的顺利进行，保证生物样本的质量，就一定要做好设备的使用管理与日常维护。对样本管理中所使用的冰箱、离心机、生物安全柜和温度记录仪等设备，应填写设备使用记录，定期进行清洁和校准维护，以保证设备的正常运行。以超低温冰箱为例，每年由具有校准资质的第三方机构进行一次温度校准，下一次的校准日期应在上一次校准日期开始计算的一年之内。此外，定期检查并记录超低温冰箱的运行状况，如温度显示屏幕是否正常、过滤网清洁程度、冰箱门封条冰霜情况等。在应急方面，若冰箱出现不能自行解决的故障导致冰箱温度持续超限，应立即转移冰箱内容物，放入备用冰箱。如遇到突然断电或停电，启用备用不间断电源，同时立即联系检查维修人员。

五、温度智能监控报警管理系统

使用冰箱前,药物管理员应在每台生物样本存储冰箱内至少放置一个已校准的温度记录仪,并设置报警温度的上限和下限、报警频率、管理人员的手机号。通常将－80 ℃超低温冰箱的温度上限和下限分别设置为－60 ℃和－90 ℃,若温度超过该范围,管理系统将通过微信或短信方式将报警信息发送到样本管理人员手机,样本管理人员可及时根据冰箱的温度变化对样本做相应处理。此外,样本管理人员需每日登陆管理系统,检查温度记录是否正常,及时打印温度数据信息报表并存档。

六、生物样本信息管理系统

对于Ⅰ期临床试验期间产生的大量样本,如果使用纸质记录方式和手工管理模式,不仅费时费力,且人为错误率较高,无法溯源生物样本的管理轨迹,远远不能满足临床试验的要求。因此,加强临床样本的信息化管理十分必要,在临床样本的管理(包括标签制作打印、入库保存和出库送检)过程中,信息化管理是开展临床研究的现代化手段之一。利用生物样本信息管理系统对临床生物样本进行管理,可以满足临床试验样本的质量管理和核查要求,保证数据记录真实准确以及生物样本的管理轨迹清晰可追溯。

参考文献

[1] 范华莹,谢振伟,王瓅珏,等.药物临床试验中心实验室的价值与考量[J].中国新药杂志,2021,30(9):814-817.

[2] 曾丽艳,王倩,孟现民,等.Ⅰ期临床试验生物样本的流程化管理[J].中华全科医学,2021,19(8):1403-1407.

[3] 王瓅珏,吴明凤,王丹蕾,等.加强对药物临床试验中人类遗传资源的管理[J].中国新药杂志,2018,27(11):1299-1302.

第五节　临床试验的档案管理

　　临床试验实施前,申办者提供伦理委员会审批通过的试验方案、研究者手册、知情同意书等试验文件是开展临床试验的必要条件之一;根据"没有记录,就没有发生"的原则,试验期间产生的大量试验数据需要各种试验文件来承载;试验结束后,试验文件作为确认临床试验实施真实性和所收集数据完整性依据的必备文件,是药品监督管理部门进行新药审批的第一手资料和关键依据;科学、完整、合规地收集和保存必要文件是申办者稽查、药品监督管理部门检查临床试验的重要内容。所以,在临床试验实施的全过程中,临床试验档案管理是一项必不可少的重要工作。

　　药物临床试验文件存在以下几个特点:种类繁多、形式多样、具有较强的专业性和较高的保密性要求、涉及人员多、保存期限长、管理难度比较大。同时,由于有些研究者临床工作繁忙、对临床试验档案管理工作的重要性认识不足、档案管理意识淡薄,加之档案管理硬件设施不完备、电子化管理水平较低等诸多软硬件问题,导致出现档案归档不及时、不齐全、档案管理工作效率低、管理工作流于形式,仅局限于简单的收集文件和装盒、有些归档文件丧失原始记录性和真实性等情况。2017年国家药品监督管理局食品药品审核查验中心发布的《药物临床试验数据核查阶段性报告》中提到:缺陷条款数量最多的是临床试验过程记录及临床检查、化验等数据溯源方面(占 28.1%)。其中与档案管理相关的具体问题包括:临床试验仅有病例报告表,无原始病历记录;样品运输过程中无温控记录;无药品回收记录;未见针对该项目伦理委员会会议审查的原始记录;缺乏生物样本预处理、保存、转运以及 LC-MS/MS、离心机使用等关键部分的记录;样本分析过程原始记录缺失,相关记录为事后整理补充填写;分析过程记录等是后期整理得到,没有原始分析记录等。

　　上述临床试验文件保管的现状显示,在临床试验实施过程中,对临床试验文件进行科学、有效、及时的管理已成为临床试验管理工作的当务之急。

　　2020 年 NMPA 颁布的《药物临床试验必备文件保存指导原则》(简称"指

导原则")适用于为申请药品注册而进行药物临床试验的相关必备文件的保存。我们可依据该指导原则从临床试验准备、进行、完成后 3 个阶段，以监查员、研究专业档案管理员、CRC、研究中心档案管理员、伦理委员会档案管理员的视角分别探讨临床试验实施过程中的档案管理。

临床试验准备阶段。该阶段收集的试验文件共 21 项，其中第 21 项虽不属于指导原则要求的项目，但属于研究中心应审核并保存的文件。文件主要用于临床试验立项、递交伦理委员会审批、试验前准备。具体内容及管理要点见表 5-1。

表 5-1　临床试验准备阶段的档案管理要点

序号	必备文件	管理要点
1	研究者手册	与伦理批件上的版本号一致；有申办者盖章；项目启动前有修订并经伦理委员会批准的修订前后的版本均需保存
2	已签字的临床试验方案（含修订版）、病例报告表样本	与伦理批件上的版本号一致；有申办者盖章；方案需有 PI 签字、署日期；项目启动前有修订并经伦理委员会批准的修订前后的版本均需保存
3	提供给受试者的信息（样本）： —知情同意书（包括所有适用的译文） —其他提供给受试者的任何书面资料 —受试者的招募广告（若使用）	与伦理批件上的版本号一致；有申办者盖章；项目启动前有修订并经伦理委员会批准的修订前后的版本均需保存
4	临床试验的财务合同	保存原件；有申办者、研究中心、PI 签字、署日期、盖章
5	受试者保险的相关文件（若有）	保险生效时间应涵盖整个试验周期
6	参与临床试验各方之间签署的研究合同（或包括经费合同），包括： —研究者和临床试验机构与申办者签署的合同 —研究者和临床试验机构与合同研究组织签署的合同 —申办者与合同研究组织签署的合同	合同涉及的各方需签字、署日期、盖章
7	伦理委员会对以下各项内容的书面审查、同意文件，具签名、注明日期： —试验方案及其修订版 —知情同意书 —其他提供给受试者的任何书面资料 —受试者的招募广告（若使用） —对受试者的补偿（若有） —伦理委员会其他审查，同意的文件（如病例报告表样本）	保存原件；文件递交信包括申办者至研究者、研究者至伦理委员会两种；批件有伦理委员会签字、署日期、盖章；修正后再同意或再审批的还需保存初审文件

（续表）

序号	必备文件	管理要点
8	伦理委员会的人员组成	保存原件；有伦理委员会盖章；注意是否存在需回避的伦理委员
9	药品监督管理部门对临床试验方案的许可、备案	保存原件；试验药物应与方案中的一致；许可文件需药品监督管理部门盖章、署日期
10	研究者签名的履历和其他的资格文件 经授权参与临床试验的医生、护士、药师等研究人员签名的履历和其他资质证明	有研究者签名、署日期的履历；执业地点在本研究中心的执业资格证书；GCP 培训证书；试验方案等培训文件（启动会培训记录也可）；PI 还需提供高级职称证书；CRC 需有公司派遣函
11	在试验方案中涉及的医学、实验室、专业技术操作和相关检测的参考值和参考值范围	有 PI 签名、署日期或研究中心盖章的实验室参考值范围
12	医学、实验室、专业技术操作和相关检测的资质证明（资质认可证书或者资质认证证书或者已建立质量控制体系或者外部质量评价体系或者其他验证体系）	实验室室间质评证书应涵盖方案收集的所有检查项目；有效期涵盖试验的准备阶段
13	试验用药品的包装盒标签样本	标签符合相关规定，如不得通过标签内容猜出随机分组情况，标明"临床试验用"等字样；研究中心可不用保存
14	试验用药品及其他试验相关材料的说明（若未在试验方案或研究者手册中说明）	有带版本号的试验用药品使用手册等
15	试验用药品及其他试验相关材料的运送记录（接收记录）	保存原件
		有接收双方签名、署日期的试验用药品接收记录；运输过程的温度记录；使用的温度计校准证书；试验用药品有效期涵盖整个试验周期
		有接收双方签名、署日期的试验用物资接收记录
		快递单或热敏纸单据应保存原件及复印件
16	试验用药品的检验报告	检验结果合格；规格、批号与接收记录一致；有申办者盖章
17	盲法试验的揭盲程序	随机信封等，数量不少于计划入组例数；包装完好，无拆封的痕迹；有交接记录
18	总随机表	研究中心可不用保存
19	申办者试验前监查报告	研究中心可不用保存

（续表）

序号	必备文件	管理要点
20	试验启动监查报告	启动监查报告、启动会培训记录、参会人员签到表、培训 PPT 复印件等
21	申办者、试验药物生产企业、CRO、SMO、数据管理及统计部门、第三方检测部门（如有）等资质文件及委托函	所有证件应在有效期范围内
		申办者名称应与药品监督管理部门许可文件中一致，否则需提供相关证明文件
		生产许可证中的生产范围应包含本项目试验药物的剂型；未包含者，应提供其他合规的证明文件
		营业执照中的经营范围应与其所从事的工作相符
		委托函应有双方拟定的委托内容及双方签字、署日期、盖章
		监查员履历、GCP 证书、申办者/CRO 派遣函等资质文件

　　此外，试验准备阶段还需要提前提供并管理一些试验过程中需要用到的文件和表格，如印刷好的试验方案、知情同意书、病例报告表、研究病历（如有）、受试者日记卡（如有）、启动会记录和签到表、筛选入选表、鉴认代码表、授权分工表、签名样张、试验用药品管理性文件（如接收、发放、回收、退回、销毁记录表）、生物样本管理性文件（如样本采集、预处理、保存、转运记录表）、调查问卷和量表等其他试验所需文件。

　　这一阶段档案管理难度不大，大部分文件存放在研究专业，管理人员主要是监查员、研究专业档案管理员、CRC，管理目的是确定提交机构办公室和伦理委员会的文件齐全，版本号正确，保证能顺利通过研究中心立项和伦理委员会审批。研究中心立项及伦理审批后，相关文件版本号应与伦理审批件中版本号一致，有主要研究者、申办者、研究中心相关部门和人员的签名、盖章。对于试验方案等临床试验支持性文件要确保提供的版本和内容无误，试验用药品接收记录等记录性文件记录的内容要与现场操作情况一致。此外，提前准备试验过程中需要用到的各种文件和表格，要保证种类齐全、数量足够满足研究者使用，避免出现使用时找不到相应文件和表格，把数据直接记录在纸条上再誊抄的现象。对于涉及主要疗效指标、安全性指标的重要原始文件可按受控文件严格管理。

　　研究中心和伦理委员会档案管理员应根据各自的档案管理制度和 SOP，在符合保存条件的档案室或保管设备中，对各自管理的立项文件和伦理审批文件进行管理。

　　临床试验进行阶段。该阶段收集的必要文件共 26 项,其中第 26 项虽不属于指导原则要求的项目,但属于研究中心应审核并保存的文件。文件主要用于记录临床试验实施过程中产生的各种数据、支持临床试验的实施、文件的更新等。具体内容及管理要点见表 5-2。

表 5-2　临床试验进行阶段的档案管理要点

序号	必备文件	管理要点
1	更新的研究者手册	与伦理批件上的版本号一致;有申办者盖章;涵盖所有项目启动后伦理委员会批准的版本
2	对下列内容的任何更改 —试验方案及其修订版,病例报告表 —知情同意书 —其他提供给受试者的任何书面资料 —受试者招募广告(若使用)	与伦理批件上的版本号一致;有申办者盖章;方案需 PI 签字、署日期;涵盖所有项目启动后伦理委员会批准的版本
3	伦理委员会对以下各项内容的书面审查、同意文件,具签名、注明日期 —试验方案修改 —下列文件修订本 　▲知情同意书 　▲其他提供给受试者的任何书面资料 　▲受试者招募广告(若使用) 　▲伦理委员会的其他审查,同意的文件 　▲对临床试验的跟踪审查(必要时)	保存原件 所有涉及的文件变更后在使用前均需伦理委员会审批或备案;文件递交信包括申办者至研究者、研究者至伦理委员会两种;批件有伦理委员会签字、署日期、盖章
4	药品监督管理部门对试验方案修改及其他文件的许可、备案	保存原件 有药品监督管理部门盖章、署日期
5	研究者更新的履历和其他的资格文件 经授权参与临床试验的医生、护士、药师等研究人员更新的履历和其他资质证明	收集项目启动后研究者资格文件的更新,或新的研究者的资格文件;包括有研究者签名、署日期的履历;执业地点在本中心的执业资格证书;GCP 培训证书;试验方案等培训文件等;CRC 需有公司派遣函
6	更新的实验室、专业技术操作和相关检测的参考值和参考值范围	项目启动后新的参考值范围的更新文件;有 PI 签名或研究中心盖章的实验室参考值范围

（续表）

序号	必备文件	管理要点
7	更新的实验室、专业技术操作和相关检测的资质证明（资质认可证书、资质认证证书或者已建立质量控制体系或者外部质量评价体系或者其他验证体系）	收集项目启动后更新的实验室室间质评证书，应涵盖方案收集的所有检查项目；有效期涵盖试验的进行阶段
8	试验用药品及其他试验相关材料的运送记录	收集项目启动后发生的所有试验用药品及物资交接 有接收双方签名、署日期的试验用药品接收记录；运输过程的温度记录；使用的温度计校准证书；试验用药品有效期涵盖整个试验周期 有接收双方签名、署日期的试验用物资接收记录 快递单或热敏纸单据应保存原件及复印件
9	新批号试验用药品的检验报告	检验结果合格；规格、批号与接收记录一致；有申办者盖章
10	监查访视报告	需保存监查访视日志，内容包括但不限于监查日期、监查类型、监查员及研究者签名、署日期 监查访视报告研究中心可不保存，或保存监查访视跟进信，内容包括但不限于被拜访的研究者及监查员签名、署日期、监查内容
11	现场访视之外的相关通讯、联络记录 —往来信件 —会议记录 —电话记录	收集项目启动后发生的监查预约信件等有关临床试验的管理文件；方案违背、AE/SAE 的报告、剂量递增决议、数据审核等方面的讨论与会议文件
12	签署的知情同意书	保存原件 数量与筛选人数一致；使用的版本与伦理委员会批准时间和受试者签署时间一致；第一例受试者签署 ICF 的时间不早于伦理委员会批准开展临床试验的时间

（续表）

序号	必备文件	管理要点
13	原始医疗文件	保存原件
		包括但不限于原始病历、门诊/住院病历、检查/检验报告单等
14	已签署研究者姓名、记录日期和填写完整的病例报告表	具研究者签名、署日期的纸质文件或刻录光盘的电子 CRF
15	病例报告表修改记录	具研究者签名、署日期的纸质文件或刻录光盘的电子文件
16	研究者向申办者报告的严重不良事件	保存原件
		有研究者签名、署日期；包括首次报告、随访报告和总结报告
17	申办者或者研究者向药品监督管理部门、伦理委员会提交的可疑且非预期严重不良反应及其他安全性资料	包括申办者向研究中心、伦理委员会、药品监督管理部门和卫生健康主管部门的递交文件；研究者向伦理委员会的递交文件
		SUSAR 有研究者签名、署日期；包括首次报告、随访报告和总结报告
18	申办者向研究者通报的安全性资料	申办者向研究者通报的 SUSAR 等安全性资料，包括递交文件
19	向伦理委员会和药品监督管理部门提交的阶段性报告	研究者向伦理委员会提交的进展报告及递交文件；申办者向药品监督管理部门提交的进展报告及递交文件（如有）
		进展报告日期应与伦理委员会批件中要求的跟踪审查频率一致
20	受试者筛选表	保存原件
21	受试者鉴认代码表	保存原件
		应包括所有入选试验的受试者信息
22	受试者入选表	保存原件
23	试验用药品在临床试验机构的登记表（使用记录）	保存原件
		处方单、试验用药品发放/回收、配制记录等证明试验用药品使用的记录
24	研究者职责分工及签名页	保存原件
		有 PI 签字、授权及终止授权日期
25	体液/组织样本的留存记录（若有）	保存原件
		生物样本的存放记录

（续表）

序号	必备文件	管理要点
26	其他原始文件	保存原件 包括但不限于受试者日志、调查问卷和量表、试验用药品存储记录、生物样本管理文件等

这一阶段管理的文件主要保存在研究专业。因涉及的文件种类繁多、形式多样,涉及人员多、职责不清晰,周期跨度长,故档案管理难度增大,容易出现各种问题。监查员、研究专业档案管理员、CRC可针对文件的不同性质和用途分别管理。

试验方案修订、新的研究者资质文件、补充合同、实验室参考值范围等更新类文件要保证更新的各个版本保存齐全;具有签字、盖章且内容准确、完整,时间可覆盖整个临床试验周期;如需审批的,需同时保存批件及递交信等其他附件。已签署或记录的知情同意书、病例报告表、原始病历(如有)、受试者日记卡(如有)、筛选/入选表、其他原始文件等记录性文件要保证种类齐全、数量充足,发放要受控,回收要及时,避免出现事后补填、誊抄甚至丢失文件而丧失文件的原始性、真实性;此外,旧版本的记录性文件要及时回收至申办者,避免使用错误版本。研究进展报告等总结性文件需关注相关部门要求的递交时限。

伦理委员会档案管理员应将试验期间申办者、研究者递交的审批、备案文件及其附件、伦理委员审批过程中产生的各种文件按档案管理制度和SOP归档管理。

临床试验完成后阶段。该阶段收集的必要文件共8项。主要包括临床试验的收尾工作记录,或临床试验总结报告等临床试验总结性文件。其中第3项《受试者鉴认代码表》与临床试验进行阶段第21项相同,故不用重复保存,可替换为《完成受试者编码目录》。具体内容及管理要点见表5-3。

表5-3　临床试验完成后档案管理要点

序号	必备文件	管理要点
1	试验用药品在临床试验机构的登记表(退回记录)	保存原件 试验用药品退回给申办者的记录 快递单或热敏纸单据应保存原件及复印件

（续表）

序号	必备文件	管理要点
2	试验用药品销毁证明	如不在研究中心销毁也可不保存
3	完成受试者编码目录	所有入组受试者临床试验的完成情况记录，内容包括但不限于受试者入组号、受试者姓名首字母缩写、知情时间、入组时间、试验完成时间、未完成原因等
4	稽查证明（若需要）	研究中心可不用保存
5	试验结束监查报告	研究中心可不保存，或保存监查访视跟进信，内容包括但不限于被拜访的研究者及监查员签名、日期、监查内容
6	试验分组和揭盲证明	随机信封等文件返还给申办者的记录 快递单或热敏纸单据应保存原件及复印件
7	研究者向伦理委员会提交的试验完成文件	中心小结表等证明试验完成的文件，包括递交信
8	临床试验总结报告	有PI签名、署日期，申办者盖章

这一阶段涉及的文件不多，但临床试验统计分析报告和总结报告往往要较长时间才能得到，容易出现归档时忽略此类文件的收集，影响试验文件完整性的情况。此阶段临床试验文件主要保存在研究专业，专业档案管理员不仅需保存这一阶段的试验文件，同时也要将临床试验准备、进行阶段的试验文件进行收集、整理，为将试验文件归档至研究中心做好准备。

伦理委员会档案管理员应将试验完成后申办者、研究者递交的中心小结表、试验完成报告等文件按档案管理制度和SOP归档管理。

研究中心档案管理员应将存放于研究专业的临床试验准备、进行、完成后阶段的临床试验文件按研究中心的档案管理制度和SOP归档管理。

临床试验档案管理软硬件条件要求如下。

2021年7月19日北京市、天津市、河北省药品监督管理局联合颁布的《京津冀药物临床试验机构日常监督检查标准》中对研究中心、伦理委员会和各研究专业的临床试验档案管理的软硬件条件提出了明确要求。

其中检查项目"A2. 药物临床试验机构统筹档案管理等工作，应设置档案管理等岗位；A3.2 具有独立的药物临床试验档案室，用于保存临床试验必备文件，其场所和设备应当具备防止光线直接照射、防水、防火、防盗等条件，有利于文件的长期保存；A4.2 药物临床试验管理制度应包括档案管理制度；A4.6 项目资料归档内容完整，应当按照《药物临床试验必备文件保存指导原则》要求对药物临床试验项目必备文件进行管理,确保被保存的文件易于识别、查找、调阅和归位,并留存相关记录"属于对研究中心档案管理的岗位设置、保存条件、管理制度、工作内容的要求。

检查项目"B3.2 伦理委员会档案室及其设施设备能够满足相关资料管理需要;B4.1 伦理委员会文件体系应包括项目档案管理、文件保密管理的标准操作规程;B4.4 伦理委员会保存的文件应易于识别、查找、调阅和归位,应当根据文件管理的要求留存相关记录。所有记录应当至少保存至临床试验结束后 5 年"属于对伦理委员会的档案管理要求。

检查项目"C2.1 专业研究团队应设有档案管理等岗位;C3.4 设有专用的试验资料保管设备,用于保存临床试验必备文件。其条件应当具备防止光线直接照射、防水、防火、防盗等条件,有利于文件的长期保存;C4.1 专业药物临床试验管理制度和标准操作规程应包括试验档案管理;C4.3 应当按照《药物临床试验必备文件保存指导原则》要求对药物临床试验项目必备文件进行管理,确保被保存的文件易于识别、查找、调阅和归位,并留存相关记录"属于对研究专业的档案管理要求。

除此之外,因稽查、检查等实际工作的需要,临床试验文件可能被查阅、借阅或者复印。所以研究中心、伦理委员会、研究专业还应制定临床试验文件保存期间及归档后的查阅、借阅、复印 SOP,规定查阅、借阅、复印人员的资格与要求,规范查阅、借阅或者复印流程,避免出现试验文件的再缺失和试验数据的失密。

综上所述,要做好临床试验档案管理,在保证硬件设施建设、注重相关人员培训、提高档案管理意识与能力的同时,需严格按照 NMPA 颁布的临床试验档案管理相关指导原则及研究中心、伦理委员会和研究专业的档案管理制度和SOP 操作,强化研究者、监查员、CRC、研究中心、伦理委员会和研究专业档案管理员等各方的档案管理规范化程度及监管力度,责任落实到人,最终确保临床试验档案的完整、规范化。

参考文献

[1] 李见明.药物临床试验的档案资料管理规范化探讨[J].中国临床药理学杂志,2008,24(6):561-563.

[2] 国家药品监督管理局.国家药监局关于发布药物临床试验必备文件保存指导原则的通告(2020 年第 37 号)[EB/OL].2020-06-08.https://www.nmpa.gov.cn/yaopin/ypggtg/ypqtgg/20200608094301326.html.

[3] 朱森.药物临床试验档案管理现状与对策[J].医学信息,2018,31(5):29-30.

[4] 徐莉娅,陈燕溪,杨林芬,等.浅析药物临床试验档案管理现状及对策[J].中国中医药现代远程教育,2016,14(13):35-37.

[5] 北京市药品监督管理局　天津市药品监督管理局　河北省药品监督管理局.关于做好药物临床试验机构高质量监管工作的通知(京药监发〔2021〕170 号)[EB/OL]. 2021-07-19. http://yjj.beijing.gov.cn/yjj/zwgk20/tz7/11031100/index.html.

（王淑民　吴　伟）

第六章

临床试验数据管理与统计分析

第一节　临床试验数据管理

一、临床试验数据管理法规

　　药物临床试验数据管理是临床试验的重要内容,临床试验数据的真实性、准确性和完整性是对试验药物的有效性和安全性进行科学公正评价的基础。临床试验过程的规范化和标准化,不仅可以保证临床试验及其数据的质量,而且可推动和提高临床试验实际工作的效率和可靠性。目前,国际上针对临床试验及其数据管理的标准规范较为完善,而我国这方面的起步较晚,在临床试验及其数据管理方面的经验和监管规范尚待完善。目前国家战略规划建设创新型社会的要求和重大新药创制专项计划对临床试验数据规范化管理提出了更加紧迫的需求,临床试验相关专业人员积极学习和借鉴发达国家的经验和规则,在数据管理方面也日益完善。

　　临床试验数据管理的最佳实践不仅代表了政府法规、标准和规范,而且为行业的最佳实践的运用、受试者风险的降低构建了复合的医学知识。良好的临床试验数据管理可推动与临床其他领域的合作和共同发展,培养临床试验数据管理专业的运营一致性,建立全球医药产品服务和发展的统一标准,促进全球药政申报的通用性和便利性以及提高数据质量和完整性。所谓法规标准和指导原则是人们在专业工作中必须遵循或普遍被接受作为行为或过程的基本准则。在临床试验中,它可以保障数据的采集、整理、存储、报告、分析和存档过程在不同的临床研究实践中保持一致,并使得药政部门在评价临床试验行为和数据结果时能最大限度地对所有申办者和申报数据保持恒定的评判标准。近年来,随着电子技术的不断发展和完善,越来越多的临床试验数据管理新理念及其应用,电子化临床研究管理日渐介入临床试验数据管理领域。为此,国际社会和各国监管当局都在不断出台新的法规、政策和指导原则,以使临床试验数据管理规程更加标准化,为保障临床试验中受试者的权益和试验数据的质量与真实完整性提供了良好的环境。

此外,近年来随着互联网和计算机技术的不断发展,电子数据采集技术在临床试验中越来越多地被采用,它与传统的基于纸质的采集方式不同,具有数据及时录入、实时发现数据错误、加快研究进度、提高数据质量等优势,因此各国药品监管部门都鼓励临床试验中采用电子数据采集技术以保证数据质量。国内临床试验中电子化数据管理系统的开发和应用尚处于起步阶段,临床试验的数据管理模式大多基于纸质病例报告表的数据采集模式,电子化数据采集与数据管理系统应用有待推广和普及。同时,由于缺乏国家数据标准,同类研究的数据库之间难以做到信息共享。国际社会和发达国家均已建立了临床试验数据管理的若干法规、规定和技术指导原则,以保证试验数据的质量。

数据管理工作中主要参考的法规包括:《药物临床试验质量管理规范》《临床试验数据管理工作技术指南》《临床试验数据管理与统计分析的计划和报告指导原则》《临床试验的电子数据采集技术指导原则》。

其中,《药物临床试验质量管理规范》对药物临床试验数据管理与统计分析进行了一些原则要求。目的是保证药物临床试验过程规范,数据和结果的科学、真实、可靠,保护受试者的权益和安全,适用于为申请药品注册而进行的药物临床试验。法规分别从总则、术语及其定义、伦理委员会、研究者、申办者、试验方案、研究者手册、必备文件管理、附则九方面做了原则要求。对推动我国临床试验规范研究和提升质量起到了积极作用。

《临床试验数据管理工作技术指南》从数据管理相关人员的职责、资质和培训,管理系统的要求,试验数据的标准化,数据管理工作的主要内容,数据质量的保障和评估,以及安全性数据及严重不良事件 6 个方面进行全面阐释,旨在对我国临床试验的数据管理工作起到规范化和指导性作用,适用于以注册为目的的药物临床试验,对上市后临床试验以及其他类型试验同样具有指导意义。

《临床试验数据管理与统计分析的计划和报告指导原则》对数据管理计划和报告、统计分析计划和报告进行了详细的技术规范和指导性建议,并提出具体要求,旨在为临床试验的数据管理和统计分析人员提供技术指导,帮助其更好地完成相关工作以达到监管要求。规范的数据管理计划有助于获得真实、准确、完整和可靠的高质量数据;而详细的统计分析计划则有助于保证统计分析结论正确和令人信服。为保证临床试验数据的质量和科学评价药物的有效性与安全性,必须事先对数据管理工作和统计学分析原则制定详细的计划书。在试验完成时,对试验中的数据管理和统计分析工作进行全面完整的总结至关重要,通过数据管理报告真实反映临床试验过程中的数据质量和试验样本特征,通过统计分析报告为临床试验总结报告的内容和研究结论提供主要依据。因此,在药物上市注册时,监管部门将数据管理计划和报告与统计分析计划和报告视为评价临床试验结果的重要文件和依据。

为了促进我国临床试验电子数据的完整性、准确性、真实性和可靠性符合《药物临床试验质量管理规范》和监管部门相应技术指南的原则要求,《临床试验的电子数据采集技术指导原则》对临床试验中应用电子数据采集技术的基本考虑和原则进行明确阐释,通过对电子数据采集技术的概念和基本考虑,电子数据采集系统的基本技术要求以及在临床试验实施不同阶段的应用要求的详细阐述,旨在帮助和指导相关各方,包括申办者、合同研究组织(CRO)、临床研究者等在临床试验中规范合理地应用电子数据采集这一技术。

二、临床研究数据管理人员的主要工作内容和职责

1. 数据管理专员

数据管理专员的主要工作和职责如下。

(1)在数据管理项目经理的领导下,参与临床试验方案的审核、CRF 设计和审核、数据库测试、数据管理计划和数据核查计划等数据管理相关文件的撰写和审核,并依据数据核查计划负责整个临床试验的数据核查工作,包括 CRF 数据、外部数据一致性核查、SAE 一致性核查等。

(2)如发现数据问题,则需发放人工质疑到研究机构,并审核研究机构回复的质疑。如数据问题被解决则关闭质疑,否则需要再质疑。

(3)在日常工作中,有任何问题需要及时与临床数据项目经理和直属的数据管理部门经理进行沟通,以减少任何可能的风险。

2. 数据库程序员

数据库程序员主要负责如下工作。

(1)EDC 或 CDMS 的数据库构建,包括在 EDC 系统中 CRF 界面或 CDMS 中 CRF 数据录入界面的构建、数据逻辑核查程序的编程。

(2)各角色账号的开通,及中心和受试者申请的开通。

(3)数据库上线后的维护、用户管理和数据导出及导入等。

(4)负责 CRF 注释、电子数据的传输规格以及程序的实现。

(5)数据库之间的数据整合等。

注:随着 EDC 系统技术的发展,不少 EDC 系统采用图形界面化的组建功能完全可以实现 EDC 数据库构建,不再需要计算机编程语言等专业知识。这类 EDC 系统数据库构建可由数据管理人员兼任。

3.数据库测试员

数据库测试人员不是一种职位,只是项目的一种分工,通常由项目中参与 CRF 设计、数据库构建和数据核查计划撰写以外的数据管理人员担任,主要负责 EDC 或 CDMS 数据库的测试工作。

可以让数据管理人员、研究者、临床试验协调员、临床监查员等不同人员对数据库进行测试,包括测试计划的撰写、测试数据的编辑、CRF 界面、逻辑核查程序的测试实施、测试结果的记录和报告,以及电子数据的传输程序的测试等。

4.医学编码人员

医学编码人员主要负责如下工作。

(1)撰写、审核以及批准医学编码说明书。

(2)测试编码程序,执行医学编码并生成医学编码的唯一术语报告。

(3)发送和处理与编码相关的质疑。

(4)审核医学编码结果。

(5)与医学编码标准词典供应商沟通等。

医学编码团队、医学专员和数据管理专员在编码过程中紧密合作,确保在数据库锁定前完成所有编码工作并被批准。

目前跨国制药企业或跨国 CRO 有专设的医学编码人员岗位,但国内企业通常由数据管理人员兼任这部分工作,但需要经医学专员审核。

5.数据管理项目经理

临床试验中数据管理团队的负责人,是与临床试验中各个职能部门联系的主要负责人。数据管理项目经理的主要职责如下。

(1)与临床试验中其他部门进行有效的沟通,参加临床试验启动会及研究者的会议。

(2)合理地安排项目数据管理人员在数据管理中的工作,根据项目的风险程度在项目开始前负责安排相应人员制订相应的数据质量管理计划并审核。

(3)在项目进行中跟踪数据质量管理计划的执行及修订,及时解决项目中的数据质量问题。

(4)在项目结束时对数据质量进行汇总报告,确保临床试验中的数据管理各个环节的工作质量。

(5)管理并把控数据管理的工作进程、管理数据管理流程的风险,以及确定重大事件的时间。

(6)负责培训数据管理团队人员,培训研究机构人员如何填写 CRF。

(7)与相关供应商沟通并确认提供服务的范围,预估合理的人员需求以满足项目的需要以及重要数据管理文档的撰写和审批。

（8）能够识别和预测数据管理中潜在的问题，提出解决问题的对应措施。

6. 数据管理部门经理

数据管理部门经理的主要工作和职责如下。

（1）主要负责数据管理部门人员的招聘、培训、绩效考评和人员的日常管理。

（2）通常不直接参与临床试验的运营，但会根据直属人员的工作与各数据管理项目经理沟通。

（3）在临床试验开始前为项目合理地配备人力，在项目执行过程中根据项目工作量及时调配人力。

（4）虽然数据管理部门经理不直接参与临床试验的运营，但仍然对临床试验数据质量负有监管的责任，需要在日常的人员管理中及时掌握数据管理人员临床试验数据交付的质量和时间，同时作为数据质量问题沟通上升渠道的一环，协助数据管理项目经理解决项目组层面无法解决的质量问题，或上升至上级管理层。

（5）数据管理部门经理也可能作为后备人员在项目中担任数据管理项目经理。

三、与临床研究数据有关的其他人员及其主要工作内容

1. 项目经理

（1）负责临床试验项目的管理，确保所有试验严格按照临床试验方案、SOP和相关法规进行。制定项目计划，对临床试验项目进行全面的质量控制与管理，按时完成临床试验的启动、执行及结束工作，并及时与项目相关的其他部门进行沟通和协调以选定试验中心、研究者并制定试验预算。在项目进行中，负责质量控制与试验进程报告。

（2）负责项目相关文件、物资及药品调配，并与各方（如申办方等）及时沟通药物的有效性、安全性，物资、时间点及财务预算等相关内容。

2. 统计师

（1）参与临床研究设计、随机方案设计、样本大小估算、制定试验的统计学方法。

（2）撰写统计分析计划。

（3）完成统计分析，撰写统计分析报告。

（4）协助完成试验报告。

3. 编程人员

（1）负责编写和维护计算机程序，用于临床研究数据的统计分析与报告。

（2）支持包括计算机系统验证与程序验证在内的验证工作，编写 SAS 程序、逻辑检验程序，以支持临床研究的结果报告。

（3）负责临床研究数据的清理、挖掘、管理和分析使用。

4．研究者

（1）根据 GCP 和研究方案要求，完成临床试验的各项工作。

（2）临床试验的受试者筛选、入选及随访工作。

（3）向受试者介绍试验的内容与步骤，并解答有关问题。

（4）填写病例报告表。

（5）完成临床研究资料的收集、审查、归档和管理工作。

注：主要研究者的英文是 principal investigator，缩写为 PI。根据 GCP-ICH 的定义，principal investigator 同 investigator 实际上是一回事。如果一个药物临床研究机构（国外称为 site）只有一个研究者，就称为 investigator，如果一个机构有多位研究者，那么主要负责的研究者就称为 PI，其他称为 sub-investigator（助理研究者），常常简写为 Sub-I。

5．临床研究助理

（1）根据 GCP 和研究方案要求，协助研究者完成临床试验的各项具体工作。

（2）协助临床试验的受试者筛选、入选及随访工作。

（3）介绍受试者须知并解答有关问题。

（4）协助研究者填写病例报告表。

（5）协助完成临床试验资料的收集、归档和管理工作。

（6）协助完成临床研究药物管理、计数和记录工作。

6．临床监查员

（1）监查员应根据源文档核查 CRF 上的数据，一旦发现其中有错误或差异，应通知研究者，以确保所有数据的记录和报告正确和完整。

（2）负责新药的临床试验的组织、实施和监查工作，确保临床试验按 SOP 执行。

（3）保证试验文件的妥善保管、归档及药品的发放和回收。

（4）协调试验各方关系。

7．药物警戒员

负责药物临床试验过程中和上市后药物以及自发性报告中的不良事件的收集、处理、记录、报告和跟踪随访等。

8．医务法务事务人员

（1）药品的注册与注册产品的维护。

（2）药品信息与患者信息的收集与维护。

（3）国内外药品安全信息的收集、风险预警。

（4）协助完成新产品的开发,负责新产品的注册或报批。

（5）与政府监管部门的协调与沟通。

9. 质量保证人员

（1）负责实施和维护临床试验中的质量保证和质量控制系统,以确保程序的运行和试验数据的生成、记录和报告均符合研究方案、GCP 以及监管法规的要求。

（2）负责质量保证和质量控制系统的评估和监管,以及临床研究中 SOP 的维护、更新和定期培训等。

四、临床试验数据管理流程

（一）CRF 的设计与填写

1. CRF 的设计

临床试验主要依赖于 CRF 来收集试验过程中产生的各种临床试验数据。CRF 的设计必须保证收集试验方案里要求的所有临床数据（外部数据除外）。CRF 的设计、制作、批准和版本控制过程必须进行完整记录。

CRF 的设计、修改及最后确认会涉及多方人员的参与,可以包括申办者、申办者委托的 CRO、研究者、数据管理和统计人员等。一般而言,CRF 初稿由申办者或 CRO 完成,但其修改与完善由上述各方共同参与,最终必须由申办者批准。

2. CRF 填写指南

CRF 填写指南是根据研究方案对于病例报告表的每页表格及各数据点进行具体的填写说明。

CRF 填写指南可以有不同的形式,并可以应用于不同类型的 CRF 或其他数据收集工具和方式。对于纸质 CRF 而言,CRF 填写指南应作为 CRF 的一部分或一个单独的文档打印出来。对 EDC 系统而言,填写指南也可能是针对表单的说明、在线帮助、系统提示以及针对录入数据产生的对话框。

保证临床试验中心在入选受试者之前获得 CRF 及其填写指南,并对临床试验中心相关工作人员进行方案、CRF 填写和数据提交流程的培训,该过程需存档记录。

3. 注释 CRF

注释 CRF 是对空白 CRF 的标注,记录 CRF 各数据项的位置及其在相应的数据库中的变量名和编码。每一个 CRF 中的所有数据项都需要标注,不录入数据库的数据项则应标注为"不录入数据库"。注释 CRF 作为数据库与 CRF 之间的联系纽带,帮助数据管理员、统计人员、程序员和药物评审机构了解数据库。注释 CRF 可采用手工标注,也可采用电子化技术自动标注。

4. CRF 的填写

临床研究者必须根据原始资料信息准确、及时、完整、规范地填写 CRF。CRF 数据的修改必须遵照 SOP,保留修改痕迹。

(二)数据库的设计

临床试验方案设计具有多样性,每个研究项目的数据收集依赖于临床试验方案。临床试验数据库应保证完整性,并尽量依从标准数据库的结构与设置,包括变量的名称与定义。就特定的研究项目来说,数据库的建立应当以该项目的 CRF 为依据,数据集名称、变量名称、变量类型和变量规则等都应反映在注释 CRF 上。

数据库建立完成后,应进行数据库测试,并由数据管理负责人签署确认。

(三)数据接收与录入

数据可以通过多种方式进行接收,如传真、邮寄、可追踪有保密措施的快递、监查员亲手传递、网络录入或其他电子方式。数据接收过程应有相应的文件记录,以确认数据来源和是否接收。提交数据中心时应有程序保证受试者识别信息的保密。

数据录入流程必须明确该试验的数据录入要求。一般使用的数据录入流程包括:双人双份录入,带手工复查的单人录入,直接采用 EDC 方式。

(四)数据核查

数据核查的目的是确保数据的完整性、有效性和正确性。在进行数据核查之前,应列出详细的数据核查计划,数据核查包括但不局限于以下内容。

确定原始数据被正确、完整地录入数据库中:检查缺失数据,查找并删除重复录入的数据,核对某些特定值的唯一性(如受试者 ID)。

随机化核查:在随机对照试验中,检查入组随机化实施情况。

违背方案核查:根据临床试验方案检查受试者入选/排除标准、试验用药计划及合并用药(或治疗)的规定等。

时间窗核查:核查入组、随访日期之间的顺序判断依从性情况。

逻辑核查:通过相应的事件之间的逻辑关联来识别可能存在的数据错误。

范围核查:识别在生理上不可能出现或者在研究人群的正常变化范围外的极端数值。

一致性核查:如严重不良事件安全数据库与临床数据库之间的一致性核查,外部数据与 CRF 收集的数据一致性核查,医学核查等。

数据管理人员应对方案中规定的主要和次要有效性指标、关键的安全性指标进行充分的核查以确保这些数据的正确性和完整性。

数据核查应该是在未知试验分组情况下进行,数据质疑表内容应避免有偏差或诱导性的提问,诱导性的提问或强迫的回答会使试验的结果存有偏差。

数据核查可通过手动检查和电脑程序核查来实现。数据核查程序应当是多元的,每个临床研究人员有责任采用不同的工具从不同的角度参与数据库的疑问清理工作。

有时,对于事先定义的逻辑简单且能明确判断的错误,在得到研究者同意后数据管理员可对数据按照事先的规定进行修订,并记录在稽查轨迹里。

(五)数据质疑的管理

数据核查后产生的质疑以电子或纸质文档的形式发送给临床监查员或研究者。研究者对质疑做出回答后,数据管理员根据返回质疑答复对数据进行修改。如质疑未被解决则将其以新的质疑再次发出,直至数据疑问被清理干净。

(六)数据更改的记录

错误的数据在数据清理过程中会被纠正,但必须通过质疑/答复的方式完成,即使在电话会议中认可的数据更改。

数据管理过程中应保存质疑过程的完整记录。

(七)医学编码

临床试验中收集的病史、不良事件、伴随药物治疗建议使用标准字典进行编码。编码的过程就是把从 CRF 上收集的描述与标准字典中的词目进行匹配的过程。医学编码员须具备临床医学知识及对标准字典的理解。当出现的词目不能够直接与字典相匹配时可以进行人工编码,对于医学编码员也无法确认的词目,应当通过数据质疑与研究者沟通以获得更详细的信息来进行更确切的编码工作。医学编码应在锁库前完成。

广泛使用的标准字典有 MedDRA、WHO Drug、WHOART。数据管理部门应制定 SOP,适时更新字典并保证医学和药物编码在不同版本字典之间的一致性。临床研究使用的字典名称及版本信息应在数据管理计划中描述说明。

(八)试验方案修改时的 CRF 变更

药物临床试验中有时会发生试验方案修改的情况,但不是所有的试验方案修改都需要变更 CRF,而是需要制定相应的流程处理此种情况。须注意 CRF 的重要变更应在方案的修订获得机构/伦理审查委员会(IRB/IEC)批准后才生效。

(九)实验室及其他外部数据

在临床试验的组织实施过程中,有一些临床试验方案中规定了数据采集,但是仍还有一些在研究者的研究基地以外获得的,由其他供应商(如中心实验室)提供的外部数据。外部数据类型包括,生物样本分析数据:实验室数据、药代动力学/药效学数据、生物标记物的检测数据等;外部仪器检测数据(如血生化、心电图、血流仪、生命体征监测、影像学检查等);受试者的记录。

下列这些方面可能会影响外部数据的完整性,在建立数据库期间应注意:关键变量的定义和必需内容;数据编辑和核查程序;记录格式和文件格式(如 SAS、ASCII);数据传输;数据库更新;数据储存和归档。

为了确保有足够的信息可用于外部数据的鉴别和处理,选择关键变量(唯一地描述每一个样本记录的数据)时必须谨慎。若无关键变量,将会对患者、样本和访视与结果记录的准确配对造成困难。

本地实验室数据一般通过人工录入方式收集,需关注不同实验室检测单位及其参考值范围之间的差别,重视对缺失数据、异常数据,以及重复数据等的检查。中心实验室数据的收集主要通过电子化的文件形式传输。在研究开始之前,数据管理员要为中心实验室制定一份详细的数据传输协议,对外部数据的结构、内容、传输方式、传输时间以及工作流程等做具体的技术要求。

数据管理员应及时对外部数据进行核查,如应用逻辑检验程序,进行相应的关联检查和医学审查等,并对发现的问题启动质疑。

对于实验室和其他外部数据核查中发现的问题,临床研究监查员要对这些数据做 100% 的源数据核查。

(十)数据盲态审核

无论临床试验过程是开放或盲法操作,在临床试验数据库锁定前,应由申办方、研究者、数据管理人员和统计分析师在盲态下共同最终审核数据中未解决的问题,并按照临床试验方案进行统计分析人群划分、核查严重不良事件报告与处理情况记录等。

如双盲临床试验还需检查紧急揭盲信件和临床试验总盲底是否密封完好，如有紧急揭盲情况发生，需有紧急揭盲理由及处理报告。

(十一)数据库锁定

数据库锁定是临床研究过程中的一个重要里程碑。它是为防止对数据库文档进行无意或未授权的更改，而取消的数据库编辑权限。数据库锁定过程和时间应有明确的文档记录，对于盲法临床试验，数据库锁定后才可以揭盲。

1. 数据库锁定清单

数据库锁定时，应事先制定锁库的工作程序并严格遵守，应保证通知了试验相关工作人员，并获得所有相关人员的批准后方可锁定试验数据库。

数据管理员应制定数据库锁定清单，数据库锁定清单建议包括但不限于以下内容：所有的数据已经收到并正确录入数据库；所有的数据质疑表已经解答并进入数据库；所有的病例报告表已经得到主要研究者签字批准；非病例报告表数据(如中心实验室电子数据)已经合并到试验数据库中，并完成了与试验数据库的数据一致性核查；已完成医学编码；已完成最终的数据的逻辑性和一致性验证结果审查；已完成最终的明显错误或异常的审查；已完成最终的医学核查；已完成数据质量审核，并将质量审核中发现的错误发生率记录在文档中；根据 SOP 更新并保存了所有试验相关文档。

一旦完成上面所述步骤，就应书面批准数据库锁定，并由试验相关人员签名及签署日期，试验相关人员有：数据管理人员、生物统计师、临床监查员代表、研究者代表等。一旦获得数据库锁定的书面批准文件，就应收回数据库的数据编辑权限，并将收回数据编辑权限的日期记录在文档中。

针对期中分析，应严格按照方案中规定时间点或事件点进行分析，期中分析数据库锁定过程与最终分析的数据库锁定要求可能有所不同，但是所有数据库锁定的要求以及采取的步骤都应记录在文件中，还应报告截至进行期中分析时的数据情况、时间情况及终点事件情况等。

2. 数据库锁定后发现数据错误

如果数据库锁定后发现有数据错误，应仔细处理并记录这些错误数据。最重要的是，应评估这些数据错误对安全性分析和有效性分析的潜在影响。然而，并非所有发现的数据错误都必须更正数据库本身。数据错误也可以记录在统计分析报告和临床报告文档中。尽管一些申办者选择更改发现的数据库中的所有错误，但一些申办者可能只更改对安全性/有效性分析有重要影响的数据错误。最重要的是，申办者应事先确定一个程序来决定应处理哪些数据错误和记录这些数据错误。

如果一个数据库锁定后又重新开锁，这个过程必须谨慎控制，仔细记录。重新开锁数据库的流程应包括通知项目团队，清晰地定义将更改哪些数据错误，更改原因以及更改日期，并且由主要研究者、数据管理人员和统计分析师等人员共同署名。数据库的再次锁定应遵循和数据库首次锁定一样的通知/批准过程。

(十二)数据备份与恢复

在整个研究的数据管理过程中，应及时备份数据库。通常是在另外一台独立的计算机上进行备份，并根据工作进度每周对备份文件进行同步更新。最终数据集将以只读光盘形式备份，必要时，未锁定数据集也可进行光盘备份。

当数据库发生不可修复的损坏时，应使用最近一次备份的数据库进行恢复，并补充录入相应数据。

相关计算机必须具有相应的有效防病毒设置，包括防火墙、杀病毒软件等。

(十三)数据保存

数据保存的目的是保证数据的安全性、完整性和可及性(accessibility)。

保证数据的安全性主要是防止数据可能受到的物理破坏或毁损。在进行临床试验的过程中，把所有收集到的原始数据(如 CRF 和电子数据)存储在安全的地方，诸如受控的房间，保证相应的温度、湿度，具有完善的消防措施、防火带锁文档柜。这些原始文档是追踪原始数据的审核路径的一部分，应与电子审核路径对数据库的任何修改或备份所做的记录一样，进行严格保护。数据保存期限应按照法规的特定要求执行。

数据的内容及其被录入数据库的时间、录入者和数据在数据库中所有的修改历史都需要保存完整。保证数据的可及性是指用户在需要时能够自如登录和获取数据，以及数据库中的数据可以按照需要及时传输。

第二节 统计分析

统计分析是临床研究的重要组成部分,统计分析贯穿临床试验全过程,涉及临床试验设计类型的选择、样本量估计以及统计数据分析等方面。临床研究者在制定研究方案时要对数据统计分析进行设计,数据管理过程中要根据统计学要求对数据进行管理,数据分析过程应采用合适的统计分析方法对试验数据进行统计描述与推断以说明临床相关问题。

一、临床试验的统计学考虑

(一)设计类型

临床试验的统计设计有多种类型,最常用的统计设计类型包括平行组设计、配对设计、交叉设计、单组目标值设计、析因设计、成组序贯设计等。研究者应根据研究目的和研究资料的不同采用不同的统计设计方法。

1. 平行组设计

平行组设计(parallel group design)又称成组设计,是最常用的临床设计类型,是指将受试对象按事先规定的概率或指定算法得到的概率随机地分配到试验各组,各组同时进行、平行推进。在平行组设计中,可为试验药物设置一个或多个对照组,也可为试验药物设置一个或多个剂量组。对照组可分为阳性对照组或阴性对照组。阳性对照组一般采用目前公认的对适应证有效的药物,阴性对照一般采用安慰剂。应注意的是,安慰剂的使用应符合伦理学要求。

平行组设计具有以下优点:①设计方式简单明了;②研究周期较短,易被接受;③统计分析方法与结果解释简单;④随机化,各组均衡性较好;⑤易于操作和掌握。缺点是与其他试验设计类型相比,往往需要更多的受试者。

2. 配对设计

配对设计(paired design)是将受试对象按某种特征配成对子,再将每对中的受试对象随机地分配到不同处理组的试验方法。自身对照试验是特殊的配对设计。配对设计的优点是可提高效率,均衡组间的混杂因素,提高可比性;缺点是配对条件不易控制,如果配对不当或匹配过头,反而降低研究效率。

3. 交叉设计

交叉设计(cross-over design)是按照事先设计好的试验顺序,对试验对象在不同阶段先后实施不同的处理,以比较处理组的差异。受试对象的分配可以采用完全随机化和分层随机化的方法。交叉设计是将自身比较和组间比较结合起来,属于一种特殊的自身对照设计。最简单的交叉设计是 2×2 交叉设计,即将每个受试者随机分配到两个不同的试验顺序组。

交叉设计具有一定的洗脱期,洗脱期是指两种处理方式之间要有一定的间歇期,使上一阶段的处理作用不会影响下一阶段处理效应的判断。

交叉设计的优点是需要的样本量少,能够控制个体差异和时间对处理效应的影响,效率较高。

4. 单组目标值设计

单组目标值设计(single group target value design)也称单组设计,是指在试验过程中仅设立试验组而不设立对照组,按照事先设定的目标值来进行目标效果的评价,从而判断临床干预措施的有效性。目标值一般是从大量的历史数据中获得的行业接受的有效界值,具有充分的认可度。单组目标值设计较为局限,因无对照组,无法采用盲法和随机化控制偏倚,即使复杂的统计技术也无法消除偏差。

5. 析因设计

析因设计(factorial design)是一种多因素的交叉分组试验设计,指将两个或多个处理因素的水平进行全面的组合,并对所有可能的组合同时进行试验。不仅可以发现各处理因素的主效应,也可对各因素的交互作用进行评价。析因设计可采用完全随机化的方法来分配受试对象,即将所有因素的不同水平的全面组合看作不同的组,然后将受试对象分配到不同的组。最简单的析因设计是 2×2 析因设计,它是指两个因素各两个水平的设计。

析因设计的特点是:①能分析出各因素之间有无交互作用;②试验效率高,节省样本例数;③对各因素各水平进行全面组合,可寻求最优组合。缺点是工作量大,统计分析复杂。

6. 成组序贯设计

成组序贯设计(group sequential design)是指每一批受试者完成试验后,及时对指标(包括有效性和安全性)进行分析,一旦得出结论立即停止试验。在临床药物疗效评价中,若累积数据已可充分说明药物有效或无效则可终止试验。

成组序贯设计是以成组和序贯的方式,在试验期间对受试者进行评价,它可以节约试验成本和样本量,缩短试验周期,符合伦理学的要求,常用于大型的、观察期较长的或事先不能确定样本量的临床试验研究。

(二)样本量

样本量(sample size)是指研究中样本的观察单位数,又称样本大小。在临床试验中,样本量应与研究目的相适应,应符合统计学要求及最小病例数要求。样本量的确定与设计类型、主要指标(定性或者定量指标)、假设检验、Ⅰ类错误(α)和Ⅱ类错误(β)的概率等有关。

下面主要介绍影响样本量估计的几个重要因素。

1. Ⅰ类错误(α)　α 是假设检验中设定的检验水准,通常取 0.05。α 越大,所需样本量越小。

2. Ⅱ类错误(β)　β 越小,检验效能 $1-\beta$ 越大,所需样本量越大。一般要求检验效能 $\geqslant 0.80$。

3. 总体标准差　总体的标准差越大,说明总体的变异越大,所需样本量就越多。一般总体标准差未知,可根据统计理论或预实验结果来进行估计。

4. 容许误差 δ　容许误差 δ 越小,所需样本量越大。

5. 单侧检验或双侧检验　双侧检验所需样本量大于单侧检验。

(三)假设检验

根据研究目的,最常用的检验方法为差异性检验,即比较研究指标各总体间是否存在差别。另外也经常采用优效性试验、等效性试验和非劣效性试验的方法。

1. 优效性试验

检验一种药物的治疗效果是否优于另一种药物称为优效性试验。以两种药物有效率比较为例,优效性试验的假设检验如下。

$H_0 : \pi_T - \pi_c \leqslant \Delta$,两药物疗效相同或试验药物劣于对照药物。

$H_1 : \pi_T - \pi_c > \Delta$,试验药物疗效优于对照药物。

检验假设中,π_T 为试验药物有效率,π_c 为对照药物有效率,$\Delta \geqslant 0$,为优效性界值,一般为某一具有临床意义的数值,需要从临床角度出发进行制定。拒绝 H_0 时,差异有统计学意义,可认为试验药物疗效优于对照药物。

2. 等效性试验

等效性试验是检验一种药物的疗效与另一种药物的疗效是否相同,在临床上为差值不超过一个指定的数值。以两种药物有效率比较为例,等效性试验的假设检验如下。

H_0：$|\pi_T - \pi_c| \geqslant \Delta$，试验药物疗效优于对照药物（其差值 $\geqslant \Delta$）或试验药物疗效劣于对照药物（其差值 $\leqslant -\Delta$）。

H_1：$|\pi_T - \pi_c| < \Delta$，试验药物疗效与对照药物疗效之差 $< \Delta$。

$\Delta \geqslant 0$，为等效性界值，通常由临床专家来确定。等效性检验的统计推断需要在两个方向进行单侧检验，当拒绝 H_0 时，可认为两个药物具有等效性。

3. 非劣效性试验

检验一种药物是否不劣于另一种药物称为非劣效性试验。以两种药物有效率比较为例，非劣效性试验的假设检验如下。

H_0：$\pi_T - \pi_c \leqslant -\Delta$，试验药物劣于对照药物。

H_1：$\pi_T - \pi_c > -\Delta$，试验药物非劣于对照药物。

$\Delta \geqslant 0$，为非劣效性界值，Δ 应不超过临床上能接受的最大差别范围，需要从临床角度考虑由临床专家进行制定。当检验结果为拒绝 H_0 时，可认为试验药物非劣于对照药物。

二、临床试验的统计分析内容

(一)统计分析在临床试验中的作用

在临床试验的整个过程中都离不开统计理论，我国《药物临床试验质量管理规范》中提到"临床试验各阶段均需有生物统计学专业人员参与"。从研究方案设计、样本量估计、评价指标选择到数据管理、统计分析计划制定、分析数据集选择，再到统计分析报告及临床总结报告撰写，临床试验的完整过程中都应该有统计理论及统计专业人员的介入。

在研究方案设计阶段，统计理论介入以保证选择恰当的对照组、合适的研究设计类型以及保证样本量的准确估计。在随机化或盲法实施阶段，统计理论介入以确保受试者随机化分组、药物随机化包装和双盲方案的标准化实施。在数据管理与数据核查阶段，统计理论介入以确保建立适当的标准操作规程、准确地进行数据核查与清理。临床总结报告阶段，统计理论介入以确保统计分析结果的正确解读。

统计分析最主要的工作为制定统计分析计划、确定统计分析数据及分析数据集，撰写统计分析报告。

(二)统计分析计划

在临床试验开始执行前需要进行详细而周密的分析计划。统计分析计划

（statistical analysis plan，SAP）是统计分析开始之前制定的、由统计学专业人员和研究者共同商讨确定的分析计划，目的是对临床试验数据的统计分析和结果解释进行全面阐述。SAP 应当包含统计分析过程中的关键问题，例如分析指标的确定、统计方法的选择、检验水准的确定、分析结果的判断、单侧检验或双侧检验等。SAP 具体包括以下 3 项内容。

临床试验概述：主要阐述研究目的、设计类型、对照选择、随机化方法及其实施、盲法和设盲措施以及样本量，还需明确指出研究的主要指标和次要指标、研究所用的分析数据集以及数据缺失值和离群值的处理方法等。

统计方法描述：通常包括比较类型和假设检验的统计学方法；人口学资料和基线资料特征分析的具体方法；依从性和合并用药的具体描述和分析方法；主要指标和次要指标的分析方法；安全性分析方法以及其他可能用到的统计方法。

统计图表说明：给出统计图表的模板，用以呈现统计分析结果。

（三）统计分析集的确定及其选择

在实际的临床试验中往往存在违反原方案或未完成试验的受试者，这些受试者应如何划分，这就涉及统计分析集的问题。根据我国《化学药物和生物制品临床试验的生物统计学技术指导原则》，可以将统计分析人群根据数据特征及分析目的分为 3 类：全分析集、符合方案集和安全性数据集。

全分析集（full analysis set，FAS）：按照意向性原则，所有随机化分组并且使用过一次药物或接受过一次治疗的受试者数据构成全分析集。即从所有符合意向性原则要求的受试者中，以最少、最合理的方法剔除受试者后得到的分析集。

符合方案集（per-protocol set，PPS）：一般把没有严重违反试验方案的受试者称为符合方案，由这些符合方案的受试者组成的分析集称作符合方案集。

安全性数据集（safety set，SS）：至少使用一次研究药物或至少接受一次治疗，并且包含安全性评价的受试者组成的分析集，称作安全性数据集。

在进行药物的有效性分析时宜同时采用 FAS 和 PPS，进行安全性分析时采用 SS。当 FAS 和 PPS 两种分析集的有效性分析结论一致时，可以增加结果可信性；当结论不一致时，应对其差异进行讨论和解释。

（四）缺失数据的处理

临床试验中的缺失数据通常为完全随机缺失（missing completely at random，MCAR），即数据的缺失完全是随机的，与数据集的任何特征都无关。例如试验数据中病例性别的缺失。缺失数据可能为药物评价指标，也可能为其他指标。

当缺失数据为其他指标时,一般作为缺失数据处理,不进行数据填补。当缺失数据为评价指标时需要考虑指标特点确定是否需要进行数据填补,数据填补策略可以分为简单填补和多重填补。

简单填补(simple imputation)是指对缺失数据按照某个策略填补一次,这种填补方法相对比较简单,但是可能低估数据的变异。这里介绍以下几种简单填补的方法。

基线观察结转(baseline observation carried forward,BOCF)和末次观察结转(last observation carried forward,LOCF)。用研究对象基线时的观察情况或最后一次应答的观察情况代替缺失值。这种填补方法会得到比较保守的结论。

最差病例填补(worst case imputation,WCI)和最好病例填补(best case imputation,BCI)。前者是指用"失败"替代缺失值,后者是指用"成功"替代缺失值。在实际应用中为了得到较为保守的结果,常采用 WCI 而不采用 BCI。

非条件均数填补(unconditional mean imputation,UMI)和条件均数填补(conditional mean imputation,CMI)。前者是用变量均数代替缺失数据;后者是先根据某些特征(如性别、年龄等)将数据分层,再用每层的均数代替缺失数据。

多重填补(multiple imputation,MI)是先对缺失数据生成多个填补值,形成多个完整的数据集。利用这些完整的数据集进行统计分析,再把得到的结果综合推断,得到最终结果。多重填补主要适用于随机缺失的数据,这种方法较为复杂,通常需要利用统计分析软件实现。

(五)统计分析报告

统计分析报告(statistical analysis report,SAR)是根据统计分析计划,对临床试验的数据进行统计分析后形成的报告,是试验数据统计分析结果的重要呈现手段,也是撰写临床研究报告的基础和依据。统计分析报告的内容应该包括:试验概述、统计分析方法、统计学结果和结论及报告附件,报告中的所有结论都要用准确的统计学术语阐述。

试验概述和统计分析方法与 SAP 中的相关内容一致,通常摘录于 SAP。

统计学结果和结论是 SAR 的核心部分。统计学结果主要说明受试者的分布、人口学资料和基线特征、依从性和合并用药、疗效分析和安全性分析结果等,常采用 SAS 等统计分析软件完成数据分析。统计学结论根据统计学结果,结合研究目的、设计类型、样本量、临床试验执行情况等阐述证据的充分性和结果的稳定性,同时给出统计学结论。

报告附件包括其他有关临床试验的关键性文件,例如原始数据库和分析数据库、相应变量说明文件、受试者分布流程图、随机化方案和盲态审核决议等材料。

三、定量资料的常用统计描述及统计推断方法

在临床研究中,为保证研究结果的科学性和可靠性,观察指标以定量资料为主。定量资料(quantitative data)又称为计量资料(measurement data),是对观测对象某项指标的数值进行测量得到的数据,以数值形式表示,比如肿瘤体积、住院时间等。

(一)定量资料常用的统计描述指标

定量资料统计描述常用的统计指标包括均值、标准差、中位数、最小值、最大值、四分位数间距等。根据统计指标的应用条件,选择适合的统计指标描述数据的分布特征。当资料分布满足正态分布时,常用均值和标准差描述其集中位置和离散趋势;当资料分布不满足正态分布时,常用中位数和四分位数间距描述其集中位置和离散趋势。通常为了更好、更全面地描述定量资料,会计算所有的常用统计描述指标。

1. 均数(mean)

均数是算术均数(arithmetic mean)的简称,是性质相同的所有观测值的总和除以观测值的数量所得的结果。样本均数常用 $\bar{x}$ 表示,计算公式如下。

$$\bar{x} = \frac{1}{n}\sum_{i=1}^{n} X_i = \frac{x_1 + x_2 + \cdots + x_n}{n} \tag{6.2.1}$$

注:$\sum$ 是求和符号,其上下标表示求和范围,x_i 表示观测值,n 表示观测值的数量。

均数计算简便、易理解,但对极端值十分敏感,适用于没有离群值的对称分布的数据集中位置的描述。

2. 标准差

标准差(standard deviation),性质相同的所有观测值离均差平方和除以观测值的自由度的算术平方根,样本标准差常用 s 表示。

$$s = \sqrt{\frac{\sum\limits_{i=1}^{n}(x_i - \bar{x})^2}{n-1}} \tag{6.2.2}$$

标准差适用于对称分布的资料离散趋势的描述,标准差越大数据的离散程

度越大,即变异程度越大。常把均数和标准差结合起来$(\bar{x}\pm s)$对正态分布数据进行描述。

3. 中位数

中位数(median),性质相同的所有观测值按照从小到大的顺序排列,位于正中位置的数值,常用 M 表示。

$$M=\begin{cases} x_{(n+1)/2} & n \text{ 为奇数} \\ \dfrac{1}{2}(x_{n/2}+x_{n/2+1}) & n \text{ 为偶数} \end{cases} \tag{6.2.3}$$

中位数用于描述数据的集中趋势,适用于非正态分布数据,数据总体分布不清楚,或数据中有极端值、不确切值的情况。

4. 四分位数与四分位数间距

P_{25}、P_{50} 和 P_{75} 是 3 个特殊的百分位数,可以将数据四等分,统计学上将这特殊的 3 个分位数统称为四分位数(quartile),并分别记为 Q_1、Q_2 和 Q_3,其中,Q_1 被称为下四分位数(lower quartile, Q_L),Q_2 即中位数 M,Q_3 被称为上四分位数(upper quartile, Q_U)。

P_x 的计算通常采用如下公式计算。

$$P_x=L+\frac{i}{f_x(n\cdot x\%-\sum f_L)} \tag{6.2.4}$$

其中上四分位数与下四分位数的差值称为四分位数间距(interquartile range,IQR),其计算公式如下。

$$IQR=P_{75}-P_{25} \tag{6.2.5}$$

四分位数间距不受极端值影响,常用于非正态分布数据,数据总体分布不清楚,或数据中有极端值、不确切值的数据离散程度描述。四分位数间距越大说明数据的变异程度越大。

例 6-1 某降糖药物的临床试验共收集了试验组及对照组各 102 名受试者的基线实验室检查信息,表 6-1 展示的是受试者的血红蛋白(Hgb)和天冬氨酸转氨酶(AST)指标检测结果,试对受试者的血红蛋白(Hgb)和天冬氨酸转氨酶(AST)指标进行统计描述。

Hgb 和 AST 均为计量资料,采用计量资料的描述指标对数据进行统计学描述,数据的描述分析结果见表 6-2。

表 6-1　研究对象基线期的 Hgb 和 AST 原始数据

试验组的检测数据					对照组的检测数据				
序号	Hgb (g/dl)	AST (U/L)	序号	Hgb (g/dl)	AST (U/L)	序号	Hgb (g/dl)	AST (U/L)	序号	Hgb (g/dl)	AST (U/L)
1	13.33	18	36	14.54	56	1	12.31	24	36	13.70	20
2	12.73	28	37	14.49	24	2	13.77	15	37	9.74	16
3	13.05	23	38	14.79	21	3	14.44	22	38	10.54	18
4	14.16	15	39	14.88	25	4	12.23	27	39	13.90	21
5	11.75	18	40	15.44	18	5	14.35	19	40	11.68	26
6	11.45	18	41	12.65	15	6	8.42	18	41	11.12	22
7	12.67	18	42	15.14	21	7	15.15	27	42	13.63	17
8	14.87	11	43	13.87	28	8	9.64	24	43	9.06	20
9	12.17	12	44	14.77	35	9	15.28	15	44	11.89	17
10	12.50	30	45	12.56	20	10	13.47	23	45	12.01	23
11	12.30	17	46	15.22	35	11	11.88	16	46	13.96	19
12	16.23	17	47	11.90	22	12	10.05	18	47	14.30	17
13	13.34	13	48	12.11	13	13	13.98	20	48	13.31	17
14	14.18	24	49	13.31	17	14	15.21	15	49	16.84	22
15	10.72	22	50	11.92	17	15	9.19	15	50	15.04	22
16	15.92	18	51	16.17	28	16	11.33	16	51	11.53	15
17	16.42	22	52	11.75	27	17	13.90	14	52	13.14	15
18	13.52	13	53	11.31	24	18	15.28	28	53	10.10	52
19	13.37	14	54	14.13	21	19	12.25	26	54	10.68	17
20	16.10	22	55	13.20	15	20	9.51	13	55	13.31	34
21	15.06	24	56	11.75	23	21	8.50	23	56	14.68	16
22	14.67	19	57	14.33	16	22	13.40	15	57	16.09	25
23	11.43	19	58	15.10	15	23	14.75	53	58	12.03	49
24	15.73	24	59	15.78	27	24	13.98	28	59	16.15	19
25	15.74	19	60	13.64	19	25	9.13	20	60	14.99	15
26	13.08	19	61	13.71	40	26	15.66	57	61	10.39	16
27	13.13	12	62	12.16	35	27	13.94	21	62	12.60	49
28	13.13	12	63	14.45	20	28	11.78	20	63	10.69	25
29	13.15	17	64	17.12	20	29	15.09	18	64	13.92	15
30	13.76	20	65	18.78	18	30	13.66	18	65	16.18	22
31	12.15	16	66	13.47	24	31	12.96	16	66	11.93	18
32	16.66	17	67	12.13	56	32	14.60	23	67	12.17	15
33	15.67	25	68	12.63	36	33	13.38	27	68	11.67	20
34	10.07	17	69	9.78	15	34	16.88	22	69	12.92	22
35	13.91	20	70	17.51	15	35	13.00	12	70	13.76	12

（续表）

试验组的检测数据						对照组的检测数据					
序号	Hgb (g/dl)	AST (U/L)	序号	Hgb (g/dl)	AST (U/L)	序号	Hgb (g/dl)	AST (U/L)	序号	Hgb (g/dl)	AST (U/L)
71	13.36	13	87	16.69	21	71	12.88	23	87	15.74	21
72	15.89	25	88	15.37	15	72	12.21	16	88	16.48	18
73	12.53	17	89	14.82	22	73	11.26	38	89	13.36	13
74	15.96	16	90	11.54	28	74	14.22	17	90	11.44	15
75	15.71	15	91	15.77	22	75	14.35	15	91	10.24	23
76	15.84	17	92	13.37	35	76	14.67	22	92	12.47	16
77	13.25	23	93	12.03	27	77	14.91	16	93	13.70	27
78	11.96	21	94	12.55	26	78	16.94	16	94	13.37	20
79	15.88	25	95	11.50	35	79	11.39	13	95	11.06	25
80	11.48	16	96	12.70	25	80	11.20	19	96	12.46	22
81	11.19	16	97	11.92	30	81	18.48	18	97	13.58	20
82	15.32	19	98	15.36	21	82	15.63	20	98	15.94	27
83	11.97	12	99	12.53	27	83	14.53	13	99	14.99	24
84	17.73	18	100	14.91	16	84	15.04	11	100	14.70	16
85	12.20	46	101	14.07	25	85	12.29	17	101	17.16	26
86	11.04	22	102	15.60	36	86	16.33	18	102	14.17	19

表 6-2 研究对象基线期 Hgb 和 AST 的描述结果

项目	试验组统计结果	对照组统计结果
Hgb(g/dl)		
均数 $\bar{x}$	13.79	13.23
标准差 s	1.83	2.13
最小值 min～最大值 max	9.78～18.78	8.42～18.48
中位数 M	13.50	13.44
四分位数 Q_1～Q_3	12.19～15.33	11.76～14.71
AST(U/L)		
均数 $\bar{x}$	22.02	21.18
标准差 s	8.25	8.48
最小值 min～最大值 max	11～56	11～57
中位数 M	20	19
四分位数 Q_1～Q_3	17～25	16～23

Hgb 服从正态分布,试验组 Hgb 为(13.79±1.83)(g/dl);对照组 Hgb 为(13.23±2.13)(g/dl)。AST 为偏态分布资料,试验组 AST 中位数为 20 U/L,四分位数 $Q_1 \sim Q_3$ 为 17~25U/L;对照组 AST 中位数为 19 U/L,四分位数 $Q_1 \sim Q_3$ 为 16~23U/L。表 6-2 列出了 Hgb 和 AST 常用描述指标计算的结果,以便更全面地掌握资料特征。

(二)定量资料常用统计推断方法

1. 配对设计定量资料的常用统计推断方法

配对设计(paired design)指在特定条件下将受试对象配对,再将每对中的两个个体随机分配接受不同的处理。匹配因素通常是主要的非实验因素,而不是实验因素。在临床试验中,常将病情轻重、年龄、性别、居住及工作环境等作为配对条件。此外,同一研究对象在不同阶段测量的结果,同一研究对象不同方法测量的同一指标,或同一研究对象给予不同处理,也属于配对设计。对药物临床研究中的配对设计定量资料,通常需要分析总体平均水平间是否存在差异。

在样本差值数据 $d_1, d_2, \cdots\cdots, d_n$ 服从或近似服从正态分布或样本量 n 足够大时,假设检验方法常采用配对 t 检验(paired t test)比较配对总体差值 μ_d 是否为 0,检验公式为:

$$t = \frac{\bar{d}}{s_{d/\sqrt{n}}}, \nu = n - 1 \tag{6.2.6}$$

配对总体差值 μ_d 的置信区间:

$$\left(\bar{d} - t_{\frac{\alpha}{2}, \nu} \frac{s_d}{\sqrt{n}}, \bar{d} + t_{\frac{\alpha}{2}, \nu} \frac{s_d}{\sqrt{n}} \right) \tag{6.2.7}$$

其中,自由度 $\upsilon = n - 1$,$\bar{d}$ 为差值的样本均数,s_d 为差值的标准差,n 为对子数。

在样本差值数据 $d_1, d_2, \cdots\cdots, d_n$ 不服从正态分布且样本量 n 比较小($n < 50$)时,配对设计数据比较常采用 Wilcoxon 符号秩和检验,目的是判断配对资料差值的总体中位数是否为 0,检验公式为:

$$Z = \frac{|R - n(n+1)/4| - 0.5}{\sqrt{n(n+1)(2n+1)/24}} \tag{6.2.8}$$

式中 R 为计算的秩和统计量,n 为差值数据中非 0 数据的个数。

例 6-2 对某种降糖药的临床有效性和安全性进行评价,收集了 102 名糖尿病患者用药前和用药 12 周后的静脉空腹血糖(FBG)和 AST 数据(表 6-3),请分析该药物对受试者的空腹血糖和 AST 是否存在影响。

表 6-3　某种降糖药用药前和用药 12 周后的 FBG 和 AST 数据

有效性评价指标数据						安全性评价指标数据					
序号	用药前FBG (mmol/L)	用药后FBG (mmol/L)	序号	用药前FBG (mmol/L)	用药后FBG (mmol/L)	序号	用药前AST (U/L)	用药后AST (U/L)	序号	用药前AST (U/L)	用药后AST (U/L)
1	9.48	7.76	36	11.48	9.11	1	21.15	21.96	36	20.98	19.65
2	10.52	7.70	37	9.00	6.36	2	8.46	6.63	37	21.79	23.56
3	12.16	9.57	38	9.17	7.15	3	18.58	17.35	38	27.86	28.97
4	12.41	10.62	39	9.94	7.48	4	20.50	19.22	39	19.37	17.76
5	10.40	8.52	40	7.48	3.86	5	6.57	6.91	40	28.32	28.46
6	8.64	5.27	41	9.67	8.35	6	18.65	18.06	41	26.29	27.63
7	9.91	6.82	42	11.81	8.35	7	22.02	20.04	42	20.99	19.55
8	11.25	9.06	43	11.22	8.53	8	10.13	8.26	43	28.54	28.14
9	12.69	10.26	44	8.38	5.40	9	19.70	19.29	44	24.52	25.70
10	11.60	8.85	45	10.64	8.55	10	24.78	25.92	45	16.15	17.51
11	7.11	5.80	46	8.58	4.99	11	23.47	21.94	46	17.71	17.09
12	10.99	8.15	47	10.91	7.72	12	23.08	22.14	47	27.13	28.55
13	8.92	6.16	48	9.36	6.94	13	18.73	17.00	48	28.23	29.53
14	9.50	8.30	49	9.25	7.11	14	16.94	15.06	49	15.58	15.26
15	10.66	9.04	50	10.67	7.31	15	5.09	5.51	50	19.00	20.74
16	11.57	8.79	51	8.87	5.35	16	18.01	19.21	51	25.26	23.95
17	9.48	7.55	52	9.28	5.62	17	7.43	6.10	52	19.22	18.87
18	10.16	6.82	53	6.97	4.16	18	9.73	8.19	53	17.57	16.97
19	9.54	6.63	54	9.84	8.30	19	6.75	5.83	54	19.15	17.46
20	10.09	7.45	55	11.01	8.16	20	23.75	23.70	55	15.43	15.91
21	9.40	6.78	56	10.39	7.75	21	14.06	13.59	56	21.54	21.47
22	9.66	7.61	57	9.65	7.83	22	6.45	5.09	57	23.38	23.53
23	9.25	6.21	58	9.83	6.93	23	19.07	20.45	58	25.99	27.23
24	8.89	6.51	59	8.32	7.05	24	9.26	10.73	59	24.06	25.36
25	11.26	7.53	60	9.14	6.30	25	22.70	20.80	60	16.98	15.75
26	12.80	9.42	61	10.12	7.89	26	17.53	18.65	61	24.29	23.47
27	10.13	7.80	62	7.68	4.77	27	18.10	19.88	62	15.89	17.27
28	12.04	10.95	63	12.35	11.01	28	20.61	18.84	63	24.37	24.31
29	9.72	9.36	64	13.01	7.93	29	17.25	16.63	64	21.78	21.40
30	9.54	6.85	65	9.38	7.52	30	26.83	27.19	65	27.16	28.12
31	11.82	9.17	66	9.15	6.75	31	20.83	21.24	66	18.92	18.95
32	9.36	5.33	67	9.47	6.71	32	28.34	27.07	67	28.39	28.57
33	9.74	7.06	68	9.09	6.07	33	24.14	24.60	68	23.86	24.90
34	10.18	7.85	69	9.75	7.37	34	24.77	23.80	69	22.33	23.81
35	10.63	7.98	70	10.66	6.89	35	22.71	22.10	70	18.24	19.28

（续表）

有效性评价指标数据					安全性评价指标数据				
序号	用药前 FBG (mmol/L)	用药后 FBG (mmol/L)	序号	用药前 FBG (mmol/L)	用药后 FBG (mmol/L)	序号	用药前 AST (U/L)	用药后 AST (U/L)	序号	用药前 AST (U/L)	用药后 AST (U/L)

序号	用药前 FBG (mmol/L)	用药后 FBG (mmol/L)	序号	用药前 FBG (mmol/L)	用药后 FBG (mmol/L)	序号	用药前 AST (U/L)	用药后 AST (U/L)	序号	用药前 AST (U/L)	用药后 AST (U/L)
71	10.52	8.37	87	10.75	8.50	71	17.55	17.99	87	18.57	17.19
72	8.30	5.61	88	12.60	10.05	72	13.46	11.59	88	14.53	15.17
73	9.61	6.47	89	12.23	10.47	73	12.38	11.60	89	21.32	21.77
74	10.07	7.09	90	10.97	8.64	74	17.58	16.28	90	24.07	23.25
75	11.50	8.27	91	8.90	6.85	75	12.85	11.88	91	27.08	28.38
76	10.79	8.55	92	7.52	5.74	76	12.56	12.24	92	14.66	16.20
77	9.88	6.74	93	9.46	7.41	77	15.32	14.59	93	15.81	14.13
78	10.37	7.91	94	10.16	6.27	78	25.40	24.99	94	22.04	23.81
79	6.80	3.84	95	7.78	5.40	79	12.03	13.26	95	23.02	20.97
80	10.21	7.95	96	11.53	9.01	80	12.97	11.34	96	26.23	27.61
81	9.63	8.67	97	11.64	9.60	81	16.68	17.12	97	13.02	11.95
82	8.11	5.94	98	13.07	11.26	82	14.85	16.56	98	15.89	17.67
83	10.52	8.33	99	8.89	5.57	83	19.77	18.37	99	23.12	23.50
84	10.35	6.87	100	11.67	9.27	84	27.14	26.29	100	27.66	28.78
85	9.76	8.26	101	10.28	7.69	85	16.42	15.20	101	19.13	18.35
86	11.21	7.83	102	9.70	6.97	86	21.23	19.91	102	23.50	23.54

该研究为配对设计,用药前后血糖值的差值 d 经检验服从正态分布,为比较用药前后空腹血糖是否存在差异,可选择配对 t 检验,其检验假设如下。

$H_0: \mu_d = 0$,用药前后空腹血糖水平相同。

$H_1: \mu_d \neq 0$,用药前后空腹血糖水平不同。

经 SAS 软件计算 $\bar{d} = 2.542$ mmol/L, $t = 34.631$, $P < 0.001$,按 $\alpha = 0.05$ 检验水准拒绝 H_0,接受 H_1,可认为用药前后空腹血糖均值的差别有统计学意义,又因为差值均数 $\bar{d} = 2.542$ mmol/L > 0,所以可认为用该药 12 周会降低糖尿病患者空腹血糖水平,用药前后空腹血糖差值的 95% 置信区间为 $(2.397, 2.688)$ mmol/L。

药物安全性评价指标 AST 用药前后的差值 d 不服从正态分布,采用 Wilcoxon 符号秩和检验,其检验假设如下。

$H_0: M_d = 0$,即用药前后 AST 水平相同。

$H_1: M_d \neq 0$,即用药前后 AST 水平不同。

经 SAS 软件计算,$Z = -1.252$, $P = 0.211$,按照 $\alpha = 0.05$ 的水准,不拒绝 H_0,即用药前后 AST 的差异无统计学意义,即用药后的 AST 与用药前的 AST

水平无差异,故两种药物安全性方面不需要考虑其对肝脏的损害。

2. 成组设计定量资料的常用统计推断方法

成组设计包括完全随机设计两组情况及两独立样本情况。完全随机设计(completely randomized design)即采用完全随机的方法将全部研究对象随机分配到不同组接受不同的处理,例如在糖尿病患者中随机抽取20人随机分到2个组中接受2种不同降糖药物治疗。独立样本即在不同特征总体中完全随机独立地抽取研究对象,例如随机选取1型糖尿病患者和2型糖尿病患者各10人接受某种降糖药物治疗。同样地,对药物临床研究中的成组设计定量资料,通常需要分析总体平均水平间是否存在差异。

在两样本来自正态分布或近似正态分布总体且两样本总体方差相等或样本量 n 足够大时,均值比较常采用两独立样本均数比较的 t 检验,又称为成组 t 检验。检验公式为:

$$t = \frac{(\bar{x}_1 - \bar{x}_2) - (\mu_1 - \mu_2)}{S_{\bar{x}_1 - \bar{x}_2}}, \nu = n_1 + n_2 - 2 \tag{6.2.9}$$

其中,$S_{\bar{x}_1 - \bar{x}_2} = \sqrt{S_C^2 \left(\frac{1}{n_1} + \frac{1}{n_2} \right)}$,$S_C^2 = \frac{(n_1 - 1)S_1^2 + (n_2 - 1)S_2^2}{n_1 + n_2 - 2}$。

两总体均数差的置信区间为:

$$(\bar{x}_1 - \bar{x}_2 - t_{\frac{a}{2}, \nu} S_{\bar{x}_1 - \bar{x}_2}, \bar{x}_1 - \bar{x}_2 + t_{\frac{a}{2}, \nu} S_{\bar{x}_1 - \bar{x}_2}) \tag{6.2.10}$$
$$\text{其中}, \nu = n_1 + n_2 - 2$$

两总体方差不等的情况下,均值比较常采用 t' 检验。t' 检验公式为:

$$t' = \frac{(\bar{x}_1 - \bar{x}_2) - (\mu_1 - \mu_2)}{\sqrt{s_1^2 / n_1 + s_2^2 / n_2}} \tag{6.2.11}$$

此时两总体均数差的置信区间为:

$$(\bar{x}_1 - \bar{x}_2 - t_{\frac{a}{2}, \nu'} S_{\bar{x}_1 - \bar{x}_2}, \bar{x}_1 - \bar{x}_2 + t_{\frac{a}{2}, \nu'} S_{\bar{x}_1 - \bar{x}_2}) \tag{6.2.12}$$

其中,$\nu' = \frac{(s_1^2 / n_1 + s_2^2 / n_2)^2}{(s_1^2 / n_1)^2 / (n_1 - 1) + (s_2^2 / n_2)^2 / (n_2 - 1)}$。

如果两独立样本不服从正态分布,则采用 Wilcoxon 秩和检验,目的是推断两个样本所代表的总体分布是否相同。检验公式为:

$$Z = \frac{|W - \mu_W| - 0.5}{\sigma_W} = \frac{\left| W - \frac{n_1(N+1)}{2} \right| - 0.5}{\sqrt{\frac{n_1 n_2 (N+1)}{12}}} \tag{6.2.13}$$

当相同的秩次太多时,检验公式调整为 Z_c:

$$Z_c = \frac{\left| W - \frac{n_1(N+1)}{2} \right| - 0.5}{\sqrt{\frac{n_1 n_2}{12N(N-1)} \left[N^3 - N - \sum_{i=1}^{j}(t_i^3 - t_i) \right]}} \tag{6.2.14}$$

式中 j 为出现相同秩次的总次数，t_i 为第 i 个相同秩次的个数。

例 6-3　为比较某降糖注射液和口服降糖药的临床疗效和安全性，选取 204 名糖尿病患者，随机分入降糖注射液组和口服降糖药组各 102 人，每名受试者分别在用药前和用药 12 周后测量一次空腹血糖（FBG）和 AST，采用用药前后指标的差值（疗前－疗后）评估药物的治疗效果和安全性。两组 FBG 和 AST 用药前后改变情况见表 6-4，试估计两种药物的治疗效果和安全性差别。

表 6-4　糖尿病患者注射或口服降糖药后 FBG 和 AST 的改变情况

| 用药前和用药 12 周后的 FBG 差值 | | | | | 用药前和用药 12 周后的 AST 差值 | | | | |
序号	注射降糖药组 (mmol/L)	口服降糖药组 (mmol/L)	序号	注射降糖药组 (mmol/L)	口服降糖药组 (mmol/L)	序号	注射降糖药组 (U/L)	口服降糖药组 (U/L)	序号	注射降糖药组 (U/L)	口服降糖药组 (U/L)
1	3.40	1.97	21	3.65	2.07	1	0.12	1.78	21	0.49	−1.31
2	2.29	2.45	22	2.22	2.50	2	−0.91	−0.08	22	1.65	1.96
3	3.06	3.04	23	2.49	2.33	3	0.55	−1.46	23	0.89	0.64
4	2.98	1.88	24	2.46	2.15	4	−1.75	−1.65	24	−0.27	0.25
5	2.74	3.78	25	−1.38	2.05	5	1.53	−1.60	25	0.72	1.95
6	2.84	2.32	26	2.09	2.70	6	1.94	−0.03	26	−1.74	0.93
7	1.98	2.25	27	2.69	1.64	7	0.20	−1.24	27	−0.02	0.03
8	2.80	2.84	28	1.65	2.06	8	0.53	−0.27	28	0.89	1.74
9	2.76	1.67	29	2.85	2.66	9	0.40	−0.20	29	1.97	0.95
10	2.73	2.35	30	2.57	2.85	10	0.52	−1.19	30	−0.55	1.12
11	3.54	2.92	31	1.85	1.67	11	−0.65	1.99	31	−1.56	0.93
12	1.93	2.33	32	2.53	2.91	12	−2.00	0.12	32	−1.04	−1.14
13	2.80	3.07	33	2.06	2.77	13	−0.13	−1.77	33	−1.56	−0.75
14	2.07	2.10	34	2.60	1.17	14	−1.91	1.90	34	−1.74	−0.77
15	2.43	2.68	35	4.15	2.82	15	1.54	−0.81	35	−0.51	0.94
16	2.59	1.91	36	2.14	2.34	16	1.85	0.87	36	−0.12	−1.46
17	2.18	2.85	37	1.86	2.15	17	1.13	0.96	37	−0.86	1.63
18	2.96	1.84	38	3.06	1.14	18	0.42	−0.10	38	1.98	1.97
19	2.47	2.14	39	3.64	2.03	19	−1.69	−0.67	39	1.46	0.74
20	2.72	2.30	40	1.93	1.51	20	−1.67	0.40	40	1.25	−1.37

（续表）

	用药前和用药 12 周后的 FBG 差值					用药前和用药 12 周后的 AST 差值				
序号	注射降糖药组 (mmol/L)	口服降糖药组 (mmol/L)	序号	注射降糖药组 (mmol/L)	口服降糖药组 (mmol/L)	序号	注射降糖药组 (U/L)	口服降糖药组 (U/L)	序号	注射降糖药组 (U/L)	口服降糖药组 (U/L)
41	3.02	2.89	72	1.95	1.97	41	0.37	1.25	72	−1.24	−0.55
42	2.43	3.10	73	2.94	3.28	42	0.33	1.27	73	−1.05	−0.80
43	3.15	1.13	74	1.61	2.63	43	−1.11	−1.20	74	−1.04	1.54
44	3.35	3.24	75	2.24	2.39	44	−1.29	−0.76	75	1.46	−0.24
45	1.93	2.35	76	1.62	2.00	45	0.46	2.10	76	−0.90	−0.51
46	3.53	1.99	77	2.52	1.84	46	1.84	−0.01	77	−1.67	−1.69
47	1.88	1.70	78	1.76	2.34	47	−0.11	0.87	78	1.31	−0.67
48	2.90	2.44	79	1.85	1.93	48	0.84	0.19	79	−1.34	0.51
49	2.15	3.00	80	4.24	3.04	49	−0.73	1.78	80	−0.96	−1.00
50	1.52	1.89	81	2.30	2.13	50	0.70	−1.01	81	0.02	−1.86
51	1.65	2.40	82	2.71	2.51	51	0.77	1.93	82	0.51	−0.24
52	3.20	2.87	83	2.07	2.21	52	1.83	−0.62	83	1.03	1.85
53	2.65	2.34	84	3.22	1.83	53	−1.32	−1.82	84	−1.38	−1.44
54	2.79	2.24	85	2.37	2.76	54	1.99	−1.16	85	−1.26	0.36
55	2.62	3.02	86	2.77	2.25	55	0.84	0.57	86	1.23	1.95
56	3.39	1.49	87	3.05	2.75	56	−1.65	1.40	87	−1.98	0.01
57	2.96	2.00	88	2.70	2.61	57	−1.73	1.76	88	0.70	1.96
58	2.95	3.24	89	2.88	2.06	58	0.74	0.85	89	0.97	0.26
59	3.33	2.78	90	2.49	2.52	59	−1.72	−0.95	90	1.97	−1.64
60	2.71	2.63	91	−1.03	2.32	60	−0.97	0.79	91	1.04	0.49
61	1.89	2.97	92	3.11	2.50	61	0.77	−1.48	92	−0.65	0.39
62	2.65	1.53	93	3.19	1.96	62	−0.88	0.22	93	1.54	2.04
63	2.41	2.29	94	4.50	1.90	63	−1.64	0.65	94	0.21	0.91
64	3.17	2.21	95	2.48	1.02	64	−1.46	1.95	95	1.37	−0.80
65	2.11	2.74	96	3.47	2.96	65	−0.24	0.83	96	1.86	1.55
66	1.91	2.38	97	3.28	2.24	66	−0.40	−0.69	97	0.74	1.26
67	2.27	3.28	98	3.62	2.25	67	−1.41	1.19	98	0.41	−0.20
68	2.69	2.41	99	1.42	2.32	68	−1.78	1.26	99	−0.70	−0.32
69	3.12	1.28	100	2.98	1.74	69	−1.74	1.44	100	−0.40	−0.20
70	2.99	3.27	101	3.37	1.90	70	−0.25	−1.21	101	−1.90	0.12
71	2.39	2.27	102	2.54	2.07	71	−1.85	0.54	102	1.85	1.20

该研究将受试者随机分到两个组中采用两种不同的治疗方法，该设计为完全随机设计。

对两种药物的有效性评价，经验证两组受试者血糖值变化服从正态分布且满足方差齐,因此比较两种药物的治疗效果(空腹血糖差值)有无差别,可采用 t 检验,其检验假设如下。

$H_0:\mu_1=\mu_2$,两组治疗前后 FBG 差值的总体均数相同。

$H_1:\mu_1\neq\mu_2$,两组治疗前后 FBG 差值的总体均数不同。

经 SAS 软件计算,$t=2.498$ mmol/L,$P=0.013<0.05$,按 $\alpha=0.05$ 检验水准拒绝 H_0,接受 H_1,可认为两种药物疗效差别有统计学意义,两种药物空腹血糖治疗效果的差值(注射降糖药组疗效 - 口服降糖药组疗效)均数 $\bar{d}=0.240$ mmol/L>0,差值的 95% 的置信区间为 $(0.051,0.430)$ mmol/L,因此可认为口服降糖药的临床疗效优于降糖注射液。

两种药物的安全性评价指标 AST 治疗前后变化经检验不服从正态分布,因此比较两种药物的安全性(AST 的治疗前后差值)有无差别,应采用秩和检验,其检验假设如下。

H_0:两种药物治疗前后 AST 变化差值的总体分布相同。

H_1:两种药物治疗前后 AST 变化差值的总体分布不同。

经 SAS 软件计算,$Z=-1.767$,$P=0.077>0.05$,按 $\alpha=0.05$ 的检验水准不拒绝 H_0,可认为两种药物导致 AST 变化的总体分布差别没有统计学意义,即降糖注射液和口服降糖药对 AST 的影响无差异。

四、定性资料的统计描述及常用统计推断方法

药物临床试验的效应指标取值通常会反映属性或程度,指标的取值为不同属性或具有程度区分,即为定性资料,如药物的有效率、不良事件的发生率等。定性资料所包含的变量称为定性变量,是指描述某一事物的性质或特征的变量。定性变量可分为无序分类变量和有序分类变量。例如,血型是一个无序分类变量,其可分为"A 型""B 型""AB 型"和"O 型",各类别之间相互独立,且没有程度或者顺序的差异。有序分类变量的各类别之间具有程度或者水平的差异。例如,药物疗效分为"无效""进步""好转"和"治愈",各取值之间存在次序差别,就是一个等级变量。

(一)定性资料的常用统计描述指标

定性资料常通过计算率、构成比等对数据特征进行统计描述,为下一步统计推断奠定基础。

构成比,又称百分比,表示具有某一属性的观察单位数占总体的比重。各属性的构成比之和应等于 100%。构成比的计算公式如下。

$$构成比 = \frac{具有某一属性的观察单位数}{观察单位总数} \times 100\% \qquad (6.2.15)$$

治愈率、复发率、不良事件的发生率等是临床试验中常见的率指标,用于描述在某一时间和范围内某事件发生的频率,其计算公式为:

$$率 = \frac{发生某事件的观察单位数}{可能发生某事件的观察单位总数} \times K \qquad (6.2.16)$$

式中,K 可以取值为 100%、1000‰等,通常根据指标的常用单位进行选择。

例 6-4　为了解阿加曲班治疗脑梗死的效果,某研究按照纳排标准共纳入 270 例进展性脑梗死患者,将这些患者随机分成两组,实验组使用阿加曲班治疗,对照组使用阿司匹林治疗。两组患者性别分布情况见表 6-5 的第 2 列和第 4 列,药物治疗 1 周后的治疗结果见表 6-6 的第 2 列和第 3 列。试对患者性别分布情况及两种药物治疗的效果进行描述。

表 6-5　两组进展性脑梗死患者的性别分布情况

药物	男性		女性		合计
	例数	构成比(%)	例数	构成比(%)	
(1)	(2)	(3)	(4)	(5)	(6)
阿加曲班	70	51.9	65	48.1	135
阿司匹林	76	56.3	59	43.7	135
合计	146	54.1	124	45.9	270

表 6-6　两种药物治疗进展性脑梗死 1 个月后的治疗结果

药物	有效例数	无效例数	合计	有效率(%)
(1)	(2)	(3)	(4)	(5)
阿加曲班	124	11	135	91.9
阿司匹林	106	29	135	78.5
合计	230	40	270	85.2

本例中,患者性别和治疗结果均为二分类定性变量,其描述需要选择合适的相对数指标。性别分布需描述不同性别数在总体中所占比重,应计算构成比,即分别用男性或女性人数除以相应总人数,计算结果见表 6-5 的第 3 列和第 5 列。结局变量疗效分为有效与无效,其描述需关注治疗有效事件发生的频率,应计算有效率,即用观察的有效例数除以观察的总人数,计算结果见表 6-6 的第 5 列。

（二）定性资料的常用统计推断方法

1. 单样本率的常用统计推断方法

临床试验获得的研究药物的有效率、不良事件的发生率等结果均为样本率，而在统计分析过程中需要通过样本率估计总体率及其 $1-\alpha$ 置信区间。利用样本率 p 估算总体率 π 的置信区间的方法包括 3 种，即二项分布法、正态近似法和校正样本率的正态近似法，其中正态近似法在临床试验中最为常用。当样本量 n 较大，且样本率适中[样本量 n 与样本率 p 之积 np 和 $n(1-p)$ 均大于 5]时，可采用正态近似法，此时总体率 π 的 $1-\alpha$ 置信区间计算公式如下：

$$(p-Z_{\alpha/2}\sqrt{p(1-p)/n}, p+z_{\alpha/2}\sqrt{p(1-p)/n})\qquad(6.2.17)$$

单样本设计的临床试验中，通常需要将研究结果与某一标准进行比较，以确定该试验的研究因素是否达到预期或合格的结果。因此，在定性资料单样本设计中则为样本率 p 所代表的未知总体率 π 与给定总体率 π_0 的比较，常采用的检验方法为正态近似法，统计量的计算公式如下：

$$Z=\frac{p-\pi_0}{\sigma_p}=\frac{p-\pi_0}{\sqrt{\pi_0(1-\pi_0)/n}}\qquad(6.2.18)$$

例 6-5 已知阿尔茨海默病伴行为障碍患者的常规治疗用药有效率为 89%，为了解某新制药物改善阿尔茨海默病伴行为障碍的情况，某研究依据纳排标准共纳入阿尔茨海默病伴行为障碍患者 2000 名，采用该新制药物进行治疗，4 周后发现 1874 人症状改善、治疗有效。试估计该新制药物的有效率及其置信区间，并与常规药物疗效进行比较。

根据公式 6.2.16 计算新制药物有效率 $p=1874/2000\times100\%=93.7\%$，本研究数据满足公式 6.2.17 条件，由公式计算总体率 π 的 95% 置信区间为（92.6%，94.8%）。与常规药物疗效进行比较检验假设如下。

$H_0:\pi=\pi_0=89\%$，即新制药物改善阿尔茨海默病伴行为障碍的效果与常规药物相同。

$H_1:\pi\neq\pi_0$，即新制药物改善阿尔茨海默病伴行为障碍的效果与常规药物不同。

经统计软件计算，检验统计量 $Z=6.72$，$P=0.025$，按照 $\alpha=0.05$ 水平，拒绝 H_0，接受 H_1，差异有统计学意义，可认为该新制药物改善阿尔茨海默病伴行为障碍的效果与常规药物不同，又由 $p=93.7\%$，π 的 95% 置信区间为（92.6%，94.8%），高于 π_0，可认为新制药物疗效更好。

2. 两总体率差的常用统计推断方法

两组设计临床试验完成后常需比较试验组与对照组的结果是否有差异，以观察研究因素对结局是否有影响，或不同研究因素的影响大小是否相等。其统计推断过程共包括两项内容：①利用两个样本率 p_1 和 p_2 估计两个总体率 π_1 与 π_2 的差值及差值的 95% 置信区间；②检验两总体率是否相等。

在临床试验的统计分析中，两总体率差的置信区间估计常采用正态近似法。其适用条件为样本量 n_1 和 n_2 均较大，且两样本率 p_1、p_2 均适中〔即 $n_1 p_1$、$n_1(1-p_1)$、$n_2 p_2$ 和 $n_2(1-p_2)$ 均大于 5〕。此时两总体率差 $\pi_1-\pi_2$ 的 $1-\alpha$ 置信区间计算公式为：

$$(p_1-p_2-z_{\alpha/2}S_{p_1-p_2}, p_1-p_2+z_{\alpha/2}S_{p_1-p_2}) \tag{6.2.19}$$

式中，$S_{p_1-p_2}=\sqrt{p_1(1-p_1)/n_1+p_2(1-p_2)/n_2}$ 。

可将成组设计收集的两组定性数据整理成表 6-7 的形式，此表称为 $2\times C$ 列联表，多组设计称为 $R\times C$ 列联表。表 6-5 和表 6-6 即为采用该形式整理的数据，为 2×2 列联表，这是最简单的列联表，也称为四格表。

表 6-7 成组设计资料的统计表基本形式

分组	属性				合计
	属性 1	属性 2	……	属性 C	
甲	A_{11}	A_{12}	……	A_{1C}	$n_1=\sum_{j=1}^{C}A_{1j}$
乙	A_{21}	A_{22}	……	A_{2C}	$n_2=\sum_{j=1}^{C}A_{2j}$
合计	$m_1=A_{11}+A_{21}$	$m_2=A_{12}+A_{22}$	……	$M_k=A_{1C}+A_{2C}$	$n=\sum_{i=1}^{2}\sum_{j=1}^{C}A_{ij}$

成组设计无序分类定性资料常采用 χ^2 检验来比较各组别的总体构成或总体率是否相同。如比较各组患者性别构成是否相同、各药物的不良事件发生率是否相同等。

χ^2 检验统计量为：

$$\chi^2=\sum_{i=1}^{R}\sum_{j=1}^{C}\frac{(A_{ij}-T_{ij})^2}{T_{ij}}, \nu=(R-1)\times(C-1) \tag{6.2.20}$$

式中 R 为行数，C 为列数，A_{ij} 和 T_{ij} 分别为第 i 行和第 j 列的实际频数和理论频数。

理论频数 T_{ij} 的计算公式为：

$$T_{ij}=\frac{n_i m_j}{n} \tag{6.2.21}$$

此公式适用条件为：若为行数或列数超过 2 的 $R\times C$ 列联表，则要求少于

1/5 的单元格的理论频数 $T_{ij}<5$,没有单元格的 $T_{ij}<1$;若为四格表,则要求样本量 $n\geqslant40$,且最小 $T_{ij}\geqslant5$。四格表资料若样本量 $n\geqslant40$,但 $1\leqslant$ 最小 $T_{ij}<5$ 时,则需对 χ^2 统计量进行校正,其计算公式如下:

$$\chi_C^2=\sum\frac{(|A-T|-0.5)^2}{T}\quad v=1 \qquad (6.2.22)$$

如不满足以上条件,可采用 Fisher 确切概率法进行检验。

但在临床试验中,研究的效应指标也可能是有序定性变量,如癌症患者的分期、不良事件的严重程度等,此时应选择 Wilcoxon 秩和检验进行组间比较。在统计分析过程中采用正态近似法计算 z 统计量或校正 z_c 统计量(数据相持较多时)进行统计推断。z 和 z_c 统计量的计算公式如下:

$$z=\frac{|T-n_1(N+1)/2|}{\sqrt{\dfrac{n_1n_2(N+1)}{12}}} \qquad (6.2.23)$$

$$z_c=\frac{|T-n_1(N+1)/2|}{\sqrt{\dfrac{n_1n_2(N+1)}{12}}\sqrt{1-\dfrac{\sum_{i=1}^{j}(t_i^3-t_i)}{N^3-N}}} \qquad (6.2.24)$$

式中,n_1 为较小的组别样本量,n_2 为较大的组别样本量,N 为总样本量,即 n_1 与 n_2 之和,T 为 n_1 所在组别的秩和,j 为出现相同秩的总次数,t_i 为第 i 次相同秩的个数。

例 6-6 根据例 6-4 数据,试比较阿加曲班和阿司匹林治疗进展性脑梗死的效果。

根据表 6-6 数据判断,可采用 χ^2 检验比较两总体有效率是否有差异,检验假设如下。

$H_0:\pi_1=\pi_2$,即两种药物治疗进展性脑梗死的有效率相同。

$H_1:\pi_1\neq\pi_2$,即两种药物治疗进展性脑梗死的有效率不同。

经统计软件计算,可得 $\chi^2=9.51$,自由度 $v=1$,$P=0.002$,按照 $\alpha=0.05$ 水平拒绝 H_0,接受 H_1,差异有统计学意义,阿加曲班治疗进展性脑梗死的有效率与阿司匹林治疗进展性脑梗死的有效率不同。根据描述结果,阿加曲班治疗进展性脑梗死的有效率为 91.9%,阿司匹林治疗进展性脑梗死的有效率为 78.5%,计算两总体有效率之差为 13.4%,根据公式 6.2.19 可求得差值的 95% 置信区间为(5.0%,21.7%),阿加曲班治疗进展性脑梗死的有效率更高。

例 6-7 为观察瑞舒伐他汀治疗冠心病的疗效,某研究根据相应纳排标准选取了 288 名冠心病患者,对 144 名患者采用瑞舒伐他汀治疗,对其余 144 名患者采用阿托伐他汀治疗,并观察其疗效。研究结果见表6-8,试比较两种他汀药物治疗冠心病的疗效有无差别。

表 6-8　两种他汀药物治疗冠心病的疗效　　　　　　　　　　单位:例数

药物	疗效			合计
	显效	有效	无效	
瑞舒伐他汀	85	49	10	144
阿托伐他汀	64	59	21	144

该研究的治疗效果为"显效""有效""无效",属于有序定性变量,其比较可采用 Wilcoxon 秩和检验。检验假设如下。

H_0:两种他汀药物治疗冠心病效果相同。

H_1:两种他汀药物治疗冠心病效果不同。

经 SAS 统计软件计算后,可得 $Z = -2.727, P = 0.006$,按照 $\alpha = 0.05$ 水平拒绝 H_0,接受 H_1,差异具有统计学意义,两种他汀药物治疗冠心病的疗效不同,瑞舒伐他汀疗效更好。

若临床研究采用的是配对设计,研究指标为二分类定性变量,收集的资料可整理成表 6-9 形式,称为配对四格表资料,如两种诊断方法对同一批患者是否患病的诊断结果(分为是否患病),或药物治疗前后患者的身体状况评估(结果为一般及以上和较差两种)。

表 6-9　配对四格表的基本形式

方法 1	方法 2		合计
	结果 1	结果 2	
结果 1	a	b	$n_1 = a + b$
结果 2	c	d	$n_2 = c + d$
合计	$m_1 = a + c$	$m_2 = b + d$	$n = a + b + c + d$

配对设计两组间的总体率或构成比的差异比较可采用配对 χ^2 检验,该检验方法又称 McNemar 检验。

配对 χ^2 检验的计算公式为:

$$\chi^2 = \sum \frac{(A-T)^2}{T} = \frac{(b-c)^2}{b+c} \quad \nu = 1 \qquad (6.2.25)$$

该式适用于 $b + c \geqslant 40$ 的情况,若 $b + c < 40$ 则需计算校正 χ^2 统计量。

$$\chi_c^2 = \frac{(|b-c|-1)^2}{b+c} \qquad \nu = 1 \qquad (6.2.26)$$

在统计软件的分析过程中，常采用精确检验方法直接计算得到 P 值。

例 6-8　为观察丹参对口腔黏膜白斑中某种酶表达的影响，某研究根据相应纳排标准选取了 160 名口腔黏膜白斑患者，采用丹参治疗 3 个月，并观察治疗前后该种酶的阳性表达情况，结果见表 6-10。试评价该种药物是否对该种酶的阳性表达有影响？

表 6-10　丹参治疗前后口腔黏膜白斑中某种酶的阳性表达结果比较

单位：例数

治疗前	治疗后		合计
	阳性	阴性	
阳性	71	32	103
阴性	3	54	57
合计	74	86	160

该数据为同一患者治疗前后口腔黏膜白斑中某种酶的阳性表达结果，属于配对设计，其比较可以采用配对 χ^2 检验。本研究检验假设如下。

$H_0 : \pi = \pi_0$，即治疗前后该种酶的表达阳性率相同。

$H_1 : \pi \ne \pi_0$，即治疗前后该种酶的表达阳性率不同。

采用统计软件分析，可得精确检验 $P < 0.001$，按照 $\alpha = 0.05$ 水平，拒绝 H_0，接受 H_1，差异具有统计学意义，说明治疗前后该种酶的表达阳性率不同。经计算，治疗前口腔黏膜白斑患者体内该种酶的表达阳性率为 64.4%，使用丹参治疗 3 个月后该种酶的表达阳性率为 46.3%，两阳性率之差为 18.1%，95% 置信区间为（7.4%，28.8%），即丹参治疗可有效降低该种酶的阳性表达。

（童新元　罗艳侠）

第七章

临床试验中的
各方职责

根据药物临床试验国际通用原则 GCP-ICH（International Conference on Harmonization-Good Clinical Practice）中的定义，临床试验是"以人体（患者或健康受试者）为对象的试验，意在发现或证实一种试验用药品的临床、药理学和（或）其他药效学作用；和（或）确定一种试验用药品的任何不良反应；和（或）研究一种试验用药品的吸收、分布、代谢和排泄，以确定药物的安全性和（或）有效性的研究"，也称之为临床研究。在临床试验中，多种"角色"分工配合、团结协作以保障临床试验的顺利进行。在临床试验中，有研究者、申办者、监查者、协调者、质控员和稽查员等，每种"角色"都有其独具特色的工作职责，本章节我们就临床试验中各方职责进行讨论分析。

第一节　研究者职责

研究者是指实施临床试验的专业人员，同时也是临床试验质量和受试者安全权益的保障者，其不仅要充分有效地完成临床试验的任务，也要负责受试者的医疗和健康安全。研究者是实施临床试验、保证临床试验质量和受试者安全及权益的试验现场负责人。研究者必须经过资格审查，具备临床试验所需的专业知识、培训经历和能力。

PI（principal investigator 主要研究者）为实施临床试验的总负责人，其他人员在其指导和协调下进行工作。

助理研究者（SI 或者 Sub-I）英文全称 sub-investigator，协助 PI 实施临床试验的研究者。

1. 研究者应当具备相应的资格和要求

研究者需要具有在临床试验机构的执业资格，具备临床试验所需的专业知识、培训经历和能力，能够根据申办者、伦理委员会和药品监督管理部门的要求提供最新的工作履历和相关资格文件。

研究者应当接受申办者组织的监查和稽查，以及药品监督管理部门的检查。不同临床试验中的研究药物有不同的适应证，需要在不同疾病的患者或健康受试者身上进行试验，试验过程中会涉及不同学科间的专业知识及相关检查，因此研究者需要在该领域具有丰富的临床经验和专业的理论知识来支撑临床试验的顺利进行，能够在临床试验约定的期限内按照试验方案入组足够数量受试者的能力，在临床试验约定的期限内有足够的人力、物力、时间来实施和完成临床试验。研究者需要熟悉申办者提供的试验方案、研究者手册、试验药物相关资料信息，熟悉并遵守 GCP 和临床试验相关的法律法规，使得参加临床试验的工作人员可以充分细致的了解试验方案和试验用药品，明确各自在试验中的分工，确保临床试验数据的真实、完整和准确，进行有效的质量管控。

2. 研究者应当给予受试者适合的医疗处理，保障受试者安全

由于临床试验是在人体上进行的研究，因此必须保障受试者的健康安全和合法权益。研究者为临床医生或者授权临床医生，需要承担所有与临床试验有关的医学决策责任。在临床试验和随访期间，对于受试者出现与临床试验相关的不良事件，包括有临床意义的实验室异常时，研究者应当保证受试者可以得到妥善及时的医疗处理，并将相关情况如实告知受试者，保障受试者的医疗安全。研究者意识到受试者存在合并疾病需要治疗时，应当告知受试者，并关注可能干扰临床试验结果或者受试者安全的合并用药。在受试者同意的情况下，研究者可以将受试者参加试验的情况告知相关的临床医生。在临床试验过程中，受试者可以无理由退出临床试验，在尊重受试者个人权利的同时，研究者应当尽量详细地了解受试者退出临床试验的理由。

3. 研究者与伦理委员会的沟通

在临床试验开展前，研究者需要获得伦理委员会的书面同意，需要提供试验方案、知情同意书、知情同意书的更新版本、受试者招募程序（如招募广告等），以及提供给受试者的任何其他书面资料等。在未获得伦理委员会书面同意前，研究者不能开展筛选受试者的工作。临床试验实施前和临床试验过程中，研究者应当向伦理委员会提供伦理审查需要的所有文件。

4. 研究者应当遵守试验方案

研究者应当按照伦理委员会同意的试验方案实施临床试验。在未经申办者和伦理委员会同意的情况下，研究者不得修改或者偏离试验方案，但不包括为了及时消除对受试者的紧急危害或者更换监查员、电话号码等仅涉及临床试验管理方面的改动。对于存在偏离试验的情况时，研究者或者其指定的研究人员应当对偏离试验方案予以记录和解释。在为了消除对受试者的紧急危害的情况

下,在未获得伦理委员会同意且研究者修改或者偏离试验方案时,研究者应当及时向伦理委员会、申办者报告,并说明相关理由,必要时报告药品监督管理部门。

在临床试验过程中,研究者应当采取必要的措施,避免使用试验方案禁用的合并用药。

研究者应当遵守临床试验的随机化程序,盲法试验应当按照试验方案的要求实施揭盲。若意外破盲或者因严重不良事件等情况紧急揭盲时,研究者应当向申办者书面说明原因。

5. 研究者对申办者提供的试验用药品需要认真管理

研究者及临床试验机构应当指派有资格的药师或者其他人员管理试验用药品。对于临床试验用药品的接收、贮存、分发、回收、退还及未使用的处置等管理应当遵守相应的规定并进行保存记录,同时需要在符合相应的贮存条件下进行临床试验用药品的贮存。临床试验用药品管理的记录应当包括日期、数量、批号/序列号、有效期、分配编码、签名等信息。研究者应当保存每位受试者使用试验用药品数量和剂量的记录。试验用药品的使用数量和剩余数量应当与申办者提供的数量一致。研究者需要按照试验方案使用试验用药品,同时向受试者说明试验用药品的正确使用方法。对生物等效性试验的临床试验用药品进行随机抽取留样。临床试验机构至少保存留样至药品上市后 2 年。临床试验机构可将留存样品委托具备条件的独立的第三方保存,但不得返还申办者或者与其利益相关的第三方。

6. 研究者需遵守赫尔辛基宣言的伦理原则实施知情同意

研究者应当使用经过伦理委员会同意的最新版的知情同意书,采用通俗易懂的语言和表达方式充分告知受试者有关临床试验的所有相关事宜,包括书面信息和伦理委员会的同意或批准意见,研究者需要给予受试者或者其监护人充分的时间和机会了解临床试验的详细情况,并详尽回答受试者或者其监护人提出的与临床试验相关的问题与疑惑。如果存在受试者或者其监护人缺乏阅读能力的情况时,应当有一位公正的见证人见证整个知情同意过程。在获得可能影响受试者继续参加临床试验的新信息时,需要及时告知受试者或者其监护人并进行相应的记录,不能采用强迫、利诱等不正当的方式影响受试者参加或者继续临床试验。受试者或其监护人应当得到已签署姓名和日期的知情同意书原件或者副本以及其他提供给受试者的书面资料,包括更新版知情同意书原件或者副本,和其他提供给受试者的书面资料的修订文本。

在紧急情况下,参加临床试验前不能获得受试者的知情同意时,其监护人可以代表受试者知情同意,若其监护人也不在场时,受试者的入选方式应当在试验方案以及其他文件中清楚表述,并获得伦理委员会的书面同意,同时应当尽快得到受试者或其监护人可以继续参加临床试验的知情同意。当临床试验为非治疗性质时，需要由受试者本人在知情同意书上签字同意和注明日期。当符合下列条件时，非治疗性临床试验可由监护人代表受试者知情同意：①临床试验只能在无知情同意能力的受试者中实施；②受试者的预期风险低；③受试者健康的负面影响已减至最低，且法律法规不禁止该类临床试验的实施；④该类受试者的入选已经得到伦理委员会审查同意。上述临床试验原则上只能在患有试验药物适用的疾病或者状况的患者中实施。在临床试验中应当严密观察受试者，若受试者出现过度痛苦或者不适的表现，应当让其退出试验，还应当给予必要的处置以保证受试者的健康安全和合法权益。

当受试者为儿童时，研究者需要征得其监护人的知情同意并签署知情同意书；当儿童有能力做出同意参加临床试验的决定时，还应当征得受试者本人同意；如果儿童受试者本人不同意参加临床试验或者中途决定退出临床试验时，即使监护人已经同意参加或者愿意继续参加临床试验，也应当以儿童受试者本人的决定和意愿为准，除非在严重或者危及生命疾病的治疗性临床试验中，研究者、其监护人认为儿童受试者若不参加研究其生命会受到危害，这时其监护人的同意即可使患者继续参与临床试验研究。在临床试验过程中，儿童受试者达到了签署知情同意的条件时，则需要由受试者本人签署知情同意之后方可继续实施。

知情同意书和提供给受试者的其他资料应当包括：①临床试验概况；②试验目的；③试验治疗和随机分配至各组的可能性；④受试者需要遵守的试验步骤，包括创伤性医疗操作等；⑤受试者的义务以及责任；⑥临床试验所涉及的试验性内容；⑦试验可能致受试者的风险或者不便，尤其是存在影响胚胎、胎儿或者哺乳婴儿的风险；⑧试验的预期获益，以及不能获益的可能性；⑨其他可选的药物和治疗方法，及其重要的潜在获益和风险；⑩受试者发生与试验相关的损害时，可获得补偿以及治疗；⑪受试者参加临床试验可能获得的补偿；⑫受试者参加临床试验预期的花费；⑬受试者参加试验是自愿的，可以拒绝参加或者有权在试验任何阶段随时退出试验而不会遭到歧视或者报复，其医疗待遇与权益不会受到影响；⑭在不违反保密原则和相关法规的情况下，监查员、稽查员、伦理委员会和药品监督管理部门检查人员可以查阅受试者的原始医学记录，以核实临床试验的过程和数据；⑮受试者相关身份鉴别记录的保密事宜，不公开使用。如果发布临床试验结果，受试者的身份信息仍需要保密；⑯有新的可能影响受试者继续参加试验的信息时，将及时告知受试者或其监护人；⑰当存在有关试验信息和受试者权益的问题，以及发生试验相关损害时，受试者可联系的研究者和伦理委员会及其联系方式；⑱受试者可能被终止试验的情况以及理由;⑲受试者参加试验的预期持续时间;⑳参加该试验的预计受试者人数等信息。

7. 临床试验的记录和报告应当符合要求

研究者需要监督临床试验现场的数据采集、各临床研究人员履行其工作职责的情况;确保所有临床试验数据是从临床试验的源文件和试验记录中获得的,是准确、完整、可读和及时的,源数据的修改需要留痕,不能掩盖初始数据,并需要记录修改的理由,研究者需要按照申办者提供的指导说明填写和修改病例报告表,确保各类病例报告表及其他报告中的数据准确、完整、清晰和及时,病例报告表来自源文件的数据应当与源文件一致,如有不一致应做出解释,病例报告表中数据的任何改变或更正,应当注明修改日期、修改人姓名首字母和修改说明;按照"临床试验必备文件"和药品监督管理部门的相关要求,妥善保存试验文档;在临床试验的信息和受试者信息处理过程中应当注意避免信息的非法或者未授权的查阅、公开、散播、修改、损毁、丢失,临床试验数据的记录、处理和保存应当确保记录和受试者信息的保密性;根据监查员、稽查员、伦理委员会或者药品监督管理部门的要求,研究者和临床试验机构应当配合并提供所需的与试验有关的记录。

8. 研究者的安全性报告应当符合要求

除临床试验方案或者其他文件(如研究者手册)中规定不需要立即报告的严重不良事件外,研究者应当立即向申办者书面报告所有严重不良事件,随后应当及时提供详尽的书面随访报告。严重不良事件报告和随访报告应当注明受试者在临床试验中的鉴认代码,而不是受试者的真实姓名、公民身份证号和住址等受试者真实的身份信息。临床试验方案中规定的、对安全性评价重要的不良事件和实验室异常值,应当按照试验方案的要求和时限向申办者报告。涉及死亡事件的报告,研究者应当向申办者和伦理委员会提供其他所需要的资料,如尸检报告和最终医学报告等。

研究者收到申办者提供的临床试验的相关安全性信息后应当及时签收阅读,并考虑受试者的治疗方案是否需要进行相应的调整,必要时尽早与受试者沟通,并应当向伦理委员会报告由申办方提供的可疑且非预期严重不良反应。当存在提前终止或者暂停临床试验的情况时,研究者应当及时通知受试者,并给予受试者适当的治疗和随访。当研究者未与申办者商议而终止或者暂停临床试验时,研究者应当立即向临床试验机构、申办者和伦理委员会报告,并提供详细的书面说明;当申办者终止或者暂停临床试验时,研究者应当立即向临床试验机构、伦理委员会报告,并提供详细的书面说明;当伦理委员会终止或者暂停已经同意的临床试验时,研究者应当立即向临床试验机构、申办者报告,并提供详细的书面说明。

9. 研究者应当提供试验进展报告

研究者应当向伦理委员会提交临床试验的年度报告,或者应当按照伦理委员会的要求提供临床试验进展报告。出现可能显著影响临床试验的实施或者增加受试者风险的情况时,研究者应当尽快向申办者、伦理委员会和临床试验机构提供书面报告。临床试验完成后,研究者应当向临床试验机构报告,向伦理委员会提供临床试验结果的摘要,向申办者提供药品监督管理部门所需要的临床试验相关报告。

第二节　申办者职责

申办者是指发起一项临床试验，并对该试验的启动、管理、财务和监查负责的公司、机构或组织。申办者是药品注册的申请者和权利人，必须保证注册申请中临床试验数据的真实性、完整性和规范性，监督临床试验项目的实施，对所报申请资料及相关试验数据的可靠性承担法律责任。在临床试验中，申办者需要把保护受试者的合法权益和健康安全以及临床试验结果的真实性、可靠性作为临床试验的基本考虑。

1. 申办者应当建立临床试验的质量管理体系

申办者的临床试验质量管理体系应当涵盖临床试验的整个过程，包括临床试验的设计、实施、记录、评估、结果报告和文件归档等。质量管理包括有效的试验方案设计、收集数据的方法及流程、在临床试验中做出决策所必需的信息采集。临床试验质量保证和质量控制的方法应当与临床试验的内在风险和所采集信息的重要性相符。申办者应当保证临床试验各个环节的可操作性，试验流程和数据采集避免过于烦琐复杂。试验方案、病例报告表及其他相关文件需要清晰、简洁并且前后一致。申办者应当履行管理职责。根据临床试验需要建立临床试验的研究和管理团队，从而指导和监督临床试验的实施执行。临床试验研究和管理团队内部的工作应当及时沟通。在药品监督管理部门检查时，临床试验研究和管理团队均应当派相关人员参加。在拟定临床试验方案时，应当有足够的安全性和有效性数据支持其给药途径、给药剂量和持续用药时间。在获得重要的新信息时，申办者需要及时更新研究者手册。在临床试验开始前，申办者应当向药品监督管理部门提交相关的临床试验资料，并获得临床试验的许可或者完成备案。递交的文件资料应当注明版本号及版本日期。从研究者和临床试验机构获取伦理委员会的名称、地址、参与项目审查的伦理委员会委员名单、符合 GCP 规范及相关法律法规的审查声明以及伦理委员会审查同意的文件和其他相关资料。

2. 申办者基于风险进行质量管理

①临床试验方案制定时应当明确保护受试者合法权益、健康安全以及保证

临床试验结果可靠的关键环节和数据;②识别影响到临床试验关键环节和数据的风险,该风险需要从系统层面和临床试验层面考虑:系统层面包括设施设备、标准操作规程、计算机化系统、人员、供应商等,临床试验层面包括试验药物、试验设计、数据收集和记录、知情同意过程等;③风险评估应当考虑在现有风险控制下发生差错的可能性,该差错对保护受试者合法权益和健康安全以及数据可靠性的影响;④识别可减少或者可被接受的风险。减少风险的控制措施应当体现在临床试验方案的设计和实施、监查计划、各方职责明确的合同、标准操作规程的依从性,以及各类培训。预先设定质量风险的容忍度时,应当考虑变量的医学和统计学特点及统计设计,以鉴别影响受试者安全和数据可靠性的系统性问题。出现超出质量风险的容忍度情况时,应当评估是否需要采取进一步的措施;⑤临床试验期间,质量管理应当有所记录,并及时与相关各方进行沟通,促使风险评估和质量持续改进;⑥申办者应当结合临床试验期间的新知识和经验,定期评估风险控制措施,以确保现行的质量管理的有效性和适用性;⑦申办者应当在临床试验报告中说明所采用的质量管理方法,并概述严重偏离质量风险的容忍度的事件和补救措施。

3. 申办者的质量保证和质量控制应当符合要求

申办者负责制定、实施和及时更新有关临床试验质量保证和质量控制系统的标准操作规程,确保临床试验的实施执行、数据的产生、记录和报告均遵守试验方案、GCP规范和相关法律法规的要求。在临床试验和实验室检测的整个过程中均需要严格按照质量管理标准操作规程进行。数据处理的每个阶段均需要质量控制,以保证所有数据可靠,数据处理过程正确。在临床试验开展前需要与研究者和临床试验机构等所有参加临床试验的相关单位签订合同,明确各方的职责。在与各相关单位签订的合同中应当注明申办者要求的监查和稽查、药品监督管理部门的检查可以直接去到试验现场,查阅源数据、源文件和相关报告。同时申办者应当指定有能力的医学专家及时对临床试验的相关医学问题进行咨询。选用有资质的生物统计学家、临床药理学家和临床医生等参与临床试验的实施执行,包括设计临床试验方案和病例报告表、制定统计分析计划、分析数据、撰写中期和最终的临床试验总结报告。

4. 申办者委托合同研究组织应当符合要求

申办者可以将其临床试验的部分或者全部工作和任务委托给合同研究组织,但申办者仍然是临床试验数据质量和可靠性的最终责任人,应当监督合同研究组织承担的各项工作。合同研究组织应当实施质量保证和质量控制。在委托给合同研究组织工作时应当签订合同。合同中应当明确以下内容,包括:①委托的具体工作以及相应的标准操作规程;②申办者有权确认被委托的工作执行标准操作规程的情况;③对被委托方的书面要求;④被委托方需要提交给申办者的报告要求;⑤与受试者的损害赔偿措施相关的事项;⑥其他与委托工作有关的事项等。合同研究组织如存在任务转包,应当获得申办者的书面批准。在未明确委托给合同研究组织的工作和任务的情况下,其职责仍由申办者承担。临床试验各方参与临床试验前,申办者应当明确其职责,并在签订的合同中注明具体的职责。申办者与研究者和临床试验机构签订的合同,应当明确临床试验各方的责任、权力和利益,以及各方应当避免的、可能的利益冲突。合同的试验经费应当合理,符合市场规律。申办者、研究者和临床试验机构应当在合同上签字确认。合同内容中应当包括:临床试验的实施过程中遵守 GCP 规范及相关的临床试验的法律法规;执行经过申办者和研究者协商确定的、伦理委员会同意的试验方案;遵守数据记录和报告程序;同意申办者要求的监查、稽查和药品监督管理部门的检查;临床试验相关必备文件的保存及其期限;发表文章、知识产权等的约定。

5. 申办者在试验管理、数据处理与记录保存中应当符合要求

申办者应当选用有资质的人员监督临床试验的实施、数据处理、数据核对、统计分析和试验总结报告的撰写。建立独立的数据监查委员会,以定期评价临床试验的进展情况,包括安全性数据和重要的有效性终点数据。独立的数据监查委员会可以建议申办者是否可以继续实施、修改或者停止正在实施的临床试验。独立的数据监查委员会应当有书面的工作流程,应当保存所有相关会议记录。使用的电子数据管理系统,应当通过可靠的系统验证,符合预先设置的技术性能,以保证临床试验数据的完整性、准确性、可靠性,并保证在整个试验过程中系统始终处于验证有效的状态。所应用的电子数据管理系统需要具有完整的使用标准操作规程,覆盖电子数据管理的设置、安装和使用。标准操作规程应当说明该系统的验证、功能测试、数据采集和处理、系统维护、系统安全性测试、变更控制、数据备份和恢复、系统的应急预案和软件报废。在标准操作规程中需要明确使用计算机化系统时,所有使用计算机化系统的人员应当经过相关的专业培训。计算机化系统数据修改的方式应当预先规定,其修改过程应当完整记录,原数据(如保留电子数据稽查轨迹、数据轨迹和编辑轨迹)应当保留;电子数据的整合、内容和结构应当有明确的规定,以确保电子数据的完整性;当计算机化系统出现变更时,如出现软件升级或者数据转移等,确保电子数据的完整性更为重要。如果出现数据处理过程中发生数据转换的情况,需要确保转换后的数据与原数据一致,并且该数据转化的过程是可见的。未经授权的人员不能访问该系统,从而保证电子数据管理系统的安全性,同时保存被授权修改数据人员的名单以及电子数据应当及时备份。对于盲法设计的临床试验,应当

始终保持盲法状态,包括数据录入和处理过程。申办者需要使用受试者的鉴认代码,鉴别每一位受试者的所有临床试验数据。盲法试验揭盲以后,申办者应当及时把受试者的试验用药品情况书面告知临床试验的研究者。保存与申办者相关的临床试验数据,有些参加临床试验的相关单位获得的其他数据,也应当作为申办者的特定数据保留在临床试验必备文件内。当申办者暂停或者提前终止实施中的临床试验时,应当通知所有相关的研究者、临床试验机构和药品监督管理部门。对于试验数据所有权的转移,需要符合相关法律法规的要求。申办者应当书面告知研究者和临床试验机构对试验记录保存的要求,当试验相关记录不再需要时,申办者也应当书面告知研究者和临床试验机构。

6. 申办者选择研究者应当符合要求

申办者负责选择研究者和临床试验机构。向研究者和临床试验机构提供试验方案和最新的研究者手册,并应当提供足够的时间让研究者和临床试验机构审议试验方案和相关资料。在多个临床试验机构参加的临床试验中,如果需要选择组长单位由申办者负责。申办者开展多中心临床试验应当符合相应的要求,申办者应当确保参加临床试验的各中心均能严格遵守试验方案,向各中心提供相同的试验方案。各中心按照方案遵守相同的临床和实验室数据的统一评价标准和病例报告表的填写指导说明。各中心应当使用相同的病例报告表,以记录在临床试验中获得的试验数据。申办者若需要研究者增加收集试验数据,在试验方案中应当表明此内容,申办者向研究者提供附加的病例报告表。在临床试验开始前,应当有书面文件明确参加临床试验的各中心研究者的职责。申办者应当保障各中心研究者之间的沟通。涉及医学判断的样本检测实验室,应当符合相关规定并具备相应资质。临床试验中采集标本的管理、检测、运输和储存应当保证质量。禁止实施与伦理委员会同意的试验方案无关的生物样本的检测(如基因相关的生物样本检测等)。临床试验结束后,剩余标本的继续保存或者将来可能被使用等情况,应当由受试者签署知情同意书,并说明保存的时间和数据的保密性问题,以及在何种情况下数据和样本可以和其他研究者共享等。

7. 申办者应当采取适当的方式来保证有能力给予受试者和研究者补偿或者赔偿

申办者应当向研究者和临床试验机构提供与临床试验相关的法律上、经济上的保险或者保证,并与临床试验的风险性质和风险程度相适应,免费向受试者提供临床试验用药品,支付与临床试验相关的医学检测费用,承担符合相关法律法规的受试者与临床试验相关的损害或者死亡的诊疗费用,以及相应的补偿,但其中不包括研究者和临床试验机构自身的过失所致的损害相关的费用及补偿。

8. 试验用药品的制备、包装、标签和编码应当符合要求

试验药物制备应当符合临床试验用药品生产质量管理相关要求，试验用药品的包装标签上应当标明仅用于临床试验、临床试验信息和临床试验用药品信息，在盲法试验中能够保持盲态。明确规定临床试验用药品的贮存温度、运输条件（如是否需要避光）、贮存时限、药物溶液的配制方法和过程，及药物输注的装置要求等。试验用药品的使用方法应当告知临床试验的所有相关人员，包括监查员、研究者、药剂师、药物保管人员等。对于临床试验用药品的包装，应当能保障药物在运输和贮存期间不被污染或者变质。在盲法试验中，临床试验用药品的编码系统应当包括紧急揭盲程序，以便在紧急医学状态时能够迅速识别何种试验用药品，而不破坏临床试验的盲态。

9. 临床试验用药品的供给和管理应当符合要求

申办者负责向研究者和临床试验机构提供临床试验用药品。需要注意的是在临床试验获得伦理委员会同意和药品监督管理部门许可或者备案之前，不得向研究者和临床试验机构提供临床试验用药品。在获得相关单位的同意和审批后方可向研究者和临床试验机构提供临床试验用药品，同时还需要向研究者和临床试验机构提供临床试验用药品的书面说明，说明应当明确临床试验用药品的使用、贮存和相关记录。申办者制定临床试验用药品的供给和管理规程，包括临床试验用药品的接收、贮存、分发、使用及回收等。从受试者处回收以及研究人员未使用的临床试验用药品应当返还申办者，或者经申办者授权后由临床试验机构进行销毁。确保临床试验用药品及时送达研究者和临床试验机构，保证受试者及时正确使用，保存临床试验用药品的运输、接收、分发、回收和销毁记录，建立临床试验用药品回收管理制度，保证缺陷产品的召回、临床试验结束后的回收、过期后回收，建立未使用临床试验用药品的销毁制度，所有临床试验用药品的管理过程应当有书面记录，全过程计数准确。采取必要的措施保证临床试验期间试验用药品的稳定性。临床试验用药品的留存样品保存期限，在临床试验用药品贮存时限内，应当保存至临床试验数据分析结束或者相关法规要求的时限，两者不一致时取其中较长的时限。

10. 申办者应当明确临床试验记录的查阅权限

申办者应当在临床试验方案或者合同中明确研究者和临床试验机构允许监查员、稽查员、伦理委员会的审查者及药品监督管理部门的检查人员，能够直接查阅临床试验相关的源数据和源文件。确认每位受试者均以书面形式同意监查员、稽查员、伦理委员会的审查者及药品监督管理部门的检查人员直接查阅其与临床试验有关的原始医学记录。

11. 申办者应当按照要求和时限报告临床试验药物的不良反应

申办者负责药物临床试验期间试验用药品的安全性评估,需要将临床试验中发现的可能影响受试者健康安全、可能影响临床试验实施执行、可能改变伦理委员会同意意见的问题,及时通知研究者和临床试验机构、药品监督管理部门。申办者收到任何来源的安全性相关信息后,均应当立即分析评估,包括严重性、与临床试验药物的相关性以及是否为预期事件等。申办者应当将可疑且非预期严重不良反应快速报告给所有参加临床试验的研究者及临床试验机构、伦理委员会,申办者应当向药品监督管理部门和卫生健康主管部门报告可疑且非预期严重不良反应。申办者提供的临床药物研发期间安全性更新报告应当包括临床试验风险与获益的评估,有关信息通报给所有参加临床试验的研究者及临床试验机构、伦理委员会。

12. 临床试验的监查应当符合要求

监查的目的是保证临床试验中受试者的合法权益和健康安全,保证临床试验记录与报告的数据准确性、完整性,保证临床试验遵守伦理委员会已同意的方案、GCP 规范和相关法律法规。申办者委派的监查员应当受过相应的专业培训,具备医学、药学等临床试验监查所需的知识,能够有效履行监查的职责。建立系统的、有优先顺序的、基于风险评估的方法,对临床试验实施监查。监查的范围和性质是具有灵活性的,允许采用不同的监查方法以提高监查的效率和有效性。申办者应当将选择监查策略的理由写在监查计划中。申办者制定相关的监查计划,监查计划应当特别强调保护受试者的合法权益和健康安全,保证数据的真实性,保证应对临床试验中的各类风险。监查计划应当描述监查的策略、对试验各方的监查职责、监查的方法,以及应用不同监查方法的原因。监查计划应当强调对关键数据和流程的监查。监查计划应当遵守相关法律法规。申办者需要制定监查标准操作规程,监查员在监查工作中应当执行标准操作规程,监查的范围和性质取决于临床试验的目的、设计、复杂性、盲法、样本大小和临床试验终点等。现场监查和中心化监查应当基于临床试验的风险结合进行,现场监查是在临床试验现场进行监查,通常应当在临床试验开始前、实施执行中和结束后进行;中心化监查是及时地对正在实施的临床试验进行远程评估,以及汇总不同的临床试验机构采集的数据进行远程评估。中心化监查的过程有助于提高临床试验的监查效果,是对现场监查的补充。中心化监查中应用统计分析可确定数据的趋势,包括不同的临床试验机构内部和临床试验机构间的数据范围及一致性,并能分析数据的特点和质量,有助于选择监查现场和监查程序。在特殊情况下,申办者可以将监查与其他的临床试验工作结合进行,如研究人员培训和会议。监查时,可采用统计学抽样调查的方法核对数据。

13. 临床试验的稽查应当符合要求

申办者为评估临床试验的实施和对法律法规的依从性,可以在常规监查之外开展稽查,选定独立于临床试验的人员担任稽查员,但不能是监查人员兼任。稽查员应当经过相应的专业培训和具有稽查临床试验的相关经验,能够有效地履行稽查职责。申办者制定临床试验和试验质量管理体系的稽查规程,确保临床试验中稽查规程的实施执行,该规程应当拟定稽查目的、稽查方法、稽查次数和稽查报告的格式内容。稽查员在稽查过程中观察和发现的问题均应当有书面记录。申办者制定稽查计划和规程,应当依据向药品监督管理部门提交的资料内容、临床试验中受试者的例数、临床试验的类型和复杂程度、影响受试者的风险水平和其他已知的相关问题。药品监督管理部门根据工作需要,可以要求申办者提供稽查报告。为保证稽查职能的独立性,药品监督管理部门通常不要求申办者提供稽查报告。发现临床试验有严重违背 GCP 规范的证据,或在法律诉讼期间,药品监督管理部门可以要求申办者提供稽查报告,必要时申办者应当提供稽查证明。

14. 申办者应当保证临床试验的依从性

当发现研究者、临床试验机构、申办者的人员在临床试验中不遵守临床试验方案、标准操作规程、GCP 规范、相关法律法规时,申办者应当立即采取措施予以纠正,以保证临床试验的良好依从性;当发现重要的依从性问题时,可能对受试者健康安全和合法权益,或者对临床试验数据可靠性产生重大影响的,申办者应当及时进行根本原因分析,采取适当的纠正和预防措施。若违反临床试验方案或者 GCP 规范的问题严重时,申办者可追究相关人员的责任,并报告药品监督管理部门;当发现研究者、临床试验机构有严重的或者劝阻不改的不依从问题时,申办者应当终止该研究者、临床试验机构继续参加临床试验,并及时书面报告药品监督管理部门。同时,申办者和研究者应当采取相应的紧急安全性措施,以保护受试者的健康安全和权益。当申办者提前终止或者暂停临床试验时应当立即告知研究者和临床试验机构、药品监督管理部门,并说明相关理由。临床试验完成或者提前终止,申办者应当按照相关法律法规要求向药品监督管理部门提交临床试验报告。临床试验总结报告应当全面、完整、准确反映临床试验结果,临床试验总结报告的安全性、有效性数据应当与临床试验源数据一致。

第三节　监查员职责

监查员主要负责组织相关项目的临床监查,是申办者与研究者之间的主要联系环节。监查员可以是申办方指派的内部人员,也可以来自合同研究组织。监查的目的是保证临床试验中受试者的权益,保证临床试验记录与报告的数据准确、完整,保证临床试验遵守已同意方案、GCP 和相关法规,并且与各临床研究单位进行沟通和协调工作。

(1)监查员需要受过相应的培训,监查员需要具备医学、药学等临床试验监查所需的知识,能够有效履行监查职责,熟悉临床试验用药品的相关知识,熟悉临床试验方案、知情同意书及其他提供给受试者的书面资料的内容,熟悉临床试验标准操作规程和相关法规。

(2)监查员应当按照申办者的要求认真履行监查职责,确保临床试验按照试验方案正确地实施和记录。

(3)监查员是申办者和研究者之间的主要联系人。在临床试验前确认研究者具备足够的资质和资源来完成临床试验,临床试验机构具备完成试验的适当条件,包括人员配备与试验培训情况,实验室设备齐全、运转良好,具备各种与临床试验有关的检查条件,制定每次访视的工作计划、日程表,准备访视所需的文件资料和物品,与研究者会面说明本次访视的主要任务,了解临床试验进展的情况,询问上次访视所发现问题的解决情况,同时与研究者一起讨论和解决此次访视发现的问题,交流其他研究单位的进展和经验。对于集中的问题,与研究人员一起复习试验的规定和要求,必要时,重点培训有关的规定。在离开中心之前,召集临床试验研究人员开会,总结本次监查的结果和情况,重申各项管理要求,再次询问有无需要,预约下次临床试验监查的时间,同时感谢各位工作人员的配合与付出的时间精力和工作。

(4)监查员应当核实临床试验过程中试验用药品是否在有效期内、保存条件是否合适、供应是否充足;试验用药品是否按照试验方案规定的剂量只提供给合适的受试者;受试者是否收到正确使用、处理、贮存和归还试验用药品的说明;临床试验机构接收、使用和返还临床试验用药品有无适当的管控和记录；临床试验机构对未使用的临床试验用药品的处置是否符合相关法律法规和申办者的要求。

（5）监查员核实研究者在临床试验实施中对临床试验方案的执行情况，监测各期临床试验，确认在临床试验前所有受试者或者其监护人均签署了知情同意书。确保研究者收到最新版的研究者手册、所有临床试验相关文件、临床试验必须用品，并按照相关法律法规的要求实施；保证研究人员对临床试验有充分细致的了解。

（6）监查员核实研究人员履行临床试验方案和合同中规定的职责，以及这些职责是否委派给未经授权的人员；确认入选的受试者合格并汇报入组率及临床试验的进展情况，核实入选受试者的退出与失访，记录并及时上报所有不良事件及严重不良事件；确认临床试验数据的记录与报告正确完整，临床试验记录和文件实时更新、保存完好；核实研究者提供的所有医学报告、记录和文件都是可溯源的、清晰的、同步记录的、原始的、准确的和完整的、注明日期和试验编号的。

（7）监查员核对病例报告表录入的准确性和完整性，并与源文件比对。监查员应当注意核对临床试验方案规定的数据在病例报告表中有无准确的记录，并与源文件一致；确认受试者的剂量改变、治疗变更、不良事件、合并用药、并发症、失访、检查遗漏等在病例报告表中均有记录；确认研究者未能做到的随访、未实施的试验、未做的检查，以及是否对错误、遗漏做出纠正等在病例报告表中均有记录；核实入选受试者的退出与失访已在病例报告表中均有记录并说明。

（8）监查员对病例报告表的填写错误、遗漏或者字迹不清楚应当通知研究者；确保所做的更正、添加或者删除是由研究者或者被授权人操作，并且有修改人签名、注明日期，必要时说明修改理由。监查员确认不良事件按照相关法律法规、临床试验方案、伦理委员会、申办者的要求，在规定的期限内做了报告。监查员确认研究者是否按照 GCP 规范保存了必备文件。监查员对偏离临床试验方案、标准操作规程、相关法律法规要求的情况，应当及时与研究者沟通，并采取适当措施防止再次发生。

（9）监查员在监查结束后，应当及时书面报告申办者；报告应当包括临床试验监查日期、地点、监查员姓名、监查员接触的研究者和其他人员的姓名等；报告应当包括监查工作的摘要、发现临床试验中的问题和事实陈述、与临床试验方案的偏离和缺陷，以及监查结论；报告应当说明对监查中发现的问题已采取的或者拟采用的纠正措施，为确保临床试验遵守试验方案实施的建议；报告应该提供足够的细节，以便审核是否符合监查计划。中心化监查报告可以与现场监查报告分别提交。申办者应当对临床试验监查报告中的问题审核和跟进，并形成文件保存。

第四节　临床研究协调员的职责

　　临床研究协调员（clinical research coordinator，CRC）作为药物临床试验研究团队的一员，在主要研究者的授权下开展非医学诊断/判断与治疗相关的事务性工作，以确保临床试验可以顺利开展，在药物临床试验过程中起到协调及管理的作用，也是申办者、研究者、受试者之间的纽带桥梁。根据目前国内医院研究者工作环境的现状，研究者往往因诊疗、教学及科研工作任务压力较大，没有充足的时间和精力去很好地管理临床试验中具体的事务性细节工作，而CRC可以弥补这方面的不足，在临床试验研究中作为研究者的助理，起着非常重要的作用。

临床研究协调员应当具备的资格和要求

　　（1）CRC需要有一定的医药与临床研究的基础知识，一般要求具有医学、护理学、药学等专业背景。独立承担CRC工作前，接受系统的专业知识培训，并掌握一定的临床试验专业理论及操作技能。

　　（2）CRC所接受的培训内容包含：《人用药品注册技术要求国际协调会（ICH）-GCP》《药物临床试验质量管理规范》《赫尔辛基宣言》《中国药品注册管理办法》等临床研究有关的管理法规和指导原则。

　　（3）按照临床试验工作流程，制定专项完善的CRC工作标准操作规程及工作指南，保证CRC操作规范，有据可依。

CRC的工作职责

　　CRC的工作内容涵盖整个临床研究的全过程，包括伦理审查资料的准备及与伦理委员会的联系沟通、电子病历报告表的录入、样本运输、数据答疑等。因工作内容细碎、各机构管理模式不同，CRC在不同中心承担的职责也稍有差异。现从以下几个工作内容进行介绍。

　　（1）伦理审查资料准备：协助研究者进行伦理审查资料的准备工作，与临床试验机构及伦理委员会沟通确认上交资料的要求、上交时限及签字递交工作。

（2）试验方案及研究者手册学习：参与项目初期方案培训，掌握临床试验方案中涉及的操作流程及关注要点，如研究方案入排标准、伴随用药等。学习研究者手册，了解临床试验用药品的作用、安全性、可能出现的不良反应以及相关专业知识。

（3）授权表的签署工作：协助研究者完成项目分工责任授权书、培训记录、授权人员的签字、简历及资格证书的收集等工作。

（4）合同管理：协助研究者进行合同准备、条款事项沟通，签署及递交工作、文件保存归档。

（5）研究物资管理：负责临床试验物资材料的确认、接收、清点、保存及返还等相关管理工作。填写、收集并保存所有相关接收记录。

（6）协助受试者招募：协助研究者或招募公司进行受试者招募相关的工作，如受试者预筛、具体筛选时间确认、筛选访视流程安排等，加快受试者入组速度。

（7）与受试者的沟通：在试验过程中耐心地与受试者做好交流，协助研究者做好访视时间安排、解释分析试验中可能出现的情况及相关预期问题的解决措施。通过 CRC 耐心细致的沟通，可在一定程度上减少受试者的焦虑，减轻其心理负担，使其更加积极的配合研究者完成临床试验的各项操作及访视内容。

（8）在临床试验研究过程中给予受试者更多伦理方面的关注，与受试者建立良好的关系，始终将受试者健康安全放在首要位置，并尽量使受试者获得最大的权益。

（9）与申办方、研究者、研究机构及伦理委员会的沟通交流：研究者为临床试验现场的主要质量负责人，CRC 协助研究者搭建与申办方、合同研究组织（contract research organization，CRO）等外部人员进行重要问题沟通的平台，确保试验过程中出现任何问题时，可进行多方直接沟通，顺畅并及时高效地解决问题。

（10）受试者筛选检查申请及报告打印：协助受试者进行门诊挂号、检查及报告打印整理工作。

（11）临床试验药物管理：协助研究者或药师进行药品接收、发放、清点、回收、保存，温度记录打印、文件整理归档工作，核对研究人员记录的出入库量及回收数量是否一致。

（12）进行临床试验监查、稽查、检查相关工作支持：协助研究者接受监查员、稽查员等临床试验过程中的监查、稽查，药物监督管理部门的检查，准备好相关检查文件并做好记录，如发现问题，可积极地协助研究者进行解决。

（13）协助研究者制作、装订、打印、整理药物临床试验的各种工作表格，及时将原始数据归档保存。

（14）样本管理：协助研究人员核对样本采集管准备，样本收集、保存、转运等工作。

（15）临床试验访视工作协调：协助安排受试者随访日程，确保在方案要求的随访时间窗内完成临床试验随访及各项访视检查。

（16）纸质或电子病例报告表的数据录入：在研究人员指导下，及时、准确、完整、规范地填写病例报告表，发现并将数据质疑告知研究者，确认后及时进行质疑解答。

（17）临床试验结束后与监查员及研究人员共同对纸质及电子文件进行梳理、扫描归档工作；核对受试者费用发放、化验检查费、研究者管理费等报销手续办理，协助研究者进行中心关闭事宜。

随着国内外医药事业的快速发展，药物临床试验的标准及要求不断提高，CRC 在药物临床试验过程中参与的作用尤为重要。根据当前工作大环境看，不同的公司、药物临床试验中心，CRC 的工作内容还没有规范统一的标准。CRC 作为项目协调及管理人员，往往承担多种角色职责，明确 CRC 在临床研究中的角色、分工与职责非常重要。在遵守相关法规要求的情况下，药物临床试验机构及研究者可根据各自不同的管理模式，在项目开始前明确 CRC 可承担的工作内容，如受试者知情同意、实验室相关的仪器操作、病历书写、医疗数据的采集等工作。哪些为超出责任范围的工作，即不可触碰的底线，并在试验过程中进行监督指导，共同高质量完成临床试验，保障临床试验的顺利实施。

第五节　临床试验机构办公室质控员职责

临床试验机构办公室质控员需要具有临床试验方案中所涉及的医学或其他相关领域的专业知识和既往对其他临床试验项目进行质量控制的工作经验。掌握并且能够遵守药物临床试验质量管理规范以及有关的法律法规和道德规范。定期参加院内的 GCP 培训,并通过定期考核。遵照管理要求和流程对临床试验全过程进行质量控制。准确记录质控发现的问题,督促主要研究者提出整改方案,检查并记录整改效果。向机构办公室主任和专业负责人汇报项目进展、质控及整改情况。参加试验过程中的会议,汇报质控工作。临床试验机构办公室质控员的具体工作内容职责如下。

(1)临床试验机构办公室质控员需要制定各种临床试验中不同项目的质控计划:临床试验质控计划可结合临床试验方案的质量风险级别、专业特点及既往质控稽查、监查中发现的相关问题及难点来进行制定。按照临床试验质控计划及项目实施进展进行全程严格的质量检查。督促临床试验中相关的专业科室人员及时开展第一级质控工作,检查科室质控报告书写的情况。

(2)临床试验机构办公室质控员需要制定维护并定期更新机构质量管理相关工作的管理制度和 SOP 文件。

(3)临床试验机构办公室质控员需要定期查看药物临床试验批件,核对所列临床试验与实际方案是否完全一致,批件中特别提出的意见建议是否有在方案中得到具体体现等。核对临床试验项目的开始时间与国家药品监督管理局临床试验批件的时间是否相符。

(4)临床试验机构办公室质控员需要检查参与临床试验的人员是否都有相应的资质证书及相关专业的教育背景,以满足临床试验对各方参与人员的具体资质要求。临床试验机构办公室质控员需要注意正式参加临床试验研究前,相关人员是否已按要求完成 GCP 法规、相关法律法规培训和 SOP 培训并且依据职责分工按照参与研究的具体情况进行相关的专业培训;在临床试验研究过程中,出现方案更新等情况时相关人员是否有再次接受培训的记录。

（5）临床试验机构办公室质控员需要检查临床试验中各方职责授权分工内容是否清晰合理，避免重复工作造成资源的浪费，也要避免因为职责分工不明确造成相关的临床试验方案无法顺利地实施执行，同时需要注意是否所有参与临床试验的人员都有相应的授权。

（6）临床试验机构办公室质控员需要核对受试者入组条件是否满足所有入排标准，是否存在临床试验中应排除但未终止、应入选却排除的情况，临床试验中是否存在使用错误治疗或错误的用药剂量及时间的情况。

（7）临床试验机构办公室质控员需要定期抽查各项在研的临床试验项目的试验研究病历、文件夹等各项资料，审核临床试验研究中原始记录填写是否及时、完整、规范、真实，病例报告表填写是否正确，并且与源文件资料中的数据保持一致。

（8）临床试验机构办公室质控员需要审核临床试验研究中知情同意书信息是否完整以满足 GCP 规范要求，是否存在错页或缺页的情况；首例参加临床试验的受试者签署知情同意书的时间是否在中心启动之后；更新版本的知情同意书是否获得了中心伦理委员会的审批同意，且该更新版本的知情同意书使用是否在伦理委员会审批同意之后；更新版本的知情同意书被伦理委员会批准后，在研受试者是否在下一个访视期及时签署新版知情同意书等情况。知情同意书更新后，是否对负责知情的研究者进行相关培训，培训记录是否存档。已签署的知情同意书数量是否与中心登记的筛选受试者数量保持一致，筛选编号是否按照中心知情同意的先后顺序进行分配。同时临床试验机构办公室质控员需要核对知情同意书上受试者的签字笔迹是否与受试者交通补助、日记卡等资料上的签字笔迹一致，杜绝代签的情况。

（9）临床试验机构办公室质控员需要核对以患者为受试者的临床试验中，相关的医疗记录是否载入门诊或者住院病历系统。研究人员对受试者的知情过程是否完整记录于病历中。

（10）临床试验机构办公室质控员需要核对临床试验中受试者的联系电话、联系地址与身份信息等；查看临床试验中受试者筛选入选表及受试者鉴认代码表填写是否完整一致。

（11）临床试验机构办公室质控员需要核对在临床试验和随访期间，对于受试者出现与临床试验相关的不良事件，包括有临床意义的实验室异常时，研究者是否给予受试者及时妥善的医疗处理。关注临床试验研究期间是否使用了可能干扰临床试验结果或者受试者健康安全的合并用药。

（12）临床试验机构办公室质控员需要核查病例报告表中的检查数据资料与检验科、影像科、内镜室等相关检查部门中的检查数据资料是否保持一致。

(13)临床试验机构办公室质控员需要检查临床试验用药的签收、清点、配置、发放及回收文件记录是否完整,是否符合临床试验方案与 GCP 规范的有关规定。检查临床试验用药的贮存环境、温度是否符合临床试验方案中的相关要求。

(14)临床试验机构办公室质控员需要检查原始记录表中的所有不良事件是否准确完整地记录于病例报告表,对于受试者的所有不良事件是否得到研究人员相应的医疗处理,所有严重不良事件是否按照临床试验方案及 GCP 等法规指南要求报告有关部门。

(15)临床试验机构办公室质控员需要关注临床试验过程中受试者的健康安全和合法权益是否得到应有的保护,在临床试验实施执行过程中,受试者处于相对弱势的一方,受试者需要积极地配合研究人员进行临床试验方案的执行,同时受试者也应当得到研究人员及时妥善的医疗处理以及尊重理解与人文关怀。

(16)临床试验机构办公室质控员需要核对所记录的临床试验数据是否符合临床试验方案的具体要求、临床试验流程及实施方法和时间是否依从临床试验方案的要求。

(17)临床试验机构办公室质控员需要核对临床试验中的原始数据、统计分析和总结报告与锁定的数据库是否保持一致,所有不良事件是否在临床试验研究总结报告中准确记录。

结语

药品/器械的临床试验具有非常重要的意义,其是在人体上进行的系统性研究,用以证实或发现试验用药品的临床、药理、药效学方面的作用、不良反应和(或)吸收、分布、代谢及排泄以及新器械的应用,是确证药品/器械有效性和安全性必不可少的环节和步骤。一个优秀的临床试验项目研究团队中不仅包括医学、药学、生物学、统计学等方面的专业人员,还包括非医学专业但具有丰富经验的管理学人员。临床试验的顺利进行需要多学科、多领域的专业技术人员的团结合作,为了充分发挥临床试验项目实施过程中各专业人员的作用和优势,有效、优质、科学、顺利地实施临床试验研究,各方专业人员需要明确知悉临床试验所需要遵循的法律法规、标准原则以及明确各自的工作职责和要求,认真履行自身工作职责,保障受试者的健康安全和合法权益。

参考文献

[1] 国家药监局国家卫生健康委关于发布药物临床试验质量管理规范的公告(2020 年第 57 号)[EB/OL].[2020-04-23]. http://www.gov.cn/zhengce/zhengceku/2020-04/28/

content_5507145. htm.

［2］ ICH E6 Good Clinical Practice(GCP)Guideline. https://www. ich. org/page/efficacy-guidelines♯6-2.

［3］ 佘彬,陈雁,张瑞明. 临床研究协调员在药物临床试验过程中的工作职责与经验[J]. 华西医学,2012,27(06):812-814.

［4］ 刘璐,周吉银. 临床试验中临床研究协调员的来源、职责、问题及对策[J]. 国际药学研究杂志,2018,45(07):512-516.

（董瑞华　刘泽源）

第八章

受试者管理

全球药物研发呈增长趋势,近年来一些新型治疗性生物制品如细胞治疗药物、基因治疗药物试验项目也已在临床试验中开展,鉴于人体临床研究的特殊性和复杂性,受试者作为试验药物的接受者,他们的贡献不仅是为药物临床试验研究提供人体数据,还通过他们亲身参与、体会和反馈,为优化临床试验设计和实施提供宝贵意见和参考。目前一些试验机构的管理人员和研究人员也逐步认识到受试者作为试验参与者的重要性,在临床试验实施中,给予尊重、人文关怀和采取一些管理措施提高受试者参与的积极性,从而提高其参与临床试验的依从性。通过对受试者进行人文化的管理,不仅能促使临床试验顺利开展,还可为收集临床试验数据提供保证,从而为试验项目审评及药物注册上市提供可靠的理论依据。

在临床试验中,研究人员不仅需要通过一些管理措施提高受试者对临床试验的依从性,而且还要保障受试者的权益和安全性,所以在临床试验具体实施过程中,研究人员不仅要提高对受试者管理的重视程度,还要通过主动、有效的管理措施来提高受试者的配合度,尽可能地减少因受试者依从性差而导致的方案偏离,尽可能地实现临床试验实施各个重要环节与试验方案和标准操作规程的一致性;始终把保护受试者权益和安全放在第一位,并落实在具体实施的细节中。

在Ⅱ～Ⅳ期临床试验项目中如何对受试者实施管理?从哪些具体环节对受试者进行管理,如何既能提高受试者对临床试验的依从性,又能保护受试者的权益和安全性,如何解决和平衡试验实施中受试者管理的难点问题,一直是一线临床研究工作者的关注的热点。本章将结合现有法律法规指导原则和实际工作实践,从以下几个方面进行介绍和分析:受试者依从性及相关的影响因素;临床试验实施模式及管理要点;从受试者权益保护的角度等方面探讨受试者管理的问题。

第一节　受试者依从性

　　国际人用药品注册技术协调会(ICH)在 1996 年发布 E6(R1)GCP,为了保护受试者的权利、安全性和健康,为源于《赫尔辛基宣言》的原则保持一致性以及临床试验数据的可靠性提供保证,强调对受试者权益的保护,如受试者的权利、安全和健康是最重要的考虑,应当高于对科学和社会的利益的考虑;机构审评委员会/独立的伦理委员会(IRB/IEC)应当保护受试者的权利、安全和健康,特别注意那些可能有弱势对象参与的试验,但是对于受试者依从性未给出界定。我国于 2003 年实施的药物临床试验质量管理规范,适用于为申请药品注册而进行的药物临床试验,药物临床试验的相关活动应当遵守本规范,强调了保护受试者的权益和安全性,但也未对受试者的依从性给出定义。为了进一步细化明确药物临床试验各方职责要求,加强对受试者权益和安全保障的要求,适应药品监管要求,国家药品监督管理局联合国家卫生健康委员会于 2020 年修订并实行了新版的药物临床试验质量管理规范,该规范第二章规定了"临床试验的依从性"的定义:临床试验参与各方遵守与临床试验有关的要求、本规范和相关法律法规。对申办者、研究者及试验机构等的权责做出了相关的要求,而受试者作为试验用药品的接受者,更多体现在权益保护方面如伦理委员会应当特别关注弱势受试者,审查受试者是否受到不正当影响,受理并处理受试者的相关诉求。申办方制定方案时明确保护受试者的关键环节和数据,制定监查计划应强调受试者权益。研究者应当关注受试者的其他疾病及合并用药,收到申办者提供的安全性信息后应考虑受试者的治疗是否需要调整等,仅在"第六章　研究方案"的"第六十四条　受试者的治疗"中提及要有相关的评价受试者依从性的方法,未对受试者依从性给出明确界定。

　　目前在临床试验实施中,受试者的依从性一般指按照临床试验方案要求的药物剂量和疗程服用试验药物的程度,一般服药 80％～120％ 认为依从性较好。而受试者的依从性从广义上来看,不仅仅是指治疗的依从性,还包括在整个试验期间完成试验的配合情况,如在方案要求的时间窗内是否按时随访,是否及时记录受试者日记卡,是否及时告知研究人员不适的症状或体征以及合并用药等情况,此外每个受试者在整个试验期间有无严重偏离方案如合并禁忌用药、重复参加试验等严重违背方案的情况。目前在我国新药临床试验中,影响受试者依从性的因素普遍存在,没有相关足够可靠、有效、敏感的测量依从性的金标准,也缺乏客观评价受试者依从性的有效工具,本文主要从影响受试者依从性的主要因素方面进行分析和探讨。

1. 受试者来源

在Ⅱ～Ⅳ期临床试验项目中,受试者均为目标适应证患者,大部分来自门诊和住院部,也有部分来自招募公司。志愿患者大部分因治疗疾病而参与临床试验,对于现有临床诊疗手段不佳的适应证试验项目以及治疗药物和检查费用花费较大的项目,患者的参与程度比较高,依从性也相对较好,如罕见疾病患者、肿瘤患者、免疫疾病患者等。

针对受试患者参与程度较差的试验项目,仅从患者就诊途径入组很可能使试验进度较慢,因此需要试验项目组人员从多种渠道招募受试者,以增加受试者参与度。例如公开招募:即在医院、社区等地方张贴布告来发布招募受试者信息;通过媒体、互联网平台招募(随着信息技术的不断发展,人们依赖电子产品来获取信息的程度越来越高,此种方式可以让更多的人员掌握和了解临床试验的内容和目的,提高参与试验项目受试患者的依从性);此外还有健康咨询、公益健康宣讲或社区义诊专家咨询会时进行相关的招募宣传,还可通过定期举办临床试验知识讲座和参观学习等形式进行招募宣传。以上不管哪个形式的招募,其招募内容均需要经伦理委员会审查通过方可进行,严禁虚假宣传和扩大宣传而造成入组的受试患者不配合后续的研究。

2. 临床试验项目

在临床试验项目的实施中,试验方案设计的复杂性、项目实施流程、研究周期长短、风险获益比以及试验药物等因素可能是影响受试者依从性的相关因素。试验方案设计的流程越科学且简单易行,研究周期越短,访视次数越少,配合采集生物样本数越少,受试者参与度越高,依从性越高,反之受试者参与度越低,依从性越差。试验药物的剂型、给药途径、试验药物效果、不良反应的程度等因素影响受试者依从性,如口服剂型较注射剂较易被受试者接受,儿科用药中溶液剂型较片剂较易被患儿接受;而一些试验药物可能发生不良反应的频次较高,程度也较严重,患者可能因不能耐受不良事件而未能完成后续研究。此外在特殊时期有些不可抗拒的因素,如疫情期间受试患者被隔离或者不能到院进行访视或得到相应的试验用药品,而导致中途脱落等情况。

此外,对于现有诊疗相对成熟的试验项目,治疗药物和检查花费相对较少或者纳入医保报销,尤其在大中城市的患者,有相对较好的经济基础,更多地出于自身安全考虑,其参与程度较低,依从性也相对较差些,如降压、调血脂、短效胰岛素试验等项目;从试验项目风险获益比评估来看,试验项目风险越大获益比越小,受试者参与意愿越低,依从性也越差,如一些试验项目可能因不良事件发生的频率和程度而导致一些受试者入组困难或中途脱落。此外还有一些治疗肿瘤药物的试验项目,特别是针对中晚期癌症患者的试验项目,虽然参加该临床试验项目的试验药物可能存在较大的不良反应,但患者有较高参与意愿,此外还有一些罕见病的药物,受试者的参与度也相对较高。

针对受试者参与程度较低的试验项目,申办者需要考虑选择病源相对较多的试验机构参与多中心临床试验,并结合临床常规优化方案和随访流程等措施;而针对受试者参与程度较高的试验项目,需做好相关的随访安排计划,以免因入组人数较多而造成随机和试验用药品分发错误等偏离试验方案的事宜。

3. 研究者

研究者的科研作风、临床研究水平、对临床试验的重视程度以及跟患者的沟通水平等方面可能是影响受试者依从性的相关因素。研究者科研作风严谨、临床研究经验丰富、对试验项目比较重视,给予患者充分的尊重和人文关怀,并进行有效沟通,可能增加受试者的信任度,提高临床试验的依从性。而在临床试验实施中,如有些试验项目可能存在研究人员和受试者的沟通问题,也可能因为医疗信息的不对等等情况,受试者未充分理解临床试验项目实施流程和研究内容,造成受试者依从性差,如受试者中途退出而脱落,或者受试者不遵守试验方案要求服用试验药物或服用禁忌合并用药等,甚至因为不良事件而出现相关的医疗纠纷。

针对以上情况,研究者在实施知情同意时,一定要遵守《赫尔辛基宣言》的伦理原则,不能夸大或诱导受试者参与临床试验;试验实施中一定要遵守试验方案加强与受试者的主动有效沟通并且持续进行相关的教育和督导。在临床试验和随访期间,对于受试者出现与试验相关的不良事件时,研究者应当给予受试者妥善的医疗处理,并将相关情况告知受试者,此外研究者意识到受试者存在合并疾病需要治疗时,应当告知受试者,并关注可能干扰临床试验结果或者受试者安全的合并用药等。此外临床试验机构需建立受试者伤害赔偿的管理制度,尤其针对受试者情况危急,研究者不能立即判断严重不良事件与试验药物和试验程序肯定无关,受试者伤情需要实施大金额的抢救,受试者无法自行垫付或者不愿自行垫付时的处理措施和流程,一方面要保证受试者得到积极妥善的医疗处理,另一方面让研究者不能因为突发危急事件自行垫付或者独自承担纠纷后果。

　　总之,研究者是试验实施的现场负责人,是试验实施直接管理者,对试验项目重视程度直接影响着临床试验的依从性,目前一些研究者的临床业务、科研工作比较繁重,从事临床试验项目的精力有限,但是由于专业或个人在国内外的影响力,仍然可以承接大量临床试验项目,为了保证试验进度和质量,研究者可以委派本院有临床试验经验的人员作为项目负责人,协助研究者对试验项目进行具体实施和管理,并对参研人员的职责进行明确授权和分工,如授权项目质控人员进行质量控制,医护人员进行相关的安全性监护,药品管理员进行试验用药品管理,生物样本管理人员进行样本管理,临床研究协调员协助进行一些非临床操作的工作等。

　　4. 受试者

　　受试者一般是临床试验依从性的重要影响因素,由于个体间的差异,病情轻重的不同,受教育程度的不同,对医疗机构信任度的不同等情况造成其依从性的不同。如在临床试验实施中,有些受试者因为路途较远,交通不便利而不愿继续参加试验;有些受试者因为家人和周边朋友对临床试验的误解而劝说其不要参加而退出试验;有些受试者根据网络或者以往患病经历和服药经验,自行判断病情的好转或恶化,而自行停药或退出试验;有些受试者未能充分理解研究人员的用药教育和随访告知,漏服或误服药物,或出现未在窗口期内随访等依从性较差的情况。

　　针对以上情况,研究者在筛查受试者时应充分知情告知,并初步评估受试者参加试验的意愿和依从性,对于受试者的疑问,要及时有效沟通,给予充分尊重以增加患者的信任感,此外尽可能地筛选有一定文化水平,能充分理解试验实施的流程,自主自愿参加试验的患者,尤其是涉及一些需要受试患者在家使用剂型较为特殊的药物或者自行评分作为评价指标的试验项目。此外有些试验项目给予受试者随访交通补助费,在一定程度上减少了因经济补偿不到位而影响受试者试验依从性的情况。

第二节 临床试验实施环节

在临床试验实施时,从筛选到出组随访整个过程中,受试者参与度和配合度是保证临床试验能否顺利开展的重要因素,也是影响临床试验质量的重要因素,目前相关的指导原则和法律法规等对试验方的权责进行相关的界定,受试方更多的是强调安全性和权益的保护,而入组依从性较差的受试者可能对试验顺利开展产生一些影响,而如何提高受试者的依从性是临床一线工作人员的关注热点。以下从临床试验实施的具体环节如知情、筛选期、给药治疗期以及后续安全随访期各个时期探讨受试者依从性问题及相关的管理问题。

1. 知情

目前参加Ⅱ～Ⅳ期临床试验的患者,一部分来自医生熟识的门诊患者或本科室其他医生介绍转诊的患者,另一部分来自招募公司推荐的患者,不管是哪种形式预参加试验的患者,研究人员在给受试者知情时均需要把握知情的要点,让受试者充分了解临床试验的各方面的情况,以便其自主、自愿参加试验,该过程通常以知情人和告知人双方签署姓名、日期的知情同意书作为文件凭证,并各自留存一份。研究人员越重视知情环节(如充分告知受试者试验研究相关信息),尊重受试者选择意愿,越有利于建立受试者对临床试验的信心,也在一定程度上增加了其依从性。

在临床试验实施中,有些受试者可能担心因不参加试验项目而得不到后续的治疗,或者碍于和主管医生已建立的良好医患关系而参加试验,但是在试验过程中如果出现不符合自己的治疗预期或其他情况,往往会中途退出试验或者自行去服用一些其他药物,虽然研究人员希望符合入排标准的患者参加试验项目,或者入组患者能够顺利完成该项研究,但是研究人员在知情宣教中一定要强调并告知患者自主、自愿参加试验,不参加试验或者在试验期间任何时候退出均不会影响其临床治疗,不能使用诱导和恐吓的方式进行宣教,以免造成一些影响临床试验结果评估的情况。

研究者或指定研究人员在知情时如何进行知情和把握知情要点?首先宣

教人员应当采用通俗易懂的语言和表达方式,使受试者或者其监护人、见证人易于理解;并且给予受试者或者其监护人充分的时间和机会了解该试验项目的详细情况,对于受试者或者监护人提出的相关问题,给予详尽的回答;其次在知情时一定要根据伦理委员会审查通过的知情同意内容进行宣教,如试验药物研究背景及概况,临床试验研究目的,试验治疗的分组以及随机分配至各组的可能性,特别是含有安慰剂作为对照的试验项目以及参加该项试验的预计入组人数,试验药物及试验操作程序可能致受试者的风险或不便,尤其是可能存在影响胚胎、胎儿或者哺乳婴儿的风险等,试验预期获益以及不能获益的可能性以及受试者需要遵守的试验步骤包括无创和有创性的医疗操作,目前存在其他可选的药物和治疗方法及其重要的风险和获益,当受试者发生与试验相关的危害时,如何获得补偿和治疗,当受试者存在有关试验信息和权益的问题是否有可联系的研究者联系方式以及伦理委员会的联系方式,受试者参加临床试验的预期收费,受试者的隐私保护和试验信息保密要求等事宜。

此外针对一些在临床试验知情过程中可能存在的不适宜情况:如招募公司或者研究者为了吸引更多的患者参加试验,可能会用"免费支付高昂治疗费用"或"挣钱机会来了"等字眼进行诱导;还有些研究医生对知情的认知和重视度不够,认为仅仅是走形式过程而导致知情宣教不到位,对患者的问题不及时给予正面回答,宣教时重获益轻风险等,以上这些情况都可能潜在影响受试者的依从性,因此加强研究者培训,提高对知情宣教的认知和重视,可能会提高受试者对临床试验的依从性。

2. 筛选期

研究医生在筛选受试者时一般除了询问现病史,还会对既往病史进行询问和评估,而有些患者为了进行后续治疗或者其他因素,遗忘或者故意隐瞒病情和用药史,甚至还可能同时参加该临床试验机构不同的临床试验项目,以上情况可能会使研究医生未能充分评估受试者情况导致一些误纳或者纳入一些依从性不好的患者。

针对以上情况,有些试验项目在随机入组前设计安慰剂或小剂量阳性药物的洗脱期或导入期,或进行特殊剂型的用药培训如吸入剂、鼻喷剂试验项目等,一般研究医生可根据患者导入期的药物使用情况以及对试验药物的耐受情况,对受试者的依从性进行初步评估,如果受试者未按规定使用药物,未及时记录用药日记卡,未在随访时间窗内进行随访,或者受试者病情出现波动且不能耐受,这些情况的评估可以让研究者提前剔除一些依从性不好的患者。此外,随着信息技术的发展,各家医院已经广泛使用 HIS、LIS 等电子网络系统,研究者可以通过院内网络系统查询患者的既往病史和用药史,在一定程度上可以提前杜绝一些误纳或者重复参加临床试验的情况,也在一定程度上保护受试者的安全。

此外,有些试验项目要求短时间内入组如解热药或者抗菌药物试验项目,一方面如果试验方案的导入期设置过长,反而不利于受试者入组,另一方面受试患者可能刚在本院进行过化验或检查,特别是一些含放射性的检查如胸片、CT等,但因为参加临床试验而需要再次检查,在这些试验项目的方案设计时需要充分考虑临床试验实施的可操作性,如筛选期和基线期的筛查项目合并或规定筛选前多长时间内本医疗机构的检查结果可以使用,以免患者因重复筛查而脱落,同时也保护了受试者的权益。

3. 给药治疗期

临床试验中试验用药品分发和使用均需遵守试验方案及相关标准操作规程的要求,如果药品管理人员未按随机编码或药物编码分发药物,试验用药品未按药物贮存要求运送、保存或配置等,受试者未按方案要求的剂量和用法服用药物或漏服药物等异常情况,这些均可能对临床试验结果的评价造成比较严重的影响,因此无论是申办者还是研究者均高度重视试验用药品各个环节的管理。

在临床试验实施中,一般来说受试者在试验期间如果能遵照临床试验方案要求的用法用量及疗程使用试验药物,或者服药依从性在80%～120%(实际用药量与理论用药量之比),一般认为用药的依从性良好,但是如果受试者仅使用药物剂量符合要求,但未在规定的时间段内用药,也属于用药依从性不良的范畴。在实际工作中因受试者用药依从性不符合要求的情况较为常见,因此研究者不仅要通过回收受试者剩余药量,判断其服药依从性是否良好,还需对受试者进行用药教育:如在哪个时间段内服药,怎么服,需要注意哪些事项等,并分发日记卡,让受试者确确实实地参与到临床试验中,比如让患者自己记录服药时间,服药剂量,服药后有什么不适等情况,日记卡一般还需研究人员记录下次随访日期以及相关研究人员的联系方式,以便患者有疑问能及时联系研究者。日记卡的记录在一定程度上对患者进行约束,增加其对服药的重视,研究医生也可以通过查阅日记卡,全面评估患者的服药依从性,以便有目的地加强对受试者的用药教育和督导,增加其服药的依从性。目前纸质日记卡也存在一些问题,如患者忘记记录或者记录不完整,或者随访时忘了携带等。有些试验项目采用电子日记卡,受试患者通过下载相关APP,一方面既方便患者记录,另一方面APP还会兼有提醒患者服药等功能,但是目前电子日记卡仅限于一些可以使用智能手机记录的患者,此外如果在随访时不能及时导出给研究医生或研究人员查看,也起不到用药监督作用,但是随着信息化、智能化技术的发展和提高,这些问题可能会迎刃而解。

4. 后续安全随访期

患者在住院期间,一般能遵守研究医护人员的管理,规律起居,按时服药并接受相关的检查和检验,但是大部分Ⅱ～Ⅳ期临床试验项目需要患者在家服用药物,按预约的随访日期到院随访,因此患者在随访期的依从性主要体现在是否在试验方案要求的时间窗内到访并接受相关检查,是否按方案要求服药等情况。目前比较普遍的情况如有些患者可能因为出差或其他因素,不能及时到院随访,或者因为药物疗效未达到预期或者因为不良事件不能耐受等情况要求提前结束试验或失访,在这种情况下,一般试验项目设计随访窗口期,并分发含窗口期的试验用药品避免患者漏服,此外在随访期间隔较长的试验项目中,研究人员通过网络联系受试者进行相关随访提醒,如果患者确实想提前退出试验,也需要研究人员尽可能地与其联系并记录相关超窗随访原因或脱落原因,还需与其约定时间进行后续随访或诊疗或进行提前出组的安全性随访,以保护受试者的安全。

如果在试验实施中有大量的患者不能到院随访,研究者需要把这些情况及时报告申办者进行评估,特别是在疫情流行期间或者存在一些不可抗拒的自然因素时,如果试验项目因为大量入组人员中途脱落,可能会影响其试验效果的评估。针对以上情况,需要申办者和(或)研究者对此提前做出相关的预案:是否可以在本地随访?随访哪些内容?如果可以远程网络随访,如何进行随访?试验用药品如何递送和回收?如果入组患者罹患感染性疾病,需使用一些合并药物,如何进行影响因素的评估等,因此在试验方案设计或者风险评估中需要增加突发应急事件的处理措施及相关的中止/终止标准,以免影响后期的有效性和安全性评估。

此外,还存在一些试验期间合并使用禁忌药的情况,可能是受试者自我评估试验药物疗效不佳而擅自用药,也可能是受试者根本没有服用,仅是让研究医生开备用药等试验结束后服用,一般是一些对自己病情比较了解或者具有一定的医、药学背景知识的受试者。这些情况在以往不易察觉,但是在目前各家医院广泛使用电子医疗病历系统的背景下,这些情况很可能通过网络查询发现,发生这种情况很难解释清楚或者界定患者是否服用,因此研究人员一定要做好受试者用药教育的管理,在试验期间避免开一些合并使用禁忌药的处方或医嘱,一旦发现受试者合并使用禁忌药的情况,均需如实记录并上报给申办者,由其进行综合评估决定是否纳入统计分析。

第三节　受试者权益保护

在临床试验实施中,研究人员一方面要遵守《赫尔辛基宣言》的原则和相关伦理要求,另一方面要遵守我国现行的 GCP 以及 ICH 等相关指导原则和我国现行的法律法规,既要保证药物临床试验过程规范,又要保护受试者的权益,如果临床试验项目实施跟受试者的权益发生冲突,如何进行受试者管理？根据赫尔辛基宣言,受试者的权益和安全是考虑的首要因素,优于对科学和社会的获益。

我国 GCP 规范中明确了保障受试者权益的重要措施是伦理审查和知情同意;并明确了参研的各方职责中如何保障受试者权益:申办者应当把保护受试者的权益和安全以及临床试验结果的真实、可靠作为临床试验的基本考虑,基于风险进行质量管理,采取适当的方式保证可以给予受试者和研究者补偿或者赔偿,负责药物试验期间试验用药品的安全性评估,按照要求和时限报告药物不良反应,实时更新安全性评估(特别是可疑非预期严重不良反应)并通知各方,以便受试者能得到及时的治疗调整等。研究者应当按照伦理委员会同意的试验方案实施临床试验,未经伦理委员会同意,不得修改或者偏离试验方案,除非为了及时消除对受试者的紧急危害的情况,在受试者出现与临床试验相关的不良事件时,研究者及临床试验机构应当保证受试者得到妥善的医疗处理,并告知受试者,此外还需根据受试者的情况进行临床安全性评估,判断其是否可以继续试验,而受试者可以无任何理由退出临床试验。但在临床试验具体实施中,可能存在受试者权益和临床试验管理冲突的情况,如何解决这一情况一直是研究人员关注的热点和管理的重点。

1. 受试者伤害补偿和赔偿

当受试者出现不良事件时,目前大部分研究机构的研究人员对受试者进行妥善的医疗处理和救治,以确保受试者的安全。但是如果受试者提出赔偿申诉时,无论是研究者、临床试验机构还是伦理委员会等部门,均要及时处理,给予妥善的反馈和安抚其情绪,并及时通知申办者。申办者在接到受试者损害赔偿诉求的通知后,一般会安排代表进行相关事件的处理,并提供财务和法律方面的支持,与试验机构代表、研究者、伦理委员会共同妥善处理受试者诉求。但是在试验具体实施中还有可能会遇到以下情况。

(1)如果该受试者损害确实与试验相关(包括试验药物、试验中常规操作流程等),但是申办者如果以保险公司理赔审核流程冗长等原因进行推诿或延迟赔付,可能会导致受试者对研究机构或研究人员不信任,受试者通过对研究机构和研究人员频繁上诉或无理取闹等途径表达诉求时,可能会对研究机构和研究人员造成一些不良影响,因此一些试验项目需要申办者和研究机构在试验协议和知情同意书上明确规定试验相关伤害的补偿或赔偿方为申办者且界定相关补偿或赔付流程和细节。如果申办者和医疗机构未制定受试者伤害补偿和赔偿的具体细节和流程,尤其是在未明确受试者严重伤害是否与试验相关时,如果研究人员因为参与试验或积极救治而遭遇不公平对待或受到不良影响,可能影响研究人员从事临床试验的积极性,也影响试验项目的后续顺利开展。针对以上情况需要伦理委员会、临床试验机构和研究者根据相应的流程和依据进行及时审查和把关,始终把保护受试者权益放在第一位,并制定相关的受试者伤害补偿和赔偿管理制度,提供医疗和法律咨询及帮助,为医护人员积极救治受试者提供可靠的依据和保障。

(2)如果受试者发生严重不良事件需要紧急处理时,如受试者情况危急但研究者不能立即判断是否与试验药物或试验程序肯定无关,受试者伤情需要实施大金额抢救,受试者无法自行垫付治疗费用,而研究机构如果没有设置绿色通道解决时,研究者可以参考 2020 年《药物临床试验受试者损害处理-广东共识》中关于受试者损害赔偿事宜中相关的界定和建议:及时向申办者提出申请,申办者和医疗机构出于人道主义,先于考虑"相关性"和"责任方认定",与受试者或受试者的法定代表人签署紧急救治协议,协议中明确受试者严重不良事件的责任认定尚未明确,申办者出于人道主义出资救治或医疗机构垫资救治,在救治完成后或受试者情况稳定后,试验机构、申办者将受试者严重不良事件根据适用的法律法规及合同约定对责任进行判定后,最终确认补偿或赔偿责任。

(3)在国际多中心临床试验项目中,一些申办者为国外机构,受试者需要伤害赔偿时,研究者无法及时联系申办者,一些医疗机构和研究者参考中国临床研究能力与受试者保护高峰论坛(CCHRPP)中发布《临床试验相关合同之主体、保险与受试者伤害补偿共识》,在试验协议中要求国外申办者明确其在国内的代理方或委托方负责受试者伤害赔偿事宜,并由国内的代理方或委托方进行相关事件的处理,提供财务和法律等方面的支持。

2. 受试者试验费用管理

在Ⅱ～Ⅲ期临床试验中,受试者花费的试验费用主要包括试验药物和检查检验等费用,因为参研的受试者主要是目标适应证患者,有潜在的治疗获益,一般没有补偿费用,但是为了提高受试者的依从性,有些试验项目给予受试者适当的交通补偿费用。这些试验相关花费如果已经由申办者出资和提供,受试者无须花费且不可进行医保报销。但在临床试验实施过程中,有些研究医生未开具免费医嘱或者受试者使用医保进行二次报销。针对这些情况,可能是由于医疗机构未把医疗项目和临床试验项目从财务和信息系统等源头上分开,也可能由于研究医生不清楚临床试验项目医嘱的开具,这些都有可能导致受试者自己花费或者使用医保进行二次报销。为了避免这种情况,有些医疗机构通过受试者先自付或者申办者垫付后统一进行报销,但这些方式可能增加了研究人员对临床试验费用的周转管理负担,更不利于受试者参加试验的依从性。为了杜绝这些情况,医疗机构需加强本院信息化建设把临床试验项目和医疗项目从源头上分开财务管理,此外还需加强研究医生开具免费医嘱的培训。

3. 受试者隐私的保护

中国 2020 版 GCP 第一章总则第七条明确临床试验数据记录、处理和保存的要求,并保护受试者的隐私和其相关信息的保密性;在第二章术语及其定义中明确直接查阅的定义,强调直接查阅的任何一方应当按照相关法律法规,采取合理的措施保护受试者隐私。在第四章研究者需在受试者同意的情况下,将其参加试验的情况告知相关的临床医生等,以上规范从临床试验数据查阅、记录和保存权限以及研究人员实施等方面强调了受试者隐私保护的要求。

在临床试验具体实施中,研究人员收集并提交给申办者的临床试验数据,不能出现受试者的姓名、身份证号等可以鉴别身份的信息,一般用受试者筛选号、随机号或受试者编码等信息进行处理。

临床试验源文件和源资料的查阅权限仅由授权的研究方、监查方进行查阅或者国家指派的现场核查专家进行现场核查时方可进行查阅,一般未授权人员不可翻看资料。在临床试验实施过程中,临床试验源文件和源资料一般存放在各个专业组,并由各个专业组授权的文件管理员进行管理保存,在临床研究结束后根据国家要求的留存期限留存在医疗机构的档案管理室,如果研究人员和监查人员需要查阅,必须跟档案管理员联系并让其确认是否为该项目的授权人员,方可预约查看。

目前各个医疗机构逐步改善了医疗条件,研究人员也逐步提高了对源资料和文件进行妥善保存的意识,研究资料存放柜无锁或者跟医疗文件混合摆放,未授权人员均可查阅资料等情况已逐渐改善,但是随着电子病历的普及,查阅电子病历权限的问题以及电子数据的保管是目前需要监管的重点,随着信息化技术的普及和研究人员对受试者隐私保护意识的提高,关于受试者隐私保护的问题也会逐渐得到解决。

结语

受试者不仅作为试验药物的接受者,同时也是临床试验的参与者。研究人员需要充分尊重受试者的意愿,通过主动、有效的沟通,让他们自主、自愿参与到临床试验中来,从而为临床试验的设计和实施提供宝贵意见和参考。在临床试验实施的具体细节方面,不仅要注重试验方案的执行性,更要始终把受试者的安全和权益放在第一位,给予尊重理解和人文关怀,积极回应受试者的诉求,给予妥善的医疗处理和补偿或赔偿保障,才能将受试者的管理落到实处。

（郭韶洁）

第九章

临床试验报告的撰写

药物临床试验报告是反映药物临床试验研究设计、实施过程，并对试验结果做出分析、评价的总结性文件，是正确评价药物是否具有临床实用价值的重要依据，是药品注册所需的重要技术资料。药物临床试验报告的撰写表达方法、方式直接影响着受试药品的安全性、有效性评价。完整、规范地撰写临床试验报告非常重要。

第一节　临床试验报告的内容

内容完整、表述清晰、易于评价是临床试验报告撰写的基本原则。临床试验报告应该对试验的整体设计及关键点给予清晰的阐述，对试验实施过程给予完整的描述，对试验结果给予准确恰当的解读，同时也应该包括必要的基础数据和分析方法，以便于能够重现对数据和结果的分析。

本节对 Ⅱ～Ⅳ 期临床试验报告的结构和内容提出了原则框架，列出了报告中应涵盖的基本点。鉴于临床试验的复杂性，其报告格式和内容可根据研究的具体情况进行适当的调整，不应局限于本节所述内容。

（一）报告封面

一般包括研究题目、研究编号、研究日期、主要研究者（签名）、研究单位（盖章）、统计学负责人签名及单位盖章、药品注册申请人（盖章）、注册申请人的联系人及联系方式、报告日期、原始资料保存地点等。

（二）签名页

一般包括研究题目、主要研究者对研究试验报告的声明、主要研究者的签名和日期、统计负责人的签名和日期、执笔者的签名和日期。

(三)报告目录

应包含每个章节、附件、附表的页码。

(四)缩略语

正文中首次出现的缩略语应规范拼写,并在括号内注明中文全称。应以列表形式提供在报告中所使用的缩略语、特殊或不常用的术语定义或度量单位。

(五)伦理学声明

确认试验实施符合赫尔辛基宣言及伦理学原则;提供伦理委员会组成、伦理委员会讨论纪要及批准临床试验方案的情况说明;描述如何及何时获得与受试者入选相关的知情同意书。

(六)报告摘要

报告摘要应当简洁、清晰,通常不超过 1500 字。摘要内容一般应包括:研究题目、临床批件文号、主要研究者和临床试验单位、试验的起止日期、试验目的及观察指标、对研究药物功能主治的描述、对试验设计做简短描述(包括试验设计类型、设盲水平、随机分组方法、对照的形式、疗程等)、试验人群、给药方案、评价标准(有效性和安全性评价指标)、统计分析方法或模型(包括基线评价、组间比较、协变量分析、综合比较等)、基线可比性分析结果、各组疗效结果(主要和次要疗效指标)、各组安全性结果(不良事件及严重不良事件)、结论(有效性和安全性结论)等。

(七)报告正文

报告正文是临床试验报告的主体。其内容是对报告摘要的详尽解释。关于这部分的报告规范,参见本章第二节。

第二节　临床试验报告规范

药物临床试验报告的撰写表达方法、方式直接影响着审评者对受试药品的安全性、有效性的理解。一个设计科学、管理规范的临床试验只有通过科学、清晰的表达，它的结论才易于被接受。真实、完整地描述事实，科学、准确地分析数据，客观、全面地评价结局是临床试验报告撰写的总体要求。本部分主要对临床试验总结报告正文的规范性进行探讨。

（一）引言

介绍试验药物研发的背景、依据及合理性，所针对的目标适应证人群，目前的治疗方法及治疗效果等；说明本研究实施的合法依据及申请人和临床研究单位间的合作情况。

（二）试验目的

本临床试验所要达到的目的。

（三）试验管理

对试验的管理结构和实施 GCP 的情况进行描述。

管理结构包括主要研究者、主要参与研究人员、指导委员会、管理/监查/评价人员、临床试验机构、统计分析人员、中心实验室设施、合同研究组织（CRO）及配送管理等。

实施 GCP 的情况指试验参加人员的培训、监查/稽查情况、发生严重不良事件的报告制度、实验室质量控制情况、统计/数据管理情况以及研究中发生的问题及处理措施等。

(四)试验设计

1. 试验总体设计及方案的描述

试验的总体设计(如平行组设计、交叉设计等)和方案的描述应清晰、简洁、必要时采用图表等直观的方式,试验进行时方案修改的情况和任何方案以外的信息来源也应详细叙述。包括下列方面:治疗方法(药物、剂量和具体用法)、受试研究对象及样本量、设盲方法和程度(非盲、单盲、双盲等)、对照类型、研究设计(平行、交叉)、分组方法(随机、分层等)、试验各阶段的顺序和持续时间(包括随机化前和治疗后、撤药期和单盲、双盲治疗期,应指明患者随机分组的时间,尽量采用流程图的方式以直观表示时间安排情况)、数据稽查及安全性问题或特殊情况的处理预案、期中分析情况。

2. 试验设计及对照组选择的考虑

应阐明所设对照的确定依据及合理性。

对试验设计中涉及的药物洗脱期、给药间隔时间的合理性考虑应进行说明。如果未采用随机化分组,则应详细解释和说明用以有效克服系统选择性偏倚的其他技术措施。

如果研究中不设对照组,应说明原因。

3. 研究对象的选择

确定合理可行的入选标准、排除标准和剔除标准。

根据研究目的确定入选标准,说明适应证范围及确定依据,选择公认的诊断标准,注意疾病的严重程度和病程、病史特征、体格检查的评分值、各项实验室检验的结果、既往治疗情况、可能影响预后的因素、年龄、性别、体重、种族等。必要时进行合理的论证。

从安全性和试验管理便利性考虑的排除标准应进行说明,并注意排除标准对整个研究的通用性及安全有效评价方面的影响。

事先确定的剔除标准应从治疗或评价的角度考虑,并说明理由。对剔除的受试者的随访观察措施及随访时间也应进行描述。

4. 试验过程

详细描述试验用药在临床试验中的应用过程及其相关事宜。

列出试验用药的名称、剂型、规格、来源、批号(如采用多个批号,各受试者采用的药物的批号应登记)、有效期及保存条件,对特殊情况的对照药品应进行说明和评价。对试验用药的用法用量(包括剂量及其确定依据、给药途径、方式和给药时间安排)应详细描述。

详细描述随机化分组的方法和操作,说明随机号码的生成方法,应在附件中提供随机表(多中心的研究应按各中心分别列出)。

描述盲法的具体操作方式(如何标注瓶签、编盲过程、设置应急信件,双模拟技术等)、紧急破盲的条件、数据稽查或期中分析时如何确保盲法的继续、无法设盲或可以不设盲的合理理由并说明如何控制偏倚。

描述除试验药品外的其他药品的使用、禁用、记录情况及规定和步骤,并评价其他药品对受试药物的结果观察的影响,阐明如何区分和判断其他药品与试验药物对观察指标的不同效应。描述保证受试者良好依从性的措施(如药品计数、日记卡、血/尿等体液标本药物浓度测定、医学事件监测等)。

5. 有效性和安全性指标

包括具体的有效性和安全性指标、实验室检查项目、测定时间安排、检测方法、负责人员、流程图、注意事项、各种指标的定义及检测结果(如心电图、脑电图、影像学检查、实验室检查等)。说明不良事件数据的获得方法,实验室检查发现的不良事件的判断标准及处理等。

如采用的有效性和安全性指标是非常规、非标准的特殊指标,应当对其准确性、可靠性和相关性进行说明。

判断疗效的主要终点指标应清晰阐述,并提供相应的确定依据(如出版物、研究指导原则等)。如使用替代指标,应提供相应依据。

测定药物浓度时,详细说明生物样本的采样时间和服药时间之间的相隔时间,服药及采取标本时,饮食、合并用药、吸烟、饮酒和喝咖啡等的可能影响。样本处理和测量方法应进行方法学确证,特殊情况应加以说明。

6. 数据质量保证

对保证指标测量的数据达到准确可靠的质量控制过程进行简要阐述,包括监查/稽查的情况、数据录入的一致性、数值范围和逻辑检查、盲态审核及揭盲过程等。必要时,须提供质量控制的有关文件,如数据一致性检查、数值范围和逻辑检查的原始记录、盲态审核时的原始记录、研究者与监查员间交流的质疑表等。

7. 统计处理方案及样本量确定

应明确列出统计分析集(按意向性分析原则确定的全分析集 FAS、符合方案集 PPS、安全性数据集)的定义、试验比较的类型(如优效性、等效性或非劣效性检验)、主要指标和次要指标的定义、各种指标的统计分析方法(为国内外所公认的方法和软件)、有效性评价及安全性评价方法等。

重点阐述如何分析、比较和统计检验以及离群值和缺失值的处理,包括描述性分析、参数估计(点估计、区间估计)、假设检验以及协变量分析(包括多中心研究时中心间效应的处理)。应当说明要检验的假设和待估计的处理效应、统计分析方法以及所涉及的统计模型。处理效应的估计应同时给出可信区间，并说明估计方法。假设检验应明确说明所采用的是单侧检验还是双侧检验，如果采用单侧检验，应说明理由。

各种主要和次要指标的定义应清晰明确，分析时对某些病例的剔除应解释原因并详细说明。对研究中任何统计方案的修订须进行说明。

提供样本含量的具体计算方法、计算过程以及计算过程中所用到的统计量的估计值及来源依据。

8. 试验进行中方案的修改

试验方案不宜更改。对进行中的研究进行的任何修改（如治疗组改变、入选标准改变、给药剂量改变、样本量改变等）均应说明，并应有伦理委员会批件。对更改的时间、理由、更改过程及有无备案进行详细阐述并论证其对整个研究结果评价的影响。

9. 期中分析

说明有无期中分析。如进行期中分析，应按照所确定的试验方案进行并说明 α 消耗函数的计算方法。

（五）结果

1. 研究对象

（1）受试者的描述：参加试验的所有受试者人数可以图表方式加以描述，包括筛选人数、随机化人数、完成试验人数及未完成试验人数。

对所有未完成试验的受试者应按中心和试验分组列出随机编码、人口学信息（如年龄、性别）、入组及最后一次访视时间、药物剂量、同时合用其他药物的情况、未完成试验的原因（如失访、不良事件、依从性差等）、是否对其继续随访及停药时是否破盲等进行分析说明。

（2）试验方案的偏离：所有关于入选标准、排除标准、受试者管理、受试者评估和研究过程的偏离均应阐述。报告中应按中心列出以下分类并进行总结分析。

1）不符合入选标准但进入试验研究的受试者

2）符合剔除标准但未剔除的受试者

3）接受错误的治疗方案或治疗剂量的受试者

4）同时服用禁用的其他药物的受试者

2. 有效性评价

（1）疗效/效应分析数据集：对参加效应分析的受试者应进行明确的定义，如所有用过试验药物的受试者或所有按试验方案完成试验的受试者或某特定依从性的所有受试者。

一般应采用全分析集进行分析。对使用过受试药物但未归入效应分析数据集的受试者的情况应详细说明。

（2）人口学和其他基线数据：以主要人口学指标和基线特征数据进行试验组间的可比性分析。基线的可比性分析一般采用全分析集分析，必要时还需采用符合方案集分析。分析的内容应包括年龄、性别和种族等人口学指标和适应证的病情、病程、影响疗效/效应分析的因素和主要疗效指标的基线值。

（3）依从性：每个受试者在试验期间对试验方案的依从性应予测评及分析。

描述保证和记录依从性的方法和指标，如随访次数、用药计数、日记卡及各项监测指标等。必要时可行血/尿等体液标本的药物浓度测定。

（4）合并用药：分组列出试验期间所有受试者的合并用药情况。

（5）疗效/效应的分析：所有疗效/效应指标均应给予明确定义。以主要疗效指标和次要疗效指标、药效/药代动力学参数等比较处理组间差异。根据试验方案进行全分析集分析和符合方案集分析。

（6）有效性小结：通过主要和次要疗效指标的分析，简要小结试验药物的有效性及临床意义。

3. 安全性评价

只要使用过至少一次试验药物的受试者均应列入安全性分析集。包括 3 个层次：第一，受试者用药/暴露（exposure）的程度，指试验药物的剂量、使用时程，用药的受试者人数。第二，以合理的方式对常见的不良事件和实验室指标的改变进行归类，以合适的统计分析比较各组间的差异，分析影响不良反应/事件发生频率的可能因素（如时间依赖性、剂量或浓度、人口学特征等）。第三，严重的不良事件和其他重要的不良事件（指需要采取临床处理，如停药、减少剂量和其他治疗手段的不良事件）。通常通过分析因不良事件而退出研究的受试者来确定。所有不良事件应明确与药物的因果关系。以图表的方式对出现的不良事件进行总结，对重点关注的不良事件进行详细的描述。试验药物和对照药出现的不良事件均应报告。

（1）用药/暴露的程度：用药/暴露时间以药物使用时间的平均数或中位数来表示，可以采用某特定时程有多少受试者数来表示，同时应按年龄、性别、疾病等列出各亚组的数目。

用药/暴露剂量以中位数或平均数来表示，可以表示成每日平均剂量下有多少受试者数。

可以将用药/暴露剂量和用药/暴露时间结合起来表示，如用药/暴露至少一个月，某剂量组有多少受试者，同时应按年龄、性别、疾病等列出各亚组的数目。可能时应同时提供发生不良事件或实验室检查异常时的药物浓度。

（2）不良事件分析：对受试药和对照药的所有不良事件均应进行分析，并以列图表方式直观表示，所列图表应按不良事件累及系统显示其发生频度、严重程度以及与用药的因果关系。

分析时比较受试组和对照组的不良事件的发生率，最好结合事件的严重程度及因果判断分类进行。需要时，应分析其与给药剂量、给药时间、基线特征及人口学特征的相关性。

每件严重不良事件和主要研究者认为需要报告的重要不良事件应单列开进行总结和分析，并附病例报告。附件中提供发生严重不良事件和重要不良事件的受试者的病例报告，内容包括病例编号、人口学特征、发生的不良事件情况（发生时间、严重程度、持续时间、处理措施、结局）和因果关系判断等。

（3）与安全性有关的实验室检查、生命体征及体格检查

对每项实验室检查及生命体征、体格检查指标进行描述，对试验过程中每一时间点（如每次访视时）的每个指标也应进行描述。提供相应的分析统计表，包括实验室检查出现异常或异常值达到一定程度的受试者人数。

根据专业判断，在排除无临床意义的与安全性无关的异常外，对有临床意义的实验室检查异常应逐例加以分析说明，对其改变的临床意义及与试验药物的关系（如与药物剂量、浓度的关系，与合并用药的关系等）进行讨论。

（4）安全性小结

对试验药物的总体安全性进行小结，重点关注导致给药剂量调整的、需给予其他治疗的、停药的、死亡的不良事件。阐述所发生的不良事件对试验药物临床广泛应用时的可能意义。

4. 讨论和结论

对临床研究的有效性和安全性结果进行总结，讨论并权衡受试药的利益和风险。不要简单地重复结果，也不要引出新的结果。结论应清晰明确，对其意义和可能的问题应结合文献加以评述，阐明对个体患者或针对人群治疗时所获得的利益和需注意的问题以及今后进一步研究的意义。

5. 统计分析报告

统计分析报告列于附件中，统计分析报告的内容包括以下几部分。

（1）对整个临床试验中资料的收集和整理过程的简单描述。包括：临床试验的目的和研究设计、随机化、盲法及盲态审核过程、主要指标和次要指标的定义、统计分析集的规定以及在资料整理过程中对缺失值和离群值的处理等内容。

（2）对统计模型进行准确而完整地描述。包括选用的统计分析软件（注明

统计软件全名及版本）、统计描述的内容、对检验水准的规定，以及进行假设检验和建立可信区间的统计学方法的选择及其理由。如果统计分析过程中进行了数据变换，应同时提供数据变换的理由和依据。

（3）各组病例入选时的基线特征描述及统计检验结果。

（4）疗效/效应的分析包括各组病例的各类观察指标（主要指标、次要指标等）的统计描述和假设检验结果。应给出每个观察时间点的统计描述结果。列出假设检验中的检验统计量、P 值。例如，两个样本的 t 检验的结果中应包括每个样本的例数、均值和标准差、最小值和最大值、两样本比较的 t 值和 P 值；用方差分析进行主要指标有效性分析时，应考虑治疗、中心和分析指标基线值的影响，进行协方差分析；对于交叉设计资料的分析，应包括治疗顺序资料、治疗顺序中的患者数、每个阶段开始时的基线值、洗脱期及洗脱期长度、每个阶段中的脱落情况，以及用于分析治疗、阶段、治疗与阶段的交互作用方差分析表。

（5）各组病例安全性评价，主要以统计描述为主，包括用药/暴露情况（用药持续时间、剂量、药物浓度）、不良事件发生率及不良事件的具体描述；实验室检测结果在试验前后的变化情况；发生异常改变及其与试验用药品的关系。

（6）多中心研究时，内容应包括各中心受试者的入选情况，试验方案的偏离、人口学等基线数据的描述性分析，主要疗效指标和次要疗效指标的统计描述，发生的不良事件的情况及处理和描述性分析。以上结果应尽可能地采用统计表、统计图表示。统计分析结论应用精确的统计学术语予以阐述。所有统计计算程序应以文件形式保存以便核查。

6. 多中心临床试验中各中心的小结

多中心研究的各中心可提供小结表。各中心小结表一般由该中心的主要研究者填写，须有该单位的盖章及填写人的签名。内容应包括该中心受试者的入选及完成情况、试验过程管理情况、发生的严重和重要不良事件的情况及处理等，各中心主要研究者对所参加的临床试验的真实性的承诺等。

（赵立波）

第十章

临床试验项目的现场核查

第一节　临床试验项目的现场核查工作程序和机构准备工作

一、药品注册核查简介

药品注册核查,是由国家药品监督管理局药品审评中心启动,为核实药品注册申报资料的真实性、一致性以及药品上市商业化生产条件,检查药品研制的合规性、数据可靠性等,围绕相关注册申请事项申报资料中涉及的研制和生产情况,对研制现场和生产现场开展的核查活动,以及必要时对药品注册申请所涉及的化学原料药、中药材、中药饮片和提取物、辅料及直接接触药品的包装材料和容器生产企业、供应商或者其他受托机构开展的延伸检查活动。

国家药品监督管理局药品审评中心(以下简称"药审中心")根据药物创新程度、药物研究机构既往接受核查情况等,基于风险决定是否开展药品注册研制现场核查。药审中心决定启动药品注册研制现场核查的,通知国家药品监督管理局食品药品审核查验中心(以下简称"核查中心")在审评期间组织实施核查,同时告知申请人。核查中心在规定时限内完成现场核查,并将核查情况、核查结论等相关材料反馈药审中心进行综合审评。药审中心在审评过程中,发现申报资料真实性存疑或者有明确线索举报等,需要现场检查核实的,启动有因检查,必要时进行抽样检验。

根据 2021 年 12 月核查中心发布的《药品注册核查工作程序(试行)》,时限要求为:药审中心在药品注册申请受理后 40 日内通知核查中心和申请人进行注册核查;核查中心原则上在审评时限届满 40 日前完成注册核查并反馈药审中心。正常审评程序的注册核查工作时限一般为 120 个工作日。申请人应当在收到药审中心核查告知之日起 80 日内接受现场核查。进行生产现场核查的,申请人应当在收到药审中心生产现场核查告知之日起 20 日内,向核查中心确认生产现场核查事项;纳入优先审评审批程序的,药审中心在药品注册申请受理后 25 日通知核查中心和申请人进行注册核查,核查中心原则上在审评时限届满 25 日前完成注册核查并反馈药审中心。纳入优先审评审批程序的,注册核查工作时限为 80 日,申请人应当在收到药审中心核查告知之日起 60 日内接受注册核查;进行生产现场核查的,申请人应当在收到药品审评中心相关告知之日起 15 日内,向核查中心确认生产现场核查事项。

上市许可申请审评期间,发生可能影响药品安全性、有效性和质量可控性的重大变更的,申请人应当撤回原注册申请,补充研究后重新申报。申请人名称变更、注册地址名称变更等不涉及技术审评内容的,应当及时书面告知药审中心并提交相关证明性资料。

综合审评结论通过的,批准药品上市,发给药品注册证书。综合审评结论不通过的,做出不予批准决定。经核准的药品生产工艺、质量标准、说明书和标签作为药品注册证书的附件一并发给申请人,必要时还应当附药品上市后研究要求。药品批准上市后,持有人应当按照国家药品监督管理局核准的生产工艺和质量标准生产药品,并按照药品生产质量管理规范要求进行细化和实施。

二、药物临床试验数据核查工作程序

为明确药品注册核查实施的原则、程序、时限和要求,规范药品注册生产现场核查和上市前药品生产质量管理规范检查衔接工作,核查中心于 2021 年 12月 17 日发布了《药品注册核查工作程序(试行)》等 5 个文件通告(2021 年第 30号),涉及《药品注册核查要点与判定原则(药物临床试验)(试行)》并于 2022 年1 月 1 日起施行。

药审中心与核查中心建立了审评需要核查品种沟通协调机制。药审中心根据审评进度和评价需要,向核查中心提供需要核查的品种情况。核查中心按审评顺序、自查报告筛选以及举报信息等情况拟定现场核查计划。

药品注册申请人在收到药审中心核查告知之日起 80 日内接受注册核查;纳入优先审评审批程序的,药审中心在药品注册申请受理后 25 日内通知核查中心和申请人进行注册核查。

检查组按照《药品注册核查要点与判定原则(药物临床试验)(试行)》《核查中心通告 2021 年第 30 号》内容开展现场核查;核查记录要求为具体、准确、量化,对影响药物安全性、有效性评价数据进行真实性、完整性判断的,检查员会依法取证。

核查中心在现场核查结束之日起 40 日内、纳入优先审评审批程序的在现场核查结束之日起 20 日内,完成核查报告审核。

核查中心将明确的核查意见转药审中心进行综合审评,药审中心对现场核查存在数据不真实、不完整问题，影响药品安全性、有效性评价的，在收到核查意见后 5 个工作日内形成综合意见，连同有关资料报国家药品监督管理局药品注册部门。

国家药品监督管理局做出审批决定后，对现场核查发现问题而不予批准的药品注册申请相关情况予以公告。对涉嫌弄虚作假的项目立案调查。

现场核查流程如下。

（1）预备会：组长主持。强调廉政、工作纪律，签订核查员承诺书和无利益冲突声明；熟悉品种基本信息和核查方案，商定现场核查具体安排及分工等事宜。

（2）首次会：组长主持，宣读现场核查通知；介绍核查组成员；被核查单位介绍主要人员；按会议主持词流程主持首次会议；被核查方简要介绍试验情况。

（3）现场核查：按照《药物临床试验数据现场核查要点》对该品种药物临床试验数据进行核查。

（4）核查组综合会议：组长主持核查组会议。核查员通报各自发现的问题，对不能确定的问题做进一步现场确认；完成《药品注册临床试验现场核查发现问题》和《药品注册临床试验现场核查报告》。

（5）末次会议：组长主持。通报现场核查情况；宣读《药品注册临床试验现场核查发现问题》；被核查单位无异议的，核查组、观察员（若适用）和被核查单位签字确认；被核查单位拒不签字，则先由核查组成员和观察员签字，核查组在核查报告中加以说明。

三、被核查机构的准备工作

2015 年 11 月国家食品药品监督管理总局发布药物临床试验数据现场核查要点的公告（2015 年第 228 号），2016 年 3 月发布《药物临床试验数据核查工作程序（暂行）（食药监药化管〔2016〕34 号）》，2021 年 12 月国家核查中心发布了《药品注册核查工作程序（试行）》等 5 个文件通告（2021 年第 30 号），涉及《药品注册核查要点与判定原则（药物临床试验）（试行）》，为机构质控和做好迎接核查中心的临床试验数据核查工作提供了指导和依据。

为了顺利通过现场核查，机构除了注重临床试验全流程的质量控制，还应加强临床试验结束后的管理，特别是研究资料的归档储存管理应以临床试验项目通过现场核查为导向不断完善。机构在获得现场核查通知后，需要在人员、会场、资料、后勤和纪律要求方面做好准备。

(一)人员准备

机构办公室获得核查通知,明确检查项目和日期后,提前通知需出席的院领导预留时间;通知相关部门(专业、伦理),安排好检查陪同人员;做好检查任务分工(详见附件:机构迎检任务分工表),与申办方相关负责人取得联系,通知申办方相关人员协助做好检查准备工作。

(二)会场准备

1. 预定会场

获知检查日期后,预定院内会议室,需有播放幻灯片条件,必要时需能支持远程连线。

2. 准备桌签

(1)桌签制作分两部分:检查员、研究者、机构办及院内主管领导。

检查员:根据检查通知,或与检查联系人联系,确定检查员人数,制作桌签,可统一书写为"检查专家"。

(2)桌签摆放顺序:检查员和研究方桌签分别放桌子两侧,将检查员桌签放在主位(如远离进门的一侧)。

3. 幻灯片播放设备

准备电脑和投影仪,提前一天进行试放映,确保所有设备都能使用。

检查当天在屏幕上投影欢迎会标"热烈欢迎国家药监局核查专家莅临检查"。

4. 文件打印设备

打印机应在检查中随时可及,方便打印资料。

5. 会场物资

(1)办公物资:准备笔记本电脑、笔、纸、订书器、标签纸、回形针、文件袋。

(2)生活物资:准备适量矿泉水、温水、一次性水杯、面巾纸、湿纸巾。

(3)防疫物资:消毒湿纸巾、口罩、免洗消毒液、一次性橡胶手套等。

(三)资料准备

(1)通知相关部门梳理被检查项目,提前一天将所有项目资料运送至会场。

(2)按检查员人数打印/复印方案、筛选入选登记表、鉴认代码表、幻灯片讲义等,首次会前摆放在检查员席位上。

(3)需提前准备送至会场的机构资料:机构 GCP 资质证明文件、机构人员任命书、制度、SOP 和项目协议等。

（4）伦理办公室准备该检查项目的相关伦理文件。

（5）准备医院电子系统溯源的电脑。

（6）根据检查内容制作汇报幻灯片，临床试验项目主要研究者或授权代表负责试验项目实施情况的汇报。

（四）后勤准备

（1）订餐：按检查标准准备餐食。

（2）住宿安排：若需要预定住宿，需与检查组确定住宿标准。按就近原则，提前预订。

（3）交通安排：遵检查组规定，允许的条件下确定接送时间地点，安排车辆。若检查员/观察员自行驾车，根据单位情况提前预留车位和办理停车证。

（4）报告盖章：提前预约医院公章，现场检查当天打印报告，检查员、院内领导签字后，送院办盖医院公章。

（五）接待纪律

作为接受现场核查的单位，依照法律、法规和现场核查工作程序，提供真实的资料和数据；自觉维护现场核查工作的严肃性、廉洁性和公正性，任何时候均不向检查机构和人员赠送礼品、礼金和物品，不组织有可能影响检查廉洁性、公正性的活动。

接待人员应仪表端庄，穿着正式，对待检查人员态度友好；面对检查员提问时，若有不清楚的问题，不应含糊回答，应尽快找到相关人员进行回答；会场服务人员要随时观察会场情况，帮助检查员找资料、取资料等。

附件：机构迎检任务分工表

机构迎检任务分工表

序号	任务	具体内容	负责人
1	通知相关人员	通知院领导	
		通知伦理办公室	
		通知试验项目组，确定陪同人员	
2	预定会场	联系相关部门，预定会场	
		确定溯源电脑、Wi-Fi	

（续表）

序号	任务	具体内容	负责人
3	制作桌签	检查员、机构办及院内主管领导、PI	
4	幻灯片播放设备	电脑、投影仪，提前一天进行试放映；当天投影欢迎会标	
5	打印设备准备	准备打印机，或与会场附近科室提前沟通	
6	会场办公物资	准备笔、纸、订书器、标签纸、回形针、文件袋、笔记本电脑	
7	会场生活防疫物资	准备适量矿泉水、温水、一次性水杯、面巾纸、湿纸巾；消毒湿纸巾、口罩、免洗消毒液、一次性橡胶手套等	
8	被检查资料	机构文件：机构GCP资质证明文件、机构人员任命书、制度、SOP和项目协议等	
		项目伦理文件	
		项目试验文件（其中方案、筛选入选登记表、鉴认代码表、按检查员人数复印）	
		制作幻灯片汇报文件（机构、试验项目），提前按检查员人数打印	
9	订餐	确定份数、领取时间	
10	交通	确定接送时间地点和（或）预留车位，办停车证	
11	住宿预订	与酒店联系	
12	会场服务	找资料、取资料、续水	
13	承诺书和报告盖章	检查报告至院办盖公章	

参考文献

[1] 中华人民共和国中央人民政府.中华人民共和国药品管理法（中华人民共和国主席令第三十一号）[EB/OL].2019-08-27.http://www.gov.cn/xinwen/2019-08/26/content_5424780.htm.

[2] 国家市场监督管理总局.药品注册管理办法（国家市场监督管理总局令第27号）[EB/OL].2020-03-30.http://www.gov.cn/zhengce/zhengceku/2020-04/01/content_5498012.htm.

[3] 国家药品监督管理局.关于发布《M4：人用药物注册申请通用技术文档（CTD）》模块一文件及CTD中文版的通告（2019年第17号）[EB/OL].2019-04-17.https://www.nmpa.gov.cn/xxgk/ggtg/qtggtg/20190417174001488.html.

[4] 国家药监局药品审评中心.关于发布《药物研发与技术审评沟通交流管理办法》的通告

（2020 年 第 48 号）［EB/OL］．2020-12-11．https：//www．cde．org．cn/main/news/viewInfoCommon/b823ed10d547b1427a6906c6739fdf89．

［5］国家食品药品监督管理总局．关于发布药物临床试验数据现场核查要点的公告（2015年第 228 号）［EB/OL］．2015-11-10．https：//www．nmpa．gov．cn/xxgk/ggtg/qtggtg/20151110203701981．html．

［6］国家食品药品监督管理总局．总局关于印发药物临床试验数据核查工作程序（暂行）的通知（食药监药化管〔2016〕34 号）［EB/OL］．2016-03-29．https：//www．nmpa．gov．cn/xxgk/fgwj/gzwj/gzwjyp/20160329161601132．html．

第二节　临床试验项目的现场核查要点与问题

2019 年 6 月，国家药品监督管理局食品药品审核查验中心组织部分省市药品注册、审评、核查等方面的专家研讨药品注册核查原则、标准和要求，研究借鉴国际经验，结合药品审评审批改革中药品注册核查的经验和做法，起草了新版《药品注册核查要点与判定原则（药物Ⅱ、Ⅲ期临床试验）（征求意见稿）》，并于 2020 年 5 月 22 日公布。2021 年 12 月 17 日，国家药品监督管理局食品药品审核查验中心发布《药品注册核查工作程序（试行）》等 5 个文件的通告（2021年第 30 号），其中《药品注册核查要点与判定原则（药物临床试验）（试行）》（以下称"《核查要点》"）于 2022 年 1 月 1 日起施行。其目的主要是通过对注册申报资料与临床试验的原始记录和文件的核对和（或）实地确证，评价试验实施、数据记录和结果报告是否符合试验方案和药物临床试验相关法规，核实相关申报资料的真实性、一致性，同时关注受试者保护。

《核查要点》适用于由国家药品监督管理局药品审评中心启动、由国家药品监督管理局食品药品审核查验中心组织实施的药品注册研制现场核查中的药物临床试验现场核查。被核查机构基于注册需要和风险原则确定。药品审评中心发起的Ⅳ期等药物临床试验现场核查参考本核查要点执行。另适用于对注册申报资料中的临床试验情况进行实地检查、核实。主要对研究者履行职责情况，包括受试者保护、执行试验方案、数据记录和结果报告等方面进行核查。基于注册需要和风险原则，可仅对部分核查要点内容进行核查。必要时，可对申办者、合同研究组织或试验用药品制备条件及情况等进行现场核查，对试验用药品进行抽查检验。

以下为核查过程中按照核查要点分类汇总的经典案例。

一、临床部分

(一)临床试验许可与条件

核查要点 1. 临床试验机构及专业制定与工作相适应的管理文件,并遵照执行。管理文件符合法规及指导原则等的要求,能够覆盖临床试验的全过程。

核查案例 1. 未见试验标准操作规程编制人、审核人、批准人签名和生效日期。

核查案例 2. 未见该中心质量保证的实施记录。

核查要点 2. 临床试验各环节参与人员应具有与所承担临床试验工作所需的教育、培训和经验,并得到主要研究者的授权。

核查案例 1. 某Ⅱ期化药项目,辽宁某机构刘某某为药学专业人员,职称为主管药师,授权体格检查、入选/排除标准评估。

核查案例 2. 某Ⅲ期化药试验,山东某机构《任务分配表》记录"王×"的任务分配为:体检/病史、生命体征、受试者联系/跟踪、物资及文档管理。本临床研究中心所有《药物滴注过程记录表》中护士签名均为"王×",但"王×"执业地点不含本临床研究中心。

核查案例 3. 部分临床协调员被授权做"审核/签署 CRF""血液标本的采集"和"研究药物的配制/输液/记录"等操作。

核查案例 4. 人员未经授权参与试验:封某等 4 人未得到授权进行临床样本采集及管理,但在《血液标本采集记录表》《全血样品接收记录表》《血液标本离心及分离记录表》《血浆样品接收记录表》出现上述人员在核对人、接收人、操作人、送样人处签字。

核查案例 5. 焦某、杨某分别于 2019 年 5 月 30 日和 2019 年 6 月 30 日开始参与本试验,但授权签字样张表上 PI 的授权签署时间为 2019 年 8 月 5 日。

核查要点 3. 医疗机构临床实验室保证检验检测系统的完整性和有效性,对需要校准的检验仪器、对临床检验结果有影响的辅助设备及临床试验需要的其他设备等进行定期校准。

核查案例 1. 某Ⅲ期化药项目,河南某机构"离心机使用维护记录"中未记录仪器唯一识别号和使用起止日期及仪器保管人,仅记录项目名称和使用时间,未记录检测样品的具体编号。整本记录仅有 2019 年 4 月 1 日－2019 年 4 月 20 日该项目的使用记录。

核查要点 4. 医疗机构临床实验室参加经国家卫生健康部门认定的室间质量评价机构组织的临床检验室间质量评价并取得通过证书。

核查案例 1. 凝血三项由血液科血检室完成,未见室间质评证书。

(二)伦理审查

核查要点:按照相关法规及 SOP 规定开展伦理审查,留有书面记录,并注明会议时间及讨论内容,伦理委员表决票及审查结论保存完整且与伦理审查批件一致。

核查案例 1. 某Ⅲ期化药项目,湖北某机构未见 2018 年 8 月 16 日伦理会议审批投票单,伦理批件上也无投票情况汇总,仅有审查结果"做必要修改后报伦理委员会备案"。

核查案例 2. 某Ⅲ期化药项目,广东某机构 2017 年 10 月 19 日伦理委员会会议,副主任委员于 10 月 27 日签发审批件,但未提供主任委员不在单位的证明文件或授权书。

核查案例 3. 临床研究单位伦理委员会在 2016 年 5 月 17 日同时批准了该项目研究方案、知情书的不同版本号。

(三)临床试验实施过程

1. 知情同意书

核查要点 1. 知情同意书的内容符合 GCP 要求。

核查案例 1. 某化药Ⅲ期项目,知情同意书上未设计伦理委员会联系电话。

核查案例 2. 受试者因用药后产生因子抑制物按照重要医学事件报告 SAE,后送至深圳某临床检验中心加做血友病基因检测,签署《基因检测知情同意书》,该《知情同意书》未经伦理审查。

核查案例 3. 共筛选 45 例受试者,现场核查未见所有受试者的《知情同意书》及门诊病历。

核查要点 2. 知情同意书中受试者和(或)监护人(如需要)、研究者、公平见证人(如需要)的签字和签署时间、签署版本等符合 GCP 要求。

核查案例 1. 部分受试者 2019 年 3 月 17 日签署《知情同意书(V1.2 版)》,2020 年 3 月 9 日随访结束,未签署 V1.3 版(2019 年 11 月 14 日伦理批准)《知情同意书》。

核查案例 2. 随机号 027 受试者于 2016 年 4 月 28 日签署 V1.4-03 版《知情同意书》,早于该版本伦理批准日期(伦理批准日期为 2016 年 5 月 17 日)。

核查案例 3. 随机号 035 受试者于 2016 年 6 月 24 日在 V1.4-03 版《知情同意书》已经生效的情况下,签署了旧版本 V1.2-03 版《知情同意书》(该版本批准日期为 2016 年 3 月 2 日)。

核查要点 3. 知情同意书签署时间不得早于伦理批准时间,筛选时间不得早于知情同意书签署时间。

核查案例 1. 福建某机构某疫苗项目,部分受试者在签署《知情同意书》3 天前就进行了筛选,并分配了筛选号。

2. 受试者筛选入组及方案执行

核查要点 1. 受试者筛选应遵守临床试验方案规定的入选/排除标准,入组受试者应保留足够的支持性证据。

核查案例 1. 编号 016 受试者于 2014 年 9 月 22 日在该院门诊就诊,病历记录"脑血栓 4～5 天",于 2014 年 10 月 13 日签署《知情同意书》,符合排除标准。

核查案例 2. 部分受试者在实验室检查结果确认前就随机入组,不能完全确认受试者是否符合排除标准。

核查案例 3. 编号 001 受试者于 2014 年 7 月 16 日签署《知情同意书》,筛选期血生化钠、钾、氯离子因标本质量问题,无检测结果,未再次送检。

核查案例 4. 方案要求在筛选期前需使用基础胰岛素(≥15U/d)治疗超过 3 个月,且胰岛素方案没有更改,若使用了二甲双胍,应固定剂量至少 1.0 g/d 持续治疗超过 3 个月。研究者在筛选期门诊病历记录了上述要求的问诊情况,但未见入组受试者相应的病史资料复印留存。

核查案例 5. 部分受试者违背方案入组[方案排除标准规定"3. 过去 5 年内,有皮肤鳞状细胞癌、皮肤基底细胞癌、宫颈原位癌以外的其他恶性肿瘤病史;4. 过去 2 个月内进行过大的外科手术(不包括诊断性的外科手术)"]。

(1)筛选号 0108 号受试者于 2016 年 4 月 12 日随机入组,其原始病案病程记录 2016 年 3 月 4 日于外院行胃大部切除术。

(2)筛选号 0134 号受试者于 2017 年 1 月 24 日随机入组,原始病案病程记录 2016 年 12 月 21 日于外院行双侧甲状腺全切术,术后病理甲状腺乳头状癌。

核查案例 6. 筛选号 0404 受试者(筛选失败),筛选前未确诊,不符合入选标准"临床确诊为血友病乙者",未见原始病历及 CRF。

核查案例 7. 入选标准 9 规定 ECOG PS 评分为 0～2 分。共 4 例受试者的(编号分别为 003、005、009、010 的受试者)的筛选期未见 ECOG PS 评分,仅有 KPS 评分(90 分)。

核查案例 8. 某患者正在参加其他临床研究或距离前一项临床研究结束时间不足 4 周,违反排除标准第 3 条。

核查案例 9. 随机号 097 受试者,女性,25 岁,2017 年 6 月 15 日签署《知情同意书》,基线妊娠试验阴性。2018 年 1 月 2 日入院病历记录末次月经 2017 年

7月10日(停经6个月),未做妊娠试验排除妊娠,继续用药。

核查案例 10. 试验方案在 2009 年 12 月 9 日进行修订,修改排除标准,改变了 HbA1c、血浆血糖和血压的标准,在此时间之后入组 22 例受试者(编号:005),原始记录中的排除标准为修改前的版本,实际操作按修改后方案执行的。

核查要点 2. 研究者遵守临床试验方案规定的随机化程序。

核查案例 1. 试验采用中心化随机,所有 12 例受试者病历中均未见《随机化分组表》。

核查要点 3. 研究者按照临床试验方案规定的试验流程和评估方法实施试验(如访视、给药、采血、安全性检查和疗效评估等),采取措施保证关键步骤实施的准确性,并保存相关记录,如偏离试验方案应予以记录和解释,合并用药或合并治疗与禁用药物的记录符合方案规定的要求。

核查案例 1. 编号 023 受试者 V1 和编号 003 的受试者 V15 未按方案要求进行血妊娠检查,违背方案未报伦理。

核查案例 2. 编号 021 受试者 2014 年 10 月 22 日 V5 期间《药物信息表》里药物的注射时间为 15:42,评估时间为当天 14:10,方案规定评估时间应在注射试验药物后 15～60 分钟进行。

核查案例 3. 方案规定基线为"访视 2,第 1 天",所有受试者的 OCT 报告中黄斑水肿厚度值与"baseline"比较时,"baseline"均采用了 V1 筛选期的值。

核查案例 4. 编号 006 受试者 V8 研究药物玻璃体内注射时间为 12:10,术后测眼压机打时间为 11:55,后手动改为 12:55,不符合方案规定的给药后 15～60 分钟测眼压。

核查案例 5. 方案要求每日一次在早餐前的 1 小时内进行研究药物的皮下注射,患者日记显示编号 008 受试者治疗期间共出现 16 次试验用药注射时间晚于早餐就餐时间。

核查案例 6. 方案要求治疗期间基础胰岛素剂量的调整必须在基线剂量的±20% 内,如未发生并发疾病或紧急情况,每日基础胰岛素剂量增加超过20%,患者必须停用研究药物治疗并终止研究。编号 003 受试者导入期胰岛素用量为 24U,随机后于 2014 年 1 月 3 日调整到 30U(调整超过 20%),且连续应用到研究结束,共 30 天。

核查案例 7. 方案规定当 80 g/L＜Hb＜100 g/L 时,按每次 100～200 mg的量逐级对利巴韦林进行减量,筛选号 4319 受试者访视 9 血红蛋白为 94 g/L,研究病历、处方和日记卡显示未进行剂量调整。

核查案例 8. 筛选号 3305 受试者随机为对照组,访视 8 用药第 24 周时错误注射试验组干扰素,该方案违背在统计和总结报告中未体现,受试者纳入

PPS集。

核查案例9. 筛选号031号受试者2016年10月12日随机入组,《药物滴注过程记录表》记录首次给药开始速率为100 ml/h(方案规定首次输注开始输注速率为50 ml/h,如未出现输注反应,可每隔30分钟升高50 ml/h输注速率)。

核查案例10. 方案规定"制品溶解后应立即使用,并在1小时内输完,不得放置",全部9例受试者中8例给药超时,其中最长超过50分钟。

核查案例11. 方案规定访视4(V4)的时间为第一次输注结束后24小时(±2小时),筛选号0303受试者首次用药结束时间为2013年3月15日17:35,V4心电图检查时间为2013年3月18日10:11,超窗41小时。

核查案例12. 入组编号01010受试者2017年3月23日(C1D57),血生化检查示血脂肪酶423U/L(正常值为13~60 U/L),符合CTC AE 4级标准,未停药(方案剂量调整指南规定:对于任何复发的重度或3级药物相关AE或任何危及生命的事件,应永久性停止治疗)。

核查案例13. 试验方案规定肿瘤评估采用IWG2007标准,测量要求选取两个最大垂直径,授权的影像医生在测量编号13010受试者的病灶大小时,选取了两个不垂直的最长径。

核查案例14. 试验方案规定"在研究药物给药之前测量脉搏和血压,应读取2个或以上读数,两次测定之间间隔2分钟,取均值",该中心所有受试者记录给药当天生命体征时,均只测量了1次血压及脉搏。

核查案例15. 试验方案规定按IWG2007标准靶病灶应尽可能地选择不同的淋巴结区域;只要病变侵犯纵隔和腹膜后淋巴结,即应将这些区域包括在内。编号007受试者V1时影像报告显示其纵隔和腹膜后部分病变符合靶病灶标准,但未选取。

核查案例16. 试验方案规定骨髓活检应在筛选期(V1)进行,编号008受试者在首次给药当天(V2)才进行骨髓活检。

核查案例17. 编号005受试者提前终止访视未按试验方案要求做PET-CT,本次访视疗效评估结果未录入eCRF。

核查案例18. 编号003受试者于2015年3月9日门诊开具康舒凝(含凝血因子IX)20瓶(1天5瓶,4天),于3月10日入组给药,违背方案入组标准第2条"第1次给药前至少4天,受试者不应接受任何凝血因子IX产品输注"。

核查案例19. 方案规定在研究中心访视日时,必须在研究中心抽取血液样本后进行试验药(或安慰剂)的注射。部分受试者在访视当天就诊病历及患者日记中均无研究药物的注射时间记录。

核查案例20. 方案要求试验期间不允许使用除研究药物及允许的背景疗

法(即基础胰岛素及二甲双胍)之外的任何降糖药。经溯源 HIS 系统,显示编号 002 受试者于试验期间门诊开具诺和锐 30 共 1 支。

核查案例 21. 方案"8.6 进展后继续治疗标准"规定的"受试者下一次肿瘤评估出现进一步进展,则应退出研究治疗"。筛选号 004 受试者的研究者总体疗效评估结果连续四次为 PD,未退出研究,研究者未在相关病程记录中说明理由。

核查案例 22. 筛选号 007 受试者 2018 年 1 月 3 日(Week17)和 2018 年 2 月 27 日(Week25)的 PET-CT 疗效评价均为 PMD(代谢进展),按照 Lugano2014 淋巴瘤疗效评价修订标准 PD 定义:与基线相比摄取密度增加和(或)治疗中期或末期出现新的与淋巴瘤一致的 FDG 高摄取灶,研究者总体疗效评价结果应为 PD。总体疗效评价表中总体评价结果为 SD,研究者未进行充分的解释说明。

核查案例 23. 入组的 5 名受试者第一次输注结束后 10 分钟、1 小时血浆(测定因子Ⅷ活性)未按方案规定及时送检验科检测。

3. 安全性信息处理与报告

核查要点 1. 研究者应完整记录 AE(不良事件)、SAE,与药物相关性判断标准应符合试验方案规定和医疗常规。

核查案例 1. AE 漏报。

(1)给药 8 天后,21 例受试者 ANC 低于正常值,研究者判断 CS,未记录 AE。

(2)受试者编号 A6,给药后 12 小时,发热 37.4℃,未报 AE。受试者编号 F1,给药后 12 小时,发热 37.7℃,未报 AE。

(3)门诊病历记录编号 012 受试者于 2017 年 3 月 26 日、2017 年 4 月 18 日分别发生一次症状性低血糖事件,eCRF 中未记录低血糖事件。

(4)编号 011 受试者门诊病历记录于 2019 年 1 月 10 日发生上呼吸道感染,口服康泰克胶囊、甘草片和蓝芩口服液治疗,eCRF 中均未记录。

(5)急诊病历显示,筛选号 0302 受试者试验期间,于 2018 年 10 月 7 日输注兰索拉唑,未见相关症状描述,未记录 AE。

(6)编号 0502 受试者筛选期(2020 年 11 月 4 日)研究病历记录为"双侧髋关节、双膝关节活动受限",用药当日(2020 年 11 月 5 日)研究病历记录伴随急性出血为鼻腔黏膜出血,未记录在出血事件表中,未见治疗后症状改善情况评估。

核查案例 2. 编号 0509 受试者 2014 年 12 月 19 日筛选期(V1)体格检查异常记录为"左下肢肿胀,活动受限",首次输注后 24 小时体格检查描述与 V1 完全一致,而血红蛋白由 113.5 g/L 下降至 98.9 g/L(24 小时内下降 14.6 g/L),

研究者均判断为"CS,血友病致出血有关",未复查,未报 AE,且研究病历记录首次输注后的疗效评估为"改善",后该受试者连续 5 天输注试验药物(每日 1次,每次 1200 IU),未见病情进展情况评估记录。

核查案例 3. 编号 007 受试者的 V1 血常规白细胞计数为 17.72[正常值范围(3.5~9.5)×10^9/L],研究者评价有临床意义,并记录为 AE;其 V2 血常规白细胞计数为 30.52,研究者评价为无临床意义。

核查案例 4. 编号 03028 受试者 V8 的血生化检查谷氨酰转肽酶(GGT)值为 67 U/L(正常值范围 10~60 U/L),研究者判定为 CS Ⅰ 级;而其 V15、V16的 GGT 值分别为 68 U/L 和 91 U/L,研究者判定为 NCS。该受试者 V6、V14心电图报告分别显示为"异常心律心电图"和"窦性心动过速,非特异性 T 波异常,短 QTc 间期,异常心电图",研究者均未判定。

核查案例 5. 编号 03011 受试者在提前终止访视发现其在外院复查时丙氨酸转氨酶(ALT)125 U/L(正常值范围 9~50 U/L),未进行评估及记录。

核查案例 6. 试验方案未对视力下降、黄斑水肿加重等 AE 的判断标准进行明确规定,致使研究者对 AE 判断尺度不一:如编号 100300002(CRVO)受试者,其研究眼 V4 的 BCVA 值较 V3 下降 22 个字母,判断为中度 AE;而编号100300004 受试者,其研究眼 V4 的 BCVA 值较 V3 下降 31 个字母,判断为轻度 AE。

核查案例 7. 随机号 329018 受试者 2017 年 1 月 11 日(C1)首次用药,2017年 2 月 5 日于家中摔倒,就诊于当地医院。研究者于 2017 年 2 月 6 日获知并上报 SAE,诊断为脑梗死,与研究药物相关性判断"肯定无关",判断依据不充分。

核查案例 8. 编号 23005 受试者的直接胆红素(DBIL)升高与药物相关性判断前后不一致:其 2017 年 11 月 23 日的 DBIL 为 7.2(正常值范围 0~7 μmol/L),判断为 Ⅰ 度升高,与药物相关;其 2017 年 12 月 14 日、2018 年 1 月8 日、2018 年 1 月 31 日的 DBIL 分别为 9 μmol/L、8.8 μmol/L、8.4 μmol/L,均判断为与药物无关。

核查要点 2. 研究者确保发生 AE、SAE 的受试者得到及时合理的观察与治疗。

核查案例 1. 根据试验方案,次要疗效指标为出血症状和体征改善评价,评价结果为"优良"的判定标准为"输注后 6 小时内疼痛迅速减轻和(或)出血的体征明显改善",均未见方案规定的输注后 6 小时内的观察记录。

核查案例 2. 筛选号 406 受试者 2019 年 9 月 20 日发生出血事件,于 2019年 9 月 24 日给予研究药物治疗,24 小时后评估为"改善",再次给予研究药物治疗,24 小时后未评估,未见相关记录。

核查要点 3. 除试验方案或者其他文件中规定不需立即报告的 SAE 外,研究者立即向申办者书面报告所有 SAE,随后及时提供详尽、书面的随访报告。

核查案例 1. 筛选号 002 号受试者 2019 年 4 月 1 日新发脑梗死导致延长住院时间,研究者判断 SAE 与试验药物可能无关,但无随访报告。

4. 临床试验数据记录和报告

核查要点 1. 临床试验源文件的管理符合医疗管理要求,源数据应满足临床试验数据质量通用标准(ALCOA+)。

核查案例 1. 某中心检测结果前后不一致,某受试者筛选期乙肝表面抗体为阳性,V7(90 天)和 V8(180 天)检测结果均转为阴性。

核查要点 2. 日常诊疗已使用电子病历系统的,临床试验应使用电子病历。

核查案例 1. 受试者研究病程记录大部分由研究护士李某手写记录在白色 A4 纸上并签名签署日期,研究者签名签署日期。试验项目的电脑验光单无操作者签名。

核查案例 2. 就诊病历均为 A4 白纸上手写记录,由 3 名研究生记录并签字,研究医生同时签字,未见 3 位研究生的执业医师资格证。

核查要点 3. 源数据和病例报告表中的数据修改留痕,不掩盖初始数据,保留修改轨迹,注明修改理由,修改者签名并注明日期。

核查案例 1. 部分受试者药品信息表中需要评估研究者 A(盲态)填写的部分,由治疗研究者 B(非盲)填写并签名,后签名由评估研究者 C 修改,且修改为涂抹而非画线。

核查要点 4. 病例报告表的填写和修改符合申办者提供的指南,病例报告表及其他报告中的数据准确、完整,清晰、及时,与源文件一致。

核查案例 1. 某受试者原始病历 V1 检验报告单显示 APTT 88.7 s↑、凝血因子Ⅸ 1.40%↓,V4 检验报告单显示 APTT 51.9 s↑,V5 检验报告单显示 APTT 79.3 s↑,研究者判断为 CS,CRF 中均由 CS 修改为 NCS。

核查案例 2. 筛选号 1009 受试者筛选期 V1 血红蛋白 66 g/L(正常值范围:120～160 g/L),化验单上研究者判定为 CS,CRF 中记录为"异常,但无临床意义",两者不一致;V4 血红蛋白 59 g/L,化验单上研究者判定为 NCS,异常值前后判断标准不一致。

核查案例 3. 编号 23009 受试者的住院病历记录 V5 体重较 V4 减轻 2 千克,于 V8 恢复;而其 eCRF 中记录 V4 开始的 AE 为增重。

核查案例 4. 编号 029 受试者 V7 出现皮疹,eCRF 中记录 AE,但原始病历中未进行 AE 评估。

核查案例 5. 编号 035 受试者日记卡访视 9 记录凌晨 6 点血糖值,分别为 2010 年 9 月 18 日和 2010 年 9 月 24 日,查阅电子 CRF 均未记录。

核查要点 5. 病例报告表、总结报告(或数据库)中记录的 AE 相关数据与源数据一致,无漏记、误判和误记。

核查案例 1. 编号 005 受试者 V10 血生化检查促甲状腺素(TSH)值为 5.34 μIU/ml(正常值范围 0.55～4.78 μIU/ml),研究者判定为 CS,eCRF 中未记录。

核查案例 2. 编号 001 受试者 V6 的心电图报告显示"1. 窦性心律不齐;2. 左心室高电压(研究者判断为 CS)",eCRF 中未记录 AE。

核查案例 3. 编号 002 受试者用药后发生胃肠道 AE,门诊记录未对"AE 与试验药物相关性"做出判断,eCRF 中记录为与试验药物无关。

核查案例 4. 编号 008 受试者用药后发生 AE"急性支气管炎",研究者判断与试验药物可能无关,eCRF 记录为无关。

核查要点 6. 病例报告表、总结报告(或数据库)中的 SAE 相关数据记录和报告情况与源数据一致,无漏记、误判和误记。

核查案例 1. 编号 002 受试者 V7、V8 凝血因子Ⅷ抑制物中心实验室检测结果分别为小于 3.1 和小于 1.6,0509 受试者 V8 凝血因子Ⅷ抑制物中心实验室检测结果为小于 1.6,均为阳性结果,报告 SAE。统计报告中将上述两例 SAE 按照"FⅧ抑制物生成"和"Ⅷ因子抑制物阳性"两种不良事件进行统计,发生率分别为 1.64% 和 1.64%。

核查案例 2. 编号 054 受试者 2018 年 9 月 5 日接种疫苗,2018 年 10 月 15 日－2018 年 10 月 21 日记录"过敏性紫癜、感染性皮疹"住院,2018 年 10 月 18 日 SAE 首次报告、2018 年 10 月 22 日 SAE 随访报告判定 SAE 与接种疫苗"肯定无关",2018 年 11 月 16 日 SAE 总结报告判定"可能无关",EDC 记录"肯定无关"。

核查要点 7. 源数据、病例报告表、数据库及申报资料之间数据一致。

核查案例 1. 某中心汇总有 14 项方案违背与偏离记录,均未上报伦理委员会,同时在总结报告和统计报告中也未汇总到方案违背和偏离中。

核查案例 2. 某中心试验期间(2016 年 3 月 8 日至 2016 年 6 月 23 日)共出现 8 次违背方案,总结报告生效日期为 2016 年 11 月 7 日,但研究者于 2017 年 3 月 21 日才将上述 8 次违背方案上报伦理委员会。

5. 临床试验数据溯源

核查要点:病例报告表中入组、知情同意、病史或伴随疾病、访视、给药记录、病情记录等信息与试验源数据和(或)HIS 系统一致。

核查案例 1. 经查阅研究病历,随机号 001 受试者(试验时间:2016 年 2 月 24 日－2016 年 4 月 11 日)于 2016 年 3 月 2 日出院带药开具了方案规定的禁用药(地塞米松),eCRF 中未记录。

核查案例 2. 方案要求试验期间不允许使用除研究药物及允许的背景疗法(即基础胰岛素及二甲双胍)之外的任何降糖药。经溯源 HIS 系统,显示编号 007 受试者于试验期间(2014 年 2 月 12 日、2014 年 3 月 15 日)在门诊分别开具诺和锐 30 各 28 天用量,2014 年 3 月 15 日于门诊开具阿卡波糖(拜唐苹)28 天用量。

(四)试验用药品管理

核查要点 1. 试验用药品的接收、贮存、分发、使用、回收、退还及未使用药品的处置(如授权销毁)等环节留有记录。

核查案例 1. 部分受试者部分访视给药门诊化疗治疗单上未见配药护士签字。

核查案例 2. 部分受试者部分原始病案中未见给药门诊化疗治疗单。

核查案例 3. 部分受试者原始病案中记录的药物输注时长与理论输注时长不一致。

核查案例 4. 部分受试者病案中未见研究护士药物配置记录及输液单。

核查案例 5. 部分受试者试验药物输注(同一出血事件首次用药后的再次用药)未记录输注停止时间及用药后出血症状和体征改善评价。

核查案例 6. 无临床试验用药的处方、医嘱,无试验用药配制和输注记录,发药记录无领药人签字。

核查案例 7. 各试验现场之间调剂使用乙型肝炎免疫球蛋白的《疫苗及免疫球蛋白交接记录》或《免疫球蛋白交接记录》中均未记录乙型肝炎免疫球蛋白的批号、规格、生产厂家等信息。

核查案例 8. 部分受试者研究病历中干扰素注射日期与受试者日记卡不一致。

核查案例 9. 试验用药品处方上均无发药人、核对人签字。

核查案例 10. 该药物在药物临床试验批件上的药物名称为雷珠单抗注射液,规格为 2 mg(0.2 ml)/瓶,而在药物质检报告、装箱清单和药物交接单上品名均为 RFB002(LUCENTIS)0.5 mg/0.05 ml(支)。

核查案例 11. 该试验药物的保存条件为 2～8℃,需冷链保存,温度记录不全。

核查案例 12. 某临床中心所有试验药物配液过程未见配液记录。

核查案例 13. 方案规定"制品溶解后应立即使用,并在 1 小时内输完,不得放置",某临床中心记录有输注起始时间,但没有护士配液记录,无法得知试验用药品配制后是否立即使用。

核查案例 14. 编号 00106 受试者访视 6 应发药盒号码为"17858",在《受试者药物记录表》中记录该受试者实际药盒号码为"17855"。

核查案例 15. 药物使用记录单中未填写实际使用量,填写的药物剩余量为换算后的单位 IU,未提供实际注射器的刻度单位(ml)。

核查案例 16. 未见药液配制过程记录,未见使用完药品空瓶的销毁记录;未见药品使用台账。

核查案例 17. 某中心未见非盲护士对试验用药物的配制记录。

核查案例 18. 发药记录无领药人签字,实际给药剂量计算无依据。

核查要点 2. 试验用药品运输和储存过程中的条件符合方案要求。

核查案例 1. 方案要求试验药物在 2～8℃避光保存和运输,未见试验药物运输快递单及随行温控记录。

(五)生物样品管理

核查要点 1. 生物样品采集、处理、储存、转运等各环节的管理遵守相应的规定并保存记录。

核查案例 1. 从采血后到检测前的数小时内的血样保存状态不明,未见相关记录,如:药物编号 0809,第一次输注前的血清样本采集时间为 2014 年 12 月 19 日 9:30,而检验科报告显示接收时间为 14:47,从样本采集至上机检验中间间隔 5 小时。

核查案例 2. 未见血液样本离心记录。

核查案例 3. 所有血液样本均无出入库记录。

核查案例 4. 未见大部分生物样本预处理记录和运送过程中的温控记录。

核查案例 5. 某中心 PD 血液样本检测管与备份管同时运输到 PD 检测实验室(方案规定另外 1 管作为备份保存在分中心 18～30℃实验专用医用恒温箱内,并有温度监控和记录)。

核查案例 6. 所有 PD 血样本未按方案要求的 24～36 小时内运送至 PD 检测实验室,如:筛选号 2401 受试者 PD 样本最长运送时间为 58 小时 45 分钟。

核查案例 7. 在采血当日寄出的冷冻样本检测报告单中接收日期与实际接收日期不一致,如编号 026 号受试者访视 3 抗艾塞那肽抗体报告单接收时间为 2018 年 3 月 17 日,QLIMS 数据库中显示实际接收时间为 2018 年 4 月 7 日。

核查案例 8. 实验室 NEWLIMS 系统显示降钙素生物样本－20℃稳定期

为 3 个月，－70℃稳定期为一年。机构保存（－20℃）最长为 66 天，中心实验室保存（－80℃）最长为 181 天，但共有 193 个检测样本先后在两个条件下保存时间累计超过 3 个月，其中最长为 209 天。

核查案例 9. 未按照血液样品分离和移送 SOP（V3.1）及抽取血样 SOP（V4.0）进行血浆分离的双人核对及采用扫码系统进行采血核对。

核查案例 10. 方案 4.3 规定"血样离心取血浆后立即冻存于≤－70℃冰箱中"。随机号 001 受试者，有 36 个血浆样品离心后暂存于－20℃冰箱里。

核查案例 11. 随机号 024 受试者第二周期滴注结束后 1 小时采血，计划时间为 10：27：12，实际时间为 10：34：05。

核查案例 12. 无输液泵、输液泵校准记录。

核查案例 13. 未见－20℃冰箱校准记录。

核查案例 14. 设备使用记录本中离心机使用记录不全：随机号 027 受试者采血日期 2016 年 5 月 6 日、2016 年 5 月 26 日，随机号 035、036 受试者，采血日期 2016 年 5 月 13 日，随机号 039 受试者采血日期 2016 年 5 月 17 日、2016 年 6 月 7 日，未见离心机使用记录。

核查案例 15. 采血和样本离心操作记录只有一个人签字，缺少复核和复核人签字。

核查案例 16. 输液记录表中未体现输液泵的编号，输液泵未设仪器设备使用记录本。

核查案例 17. 随机号 019 受试者输注前血样离心时间记录显示为持续 1 小时，超出方案要求的 10 分钟。

核查案例 18. 筛选号 015 受试者 V5 访视日期为 2018 年 11 月 18 日，原始病历中记录当天采血并保存，生物样本登记表-Ⅰ中记录的采血日期为 2018 年 11 月 19 日。

核查案例 19. 检测单位共接收 4822 份送检血清，其中，428 份血清由于血清量不足，对 428 份备份血清进行了检测。未见备份血清的交接记录。

核查案例 20. 运输公司提供的干冰运输温度验证记录仅验证 72 小时内的温度。抽查生物样本运输记录发现，共有 6 个批次样本发运时间与接收时间间隔超过 3 天，最长发运接收间隔 6 天。

核查案例 21. 抽查 2016 年 7 月 30 日到 2017 年 9 月 4 日共计 27 批血样运输、交接、入库记录，发现有 10 批样本接收记录和入库记录不一致，如 2016 年 11 月 11 日收到某大学附属医院血样 25 支，入库登记单上仅有 3 支血浆入库记录。未见所有血样的出库记录。

核查要点 2. 生物样品的采集、处理、储存和转运的条件符合临床试验方案的要求。

核查案例 1. 用于保存生物样本的冰箱(-80℃和-20℃各一台)温度记录表中要求记录每日最低和最高温度,实际每日仅记录一次温度,且每一次均记录为-80℃或-20℃。研究者提供的 2015 年 6 月 30 日和 2015 年 7 月 2 日(试验结束后)两次-80℃冰箱检测校准结果显示实测温度分别为-71.69℃和-69.23℃,建议校正后使用,未提供-20℃冰箱的校准结果。

核查案例 2. 某试验中有 5 份样本从采样到检测时间超过 6 个月。中心实验室现场提供"凝固法定量检测血浆样本中凝血因子Ⅷ活性-70℃存放稳定性实验结果目前为 4 个月的稳定性报告。"

核查要点 3. 生物样品管理各环节的异常情况及时评估、处理、记录。

核查案例 1. 用于保存生物样本的冰箱(-20℃)温度记录表中从 2014 年 12 月 12 日至 2015 年 7 月底止,均记录为-12℃,未见实验室对此异常温度质控及处理。

(六)中心实验室及独立评估机构

核查要点 1. 待测样本接收、处理、检验检测、储存、归还(如适用)、销毁等过程具有完整的记录。

核查案例 1. 送往中心实验室检测的生物样本无预处理及保存记录。

核查案例 2. 与申办者交接的中心实验室采血试剂盒仅有首次 4 个的记录,未见其余交接记录。

核查案例 3. 试剂盒说明书对样本的要求为"2~8℃保存,不宜超过 6 小时,22~24℃保存,不宜超过 2 小时",并要求"测定温度 36.5~38.5℃,过低或过高温度均使 APTT 延长"。实验原始记录未记录所使用的试剂盒批号、样本测定前的保存条件、保存时间和测定温度。

核查要点 2. 待测样本根据方案和 SOP 要求及时进行检测,复测符合试验方案和实验室相关 SOP。

核查案例 1. 某中心实验室规定血清降钙素的检测时限为 7 个工作日,但 13 个样本检测时限达到 11~15 天。

核查案例 2. 两例受试者实验室检测异常结果,某中心实验室未按 SOP 规定及时通知研究者:①胰脂肪酶 2019 年 1 月 27 日检测完成,结果为 376 U/L(正常值范围 0~60 U/L),提示"HP",系统显示 2019 年 2 月 1 日完成电话通知;②胰脂肪酶为 2019 年 1 月 26 日检测完成,结果为 359 U/L(正常值范围 0~60 U/L),提示"HP",系统显示 2019 年 2 月 1 日完成电话通知[依据中心实验室 SOP 规定,实验室结果提示"HP"及"EX"的检测结果,需要在 24 小时内

(工作日)通知研究者〕。

核查要点 3. 检验方法经过验证/确认并符合方案要求,保存方法学验证/确认原始实验记录。

核查案例 1. 现场保存实验室检测结果的纸质原始记录,除血生化检测外,其余检测结果未能在所使用的仪器设备数据库中找到电子原始记录,且未见电子版备份。

核查案例 2. 凝血因子Ⅸ的检测结果为手工记录,未见仪器存储记录及打印报告。

核查要点 4. 仪器设备使用、维护、校准等记录完整。保存有仪器验证记录、仪器设备使用记录、检查维护记录等。

核查案例 1. 未见研究期间相关仪器设备的校准、维护记录。

核查案例 2. 某中心实验室所有仪器设备仅有一台,仪器出现故障不可检测时的应急预案无法保证在规定时间内完成所要求的检测。

核查要点 5. 对临床试验数据进行独立评估的人员具备相应资质且符合评估机构的相关指南或其章程要求。

核查案例 1. 现场未见实验室仪器操作人员付某的上岗资质证明。

(七)委托研究

核查要点:临床试验涉及的所有由其他部门或单位进行的研究、检测等工作,签有委托协议/合同,对委托方和被委托方的责任义务予以明确。委托协议/合同反映的委托单位、时间、项目及方案等与申报资料记载一致。被委托机构出具的报告书或图谱等研究结果为加盖其公章的原件。根据审评需要对被委托机构进行现场核查,以确证其研究条件和研究情况。

核查案例 1. 试验方案规定检测的项目在 CRO 与中心实验室签署的协议中及中心实验室的实际检测项目中均无上述项目。

核查案例 2. 某中心试验室与申办方的合同规定,降钙素、C 肽、超敏 C 反应蛋白检测为某检测公司新加坡实验室完成,实际项目检测均为某检测公司北京实验室完成。

(八)其他案例

核查案例 1. 某受试者共发生 2 次肺炎,SAE 报告为预期 SAE,但在汇总递交的伦理信中表述为非预期 SAE。

核查案例 2.《药代动力学血样采集表》显示所有受试者的静脉推注给药及样本采集核查者均为同一名研究护士,部分时间点的记录显示同一人在同一时段执行两个操作。

核查案例 3. 注册申请的药物包装规格与临床试验过程中受试者使用的药物包装规格不一致。

核查案例 4. 心电图均非心电图室中进行,报告单无操作人签字,报告无法溯源,报告中受试者姓名均为手写记录。其中部分受试者文件夹中留存的心电图无受试者姓名。

核查案例 5. 笔式注射器、血糖仪无物资交接记录。

核查案例 6. 门诊病历显示部分受试者日记卡回收当晚 23:20 和 23:50 记录了注射基础胰岛素的情况。

核查案例 7. 本项目所有受试者原始病案中记录的外院检查结果均未见检验报告单。

核查案例 8. 存档资料中未见监查报告。

二、生物样本检测分析部分

(一)生物样品分析条件与合规性

分析检测单位具备承担生物样品分析项目的条件

核查要点 1. 制定与分析工作相适应的质量体系文件,并遵照执行。质量体系文件的内容符合法律、法规和指导原则等的要求,能覆盖实验室管理及分析项目的主要流程。

核查案例 1. 该机构使用活化部分凝血活酶时间(APTT)测定试剂盒(鞣花酸)(凝固法)通过 APTT 纠正实验检测受试者是否产生凝血因子抑制物,此方法为人工手动滴定操作,该机构未建立实验操作 SOP。

核查案例 2. 血清样本浓度测试过程中发现部分样本测试结果低于定量下限,未见对该部分数据处理的相关规定,其结果参与了 PK 参数计算。

核查案例 3. Ⅲ期临床试验免疫原性试验中,现场提供的有关抗体测试的 SOP 中规定,采用酶标仪检测,样本在 450 nm 处 OD 值作为检测值,原始记录中采用的是 450 nm 和 630 nm 处的 OD 值的差值作为检测值。现场提供的 SOP 中,无质控的判定标准,也无阳性抗体确证试验的判定标准,而原始记录中出现了判定标准,依据不明。

核查案例 4. 系统适用性试验显示保留时间漂移达 22%,超过 SOP 规定的 20%,但 SOP 中对超标的偏离值是否继续进样未给予明确规定。

核查要点 2. 配有可满足分析检测要求的取样、称量、配制、检测及数据分析的仪器及软件。仪器量具的量程、精度、分辨率等符合相应技术指标的要求,仪器的型号和编号记录在原始记录中,与申报资料一致。

核查案例 1. 时间同步器显示的时间比北京时间约慢 3 分钟。

核查案例 2. 10 μl 的移液器在校正过程中使用了十万分之一的天平(校正体积分别为 2 μl,5 μl,7.5 μl,10 μl),称样量≤10 mg。

核查案例 3. 样本测定使用了 3 台质谱仪(编号:225、178、234),方法验证使用了两台质谱仪(编号:234、225),其中编号 178 质谱仪未做交叉验证。

核查案例 4. 未见用于该项目的电子分析天平的计量检定报告书。

(二)生物样品分析实验的实施

1. 对照标准物质的管理

核查要点 1. 对照标准物质由专人管理,来源可靠且可追溯,在分析证书(CoA)或同等证明性文件规定的条件下储存和使用。核对运输、接收、储存、领取、称量、使用、归还、销毁等原始记录,信息记录完整。对于不用于定量的对照标准物质,提供能证明其适用性的文件。

核查案例 1. 某标准品运输过程温度控制为-70℃,不符合标准品 CoA 证书中的储存温度规定-20℃的要求。

核查案例 2. 胰岛素对照品 CoA 证书中无批号信息,接收记录中记录有批号。

2. 方法学验证的实施

核查要点 1. 方法学验证项目按照验证计划书的规定考察,检测方法、实验过程和结果记录在原始记录中,与申报资料一致。

核查案例 1. 上海某公司方法学确证分析被考察储备液放置2～8℃的稳定性,原始记录中未见放置时间记录,方法学分析报告描述为放置 1 周。

核查案例 2. 酶标仪上使用记录不全,无 pH 计使用记录,未见试验中部分溶液称量配制记录。

核查案例 3. 方法学验证过程中未见存在的合并用药影响的验证。

核查案例 4. 某尿样检测方法与经过验证的方法不一致,线性范围和质控浓度均不一致,检测方在未知样本测试前未进行方法学验证。

核查案例 5. 通过方法验证的线性范围为 50～2500 ng/ml,2012 年 4 月 24 日起,将线性范围扩大至 50～5000 ng/ml,并增加了 4000 ng/ml 的质控;方法改变未说明原因也未验证,直接继续进行未知样本测定。

核查案例 6. 使用过期人血清,对 15 批用于方法学验证和生物样本测定中标曲和 QC 配制的血清进行筛选。

核查要点 2. 校正标样和质控样品有配制、分装、储存、领用、使用、归还等原始记录,稳定性质控样品有配制时间、放置位置、储存条件和稳定时间等原始记录,并与申报资料一致。

核查案例 1. 方法学选择性考察实验某血浆质控样本 QCL、QCH 未见配制原始记录。

核查案例 2. 方法学考察－80℃长期稳定性低浓度质控样品(配制理论浓度:0.03912 IU/ml)结果显示:立即测定(0 天)凝血Ⅷ因子浓度为 0.0492 IU/ml,放置 7 天为 0.0483 IU/ml,放置 1 个月为 0.0546 IU/ml,放置 3 个月为 0.0407 IU/ml。所有值的准确度＞120％。

3. 试验样品分析测试的实施

核查要点 1. 试验样品分析按照分析计划执行,分析批中样品预处理的过程和检测方法与方法学验证一致,血药浓度数据与申报资料一致。

核查案例 1. 部分受试者样本有溶血,未见溶血的验证。

核查案例 2. 分析报告中,样本处理方法缺少超滤操作的描述,实际操作中有超滤记录。

核查案例 3. 部分受试者在第一周期给药前测出了最低定量限浓度以上的试验品浓度,在该时间点也检测出游离峰,未评估。

核查案例 4. 方法学验证中考察了以血清为基质进行的 5 倍稀释的可靠性和以样本稀释液为基质进行的 8 倍稀释的可靠性,未知样本测试过程中,全部以血清为基质进行预稀释,个别样本超出验证的稀释倍数。

核查案例 5. 某尿液检测原始记录检测 ULOQ 为 12.5 ng/ml,HQC 设置在 20 ng/ml,当日原始记录显示 3 个 QC 数据不符合要求,在报告中采用了该批次尿样数据。

核查案例 6. 2012 年 8 月 3 日开始测试,未知样本采用 450 nm 处测定值进行结果计算,从 2012 年 8 月 17 日开始,未知样本测试采用 450 nm 处 OD 值与 blank 样本 OD 值的差值进行浓度计算,且质控由 20 ng/ml 改为 10 ng/ml,方法改变未说明理由且未进行方法验证。

核查案例 7. 试验中未采用统一的方法进行检测:标曲、质控和未知样本部分为单孔检测,部分为复孔检测。

核查案例 8. 生物样本末次入库时间为 2011 年 12 月 5 日,样本分析开始时间为 2012 年 8 月 10 日,样品长期稳定性试验为－20℃冷冻放置 30 天。

核查案例 9. Ⅲ期临床试验生物样本免疫原性测试中,酶标板(96 孔板)中均有一个复孔作为 blank 样本,试验方案中未规定设置该样本,记录中也未说明此样本的来源、处理过程和判定标准。

核查案例 10. 某生物样本免疫原性试验中滴度测试:样本稀释后结果仍为

阳性,按照现场提供的 SOP,应进行更高比例的稀释至获得阴性结果,但实验并没有进一步稀释而是直接汇报了这两个比例作为滴度,与 SOP 不符合。

核查要点 2. 试验样品重新分析的理由和报告值的选择符合标准操作规程或分析计划的规定。试验样品的初始值、重分析的原因、重复次数、重分析的结果、最终接受的值以及接受的理由记录,并与申报资料一致。

核查案例 1. 分析测试报告中,部分样本基于"技术重测"的原因进行了复测,没有注明具体复测的原因;有部分样本基于"非技术重测"的原因进行了复测(本单位样本复测 SOP 和本研究样品分析计划复测原因:样本检测浓度无法用来解释药代动力学)。

核查案例 2. 血清样本测试一共完成了 73 块 96 孔板,其中 4 块板进行了 2 次读数,其余只读数一次。读数 2 次的 96 孔板均采用了后一次的读数,未见原因说明。个别读数 2 次间的差值为 20%～30%。

(三)记录的管理

核查要点 1. 记录(纸质和电子)包括但不限于:样品接收和处理记录、样品制备和分析记录、原始图谱、偏差报告、调查报告、标准操作规程、审计追踪,以及与申办者或临床试验机构的通信等,记录的信息真实、准确、完整和可追溯。

核查案例 1. 某纠正实验报告单结论为"无抑制物存在",实验原始记录中未见计算过程、计算结果和判定标准。

核查案例 2. 某试剂接收时干冰保存,状态记录为"溶液"。

核查案例 3. 包被抗体有分装记录共计 965 μl,除方法开发实验外,验证实验和样本分析实验过程中共计使用 924 μl,未见分装后试剂的出入库记录以及剩余抗体量及其处置记录;实验过程中配制的标准曲线样品和质控样品有分装记录,但是未见分装后的出入库记录以及剩余样品量及其处置记录。

核查案例 4. 包被的 96 孔板共计 19 块,验证实验共计使用 14 块板,未见其余 5 块板的使用记录。

核查案例 5. 某样本分别于 2017 年 7 月 6 日和 2017 年 7 月 17 日进行测定,未在检测报告中报告,未纳入统计计算。

核查要点 2. 纸质记录(记录本、记录纸)受控管理,表格进行版本控制。记录更改保持原有信息清晰可辨,注明修改人姓名、修改日期和理由。

核查案例 1. 涉及终浓度计算的超滤液称量过程无复核及复核人签字。

核查要点 3. 采用电子记录的计算机化系统经过系统验证,并保存验证记录。计算机化系统设置用户管理、角色管理和权限管理,不同人员或角色具有唯一登录权限。

核查案例 1. 样本接收记录显示半数以上批次样本自接收到录入 Watson Lims 系统时间超出 SOP 中规定的 5 个工作日期限，最长一批接收日期与录入日期间隔 3 个月。录入人及核对人的账号及密码均写在便利贴上，贴于样本接收室电脑屏幕上方。

（卢来春　贾　敏　管海燕　梁　欣　李卓恒）

第十一章

临床试验信息化建设

近年来,我国药物临床试验监管法规日臻完善,监管力度不断加强,对临床试验数据的真实性、完整性、可靠性、可溯源性等要求上升到一个崭新的高度。随着计算机技术、互联网技术的发展与应用,通过信息化手段提高药物临床试验的效率和质量成为可行手段,信息化技术手段在药物临床试验全流程管理应用中取得了长足发展,并呈现多用途、多样化发展态势,有效促进了临床试验运行的效率,提高了临床试验的质量,降低了人力成本。

本章节将结合国内药物临床试验信息化手段应用现状,对药物临床试验全流程不同阶段信息化建设的特点和存在的问题做简要的介绍。

第一节　临床试验信息管理系统

2017 年我国国家药品监督管理局正式成为国际人用药品注册技术协调会成员,在临床研究开展的标准、质量及效率上,对我国药物临床试验研究机构提出了新的要求。在此大背景下,临床试验信息管理系统(clinical trial management system,CTMS)应运而生。

CTMS 是最早被探索用于临床试验管理的信息化平台,是药物临床试验机构及下设的机构办进行临床试验管理的强有力的信息化手段,为机构办与申办方、CRO、临床研究专业及研究者提供了良好的管理平台及交互平台,大大提高了药物临床试验开展的效率和效能。

一、CTMS 的主要内容

目前,国内各机构办基本配备了 CTMS,不同机构办使用的 CTMS 在功能上大同小异,主流的 CTMS 基本集成和覆盖了申办方、机构办公室、伦理委员会、临床专业科室、药品管理等功能模块,各功能模块依据服务的对象不同下设不同的子功能模块(下简称"子模块"),下面将结合我们在实际工作中应用CT-MS的情况,对各功能模块进行逐一介绍。

1. 机构办模块

机构办承担着临床研究全流程的管理,从项目立项、质量保证到结题,是申办方与临床专业及研究者之间的重要桥梁。一般机构办模块下常设试验项目管理、档案管理、质控管理、人员管理等子模块,值得指出的是,不同机构办功能设置不同,其CTMS子模块设置也不尽相同,并随着功能需要,不断拓展和优化。

项目管理子模块一般包括临床试验项目立项、合同审查、项目启动、经费管理、结题管理等功能,这些管理功能在时间逻辑上是连续和递进的,使临床试验从立项开始,逐步推进到项目结束。项目管理子模块是CTMS机构办模块的主线,机构办模块下的其他模块主要围绕和配合该模块运行。

档案管理子模块一般覆盖临床试验项目相关的文件生成、档案归档存储、文件借阅、状态跟踪等管理功能及材料备案相关的机构认定和复核、机构备案、人员培训及证书等信息。

质控管理子模块一般包括系统化内置的根据临床试验周期特点设置的系统质控部分及机构管理人员、临床专业人员、CRA、CRC等人员参与的针对临床试验不同阶段的质控操作,质控阶段可根据机构办SOP规定进行设置,如可包括项目启动阶段的质控、中期质控及结题质控等。

人员管理子模块是机构对临床专业研究人员进行角色分工、信息配置、档案管理等操作的功能模块。

2. 临床专业模块

临床专业模块是临床专业通过CTMS与机构互动的界面。临床专业模块下的功能项的设置同样与机构办的管理模式息息相关。

临床专业模块一般包括科室审查、研究项目执行、AE/SAE、数据采集与管理、项目质控、项目结题等功能。科室审查功能与机构办立项功能在操作上相似,但更倾向于研究项目开展的临床资源评估和研究人员角色分配,前者可同步或先于后者开展。项目执行功能是临床专业通过CTMS执行临床研究方案的主要界面。在此功能中,研究者可进行受试者招募、知情同意、受试者随机、访视安排、遗嘱下达等临床研究的操作管理,该功能模块的有效使用还依赖于CTMS与医疗机构HIS、LIS等信息化管理系统的有效对接。

AE/SAE子模块用于研究者记录AE/SAE及上报SAE,SAE的上报需要与机构形成有效衔接,以保证SAE向药监局报告的时效。

数据采集与管理子模块用于临床研究数据采集和管理,采集的数据除了研究者在临床试验中记录的相关医疗评价结果,很大一部分数据来源于医疗机构HIS、LIS、PACS等系统,如何从这些信息化系统中抓取数据,需依据不同机构办的管理规定。而数据管理功能则需要充分利用CTMS数据汇总及内部逻辑性质控,此外,CTMS与EDC系统的对接将有利于提高临床试验数据的管理效率。

项目质控子模块可用于临床研究专业制定、执行及记录科室质控。

项目结题子模块用于临床研究项目结题的管理。

3. 药品管理模块

药品管理模块更适应于配备临床研究中心药房的机构办。CTMS药品管理功能涉及临床研究项目药品的全生命周期的各个阶段,包括药品接收、领用、发放、退回、回收、销毁等,同时可具备药品使用台账、有效期提醒及温湿度监控等功能。

4. 伦理委员会模块

伦理委员会模块是CTMS的重要组成部分,是伦理委员会线上组织伦理审查相关工作,申办方、研究者、CRO共同参与的交互模块。伦理委员会模块一般包含伦理审查、会议管理、档案管理、登记备案、人员培训等子模块。

伦理审查子模块是伦理委员会组织发起伦理审查会议、资料收集、资料送审、审查意见反馈的窗口;根据伦理审查的阶段,伦理审查形式可分为会议审查、快速审查、快审转会审,这与各临床研究机构伦理委员会的管理模式有关。伦理审查子模块也是申办方跟踪和反馈伦理审查意见的重要途径,申办方通过该模块提交伦理审查资料、获知伦理审查进展等情况。该功能模块通常还可对伦理审查的类型进行细分,通常包括初始审查、复审、修正案审查、年度跟踪审查、SAE/SUSAR审查、违背方案审查、暂停/终止研究审查等。

会议管理子模块是伦理审查信息化办公的重要应用场景。通过该子模块,可进行会议安排、签到、投票、形成批件意见或其他意见通知函。

档案管理、登记备案、人员培训等子模块是伦理委员会应用CTMS对档案资料、登记备案资料及人员培训信息资料等材料进行管理的界面,通过这些子模块,伦理委员会可对各类档案资料进行统计、分析、更新等管理工作,这也是伦理信息化建设的重要内容,通过伦理办公信息化建设可节约大量人力物力,减少档案资料存档场地的需求,是未来伦理审查信息化办公的重要方向。

此外,伦理委员会模块还可以根据伦理委员会的规章制度、管理需要开设其他子模块,如受试者投诉、研究者发起的临床研究伦理审查、科研项目伦理审查等子模块。

5. 申办方模块

申办方模块是申办注册 CTMS 账号、向机构及伦理委员会提交资料，并跟踪及反馈机构立项、伦理审查、项目跟进等功能的集合。该模块一般下设材料报送与申请提交、方案配置与项目进展、药品管理、项目检查等子模块。

材料报送与申请提交子模块主要用于提交立项资料、伦理审评资料。在提交立项资料及立项完成后，申办方根据立项意见更改或补充项目相关资料，进而转入伦理审查阶段，申办方后续可根据伦理审查意见，更改或补充新的资料。

方案配置与项目进展子模块用于申办方在 CTMS 系统中进行方案配置，并依据配置的方案跟踪研究项目进展、受试者入组、方案执行等情况，同时，该模块有利于促进研究者依据研究方案开展临床试验并及时发现方案违背等异常情况。

药品管理子模块是申办方履行新版 GCP 对申办方提出的在药品管理中的职责的有力工具。通过该子模块，申办方可加强药品配送、使用、回收、销毁等涉及药品的全流程管理。

项目检查子模块主要用于申办方通过 CTMS 系统对已开展的临床研究项目进行逻辑检查，以便及时发现和纠正可能的错误、防范偏离等情况。

二、CTMS 功能的拓展

CTMS 是机构进行临床试验管理的有力工具，但其功能仍无法完全满足临床试验的需求。CTMS 汇集了临床试验的相关信息，如临床研究进展情况、受试者入组情况、质控情况等数据，但涉及受试者临床诊疗数据，如受试者临床医疗评价、实验室检查等数据，仍需要与相应的数据管理信息化系统对接及后续数据的导入或抓取。

通常，医疗机构用于患者信息采集和管理的数据系统包括医院信息系统（hospital information system，HIS）、实验室信息系统（laboratory information system，LIS）、影像归档和通信系统（picture archiving and communication systems，PACS）、心电图数据系统（electrocardiogram，ECG）等，将 CTMS 与这些系统对接，将极大地拓展 CTMS 的功能，提高临床试验的合规性、可溯源性及效率。

三、CTMS 特点及存在的问题

(一)CTMS 形式的多样化

CTMS 是机构办用于临床研究管理、协调申办方、CRO 及研究者的信息化工具,由于各机构办开展临床试验的年限、经验、专业特点等不同,这一定程度上决定了各机构办 CTMS 形式的多样化。CTMS 的显著特点是与医疗机构信息化系统(HIS、LIS、PACS 等)的匹配和融合,这是一个造成机构办 CTMS 差异化原因。CTMS 可作为独立的第三方软件,通过软件端口与医疗机构信息化系统进行对接;亦可作为医疗机构信息化系统的一部分,这取决于各机构办的实际情况。

(二)CTMS 功能的多样化

CTMS 功能模块的设置与各机构办业务流程、临床专业设置及特点有密切关系。有的医疗机构 CTMS 应用专注于临床试验项目的前期管理,如立项审查、伦理审查、质量控制等阶段,主要体现了 CTMS 在临床试验中的管理功能;有的医疗机构充分开发 CTMS 的功能,将 CTMS 功能延伸到临床研究数据的采集及管理层面,极大地方便了临床专业,尤其是涉及患者的临床试验的开展和过程控制。

(三)CTMS 存在的问题

CTMS 形式和功能的多样化决定了 CTMS 在各机构办应用程度的差异,这将对监管机构基于 CTMS 的临床试验数据的过程及质量的监管造成困难。尽管 CTMS 的应用对规范临床研究及提高临床研究质量起到了很大的作用,但严格来讲,目前国内 CTMS 尚不能作为临床研究数据的一部分,其产生的数据常不作为国家药品监督管理部门检查的内容和依据,CTMS 仅作为临床研究流程管理的辅助工具。造成此结果的原因有以下几个方面:①CTMS 更多地用于管理,而非数据采集;②CTMS 的部分功能与其他软件的功能重叠,如药品管理功能;③CTMS 涉及的功能面太广,广而不专,多数 CTMS 尚处于开发阶段,可用性及易用性较差,尚待进一步完善。

第二节　临床试验数据信息化采集

一、临床试验数据信息化采集的法规要求

国家食品药品监督管理总局于 2016 年颁布了《临床试验数据管理工作技术指南》(2016 年第 112 号通告)，旨在确保临床试验数据的真实、准确、完整和可靠，该通告强调了临床试验数据管理系统，包括电子病历报告表(electronic case report form，eCRF)、电子数据采集(electronic data capture，EDC)系统等在临床试验数据管理中的重要性。EDC 系统的使用由来已久，是临床试验中普遍使用的数据采集及管理的形式和工具，随着近年来临床试验及信息化技术的快速发展日臻完善并得到广泛应用，与此同时，其内涵也在不断拓展。

国家食品药品监督管理总局于 2016 年发布了第 114 号通告《临床试验的电子数据采集技术指导原则》，该指导原则对 EDC 系统进行了定义，其是一种基于计算机网络的用于临床试验数据采集的技术，通过软件、硬件、标准操作程序和人员配置的有机结合，以电子化的形式直接采集和传递临床数据。该指导原则对应用 EDC 系统采集技术的基本考虑、EDC 系统的基本要求、EDC 系统的应用要求等内容进行了详细阐述。在 EDC 使用基本考虑层面，数据的质量与真实完整性、系统的风险管理及全生命周期管理是重要考量因素；在 EDC 系统基本要求层面主要包括软件、硬件及人员三大部分，计算机化系统及人员培训是重要内容；在 EDC 系统应用要求层面则对试验启动、进行及结束阶段的操作要求进行了规定。EDC 除了用于数据管理，其数据采集功能同样是有力的工具。

关于电子数据采集的其他参考法规或文件还包括 *Code of Federal Regulations*，*Title 21 part 11：Electronic Records*；*Electronic Signatures*；*Food and Drug Administration*，*guidance for industry on Computerized Systems Used in Clinical Investigations*；*Guidance for Industry Part* 11，*Electronic Records*；*Electronic Signatures-Scope and Application*；《行业指导原则临床研究

中的电子源数据》等。

上文提到，伴随着 EDC 系统的广泛使用，其内涵也在不断拓展，抑或是其形式也在不断演进。目前，越来越多基于 EDC 技术手段的实时电子数据采集系统在临床试验中不断被开发和应用，尤其是 Ⅰ 期及 BE 临床试验。与传统 EDC 系统通过数据录入或直接抓取获取临床研究数据不同，这种新型电子数据采集系统通过软件、硬件、标准操作程序和人员配置的有机结合，以信息化的形式直接采集、储存及编辑临床医疗数据。随着信息化技术的发展，移动电子设备如平板电脑、智能手机、扫描仪等已具备作为 EDC 终端的条件，该种形式的 EDC 是本节介绍的重点内容。

二、Ⅰ期/BE 临床试验数据信息化采集

（一）电子数据采集系统在 Ⅰ 期/BE 临床试验电子数据采集中的应用

近年来，得益于国内 Ⅰ 期/BE 临床试验的大量开展，适应于 Ⅰ 期/BE 临床试验的实时电子数据采集系统应运而生，该系统通过搭建局域网、综合运用软件管理系统、计算机、各种采集端（如扫码枪、指纹仪、拍照设备等）实现 Ⅰ 期/BE 临床试验全过程试验数据的实时采集，同时允许后期与 EDC 系统的直接对接和数据导入，极大提高了 Ⅰ 期/BE 临床试验的实时性、可溯源性及纠错性，但同时普适性、系统可靠性方面仍待进一步提高。

Ⅰ 期/BE 临床试验电子数据采集系统的应用和实施可概括为以下 6 个方面内容：①硬件系统；②软件系统；③人员配置与培训；④标准操作规程；⑤电子数据管理；⑥系统日常管理与维护。

硬件系统是 Ⅰ 期/BE 临床试验数据实时采集系统的外设设备，包括局域网相关设备、服务器、计算机、高拍仪、扫码枪、指纹仪、标签打印机、医疗设备及其他相关设备，如身高体重仪、血压计、酒精呼气仪等，这些外设设备是实施电子数据采集的主要数据录入设备，如通过扫码枪扫描标签条码，可记录采血时间、样本处理时间、样本冻存时间等；通过高拍仪拍摄酒精呼气检查结果，并通过局域网上传至服务器。

软件系统是 Ⅰ 期/BE 临床试验电子数据采集系统的核心和灵魂，控制着整个硬件系统的运行。软件系统具有覆盖 Ⅰ 期/BE 临床试验全过程的功能模块，在功能上一般分为机构信息、人员管理、项目管理、试验配置、受试者管理、样品管理、设备管理、痕迹管理及系统管理 9 大功能模块；在流程上可分为筛选期管理、入住期管理、试验期管理及出组管理等五大流程模块，实现对 Ⅰ 期/BE 试验的全流程数据采集管理。关于软件系统，需满足以下几点要求：①软件验证，需

经过有资质的第三方软件提供的软件验证报告,以确保软件在试验过程中的稳定可靠运行;②轨迹稽查功能,软件应具轨迹稽查功能,可记录所有数据采集及修改等操作的功能,以便数据核查和溯源;③逻辑检查功能,软件应具有对已采集或待采集数据的逻辑检查功能,以便及时发现和纠正错误;④电子签名和权限管理,软件应具有电子签名和不同级别权限管理功能,以保证数据接触的受控;⑤数据的锁定,当所有数据采集完成并确认后,软件应具有数据锁定的功能,数据锁定后,将不可更改,并对数据库锁定的相关信息进行记录;⑥数据的导出功能,应具有数据的导出功能,可准确、完整地导出采集的原始数据;⑦数据的打印功能,应具有按照一定格式打印采集的电子数据的功能。

人员配置与培训是采用Ⅰ期/BE临床试验电子数据采集系统的重要内容和必要条件。足够的人员配置是保障电子数据采集系统正常运转的前提条件,操作人员负责数据采集,核对人员负责核实数据采集结果的准确性。培训是保证研究人员熟练使用电子数据采集系统的重要步骤,只有正确使用电子数据采集系统,才能保证采集的电子数据的准确性和可靠性。

标准操作规程是保障正确操作电子数据采集系统的重要手段,其制定主要依据临床试验相关法规、GCP、研究方案及数据采集系统操作手册等材料。标准操作规程应匹配Ⅰ期/BE临床试验室的软硬件配置,并做到充分的培训。

电子数据管理是应用Ⅰ期/BE临床试验电子数据采集系统进行临床试验数据采集的重要内容。电子数据具有有别于纸质记录或其他记录形式数据的显著特点,如数据采集后查看(包括轨迹稽查功能)、编辑(包括补录、修正数据)、拷贝、转移及存储等操作,这些操作均建立在授权和账户登录基础之上。电子数据管理重点关注数据的采集、数据的备份及数据的泄露。电子数据采集直接关系到临床试验结果的准确性和可靠性。通过电子终端设备进行数据采集,无法避免出现采集错误、失败等情况,应制定标准操作规程应对因数据采集系统故障或其他原因造成的数据采集错误或失败。

数据的备份管理是指电子数据采集以后存贮于Ⅰ期临床试验室的局域网服务器中,数据的丢失造成的损失是无法弥补的,多种情况下均可能造成电子数据的丢失,如局域网服务器故障、存储设备损坏、计算机系统遭受病毒攻击等。

因此,首先应及时对数据进行备份,在数据采集和存储的过程中应加强管理,如及时进行数据备份、双备份、定期检查服务器状态,如发现问题及时维修等。数据的泄露管理:数据的泄露主要发生在数据的拷贝和转移过程中,应使用保密性较强的存储介质(带加密功能的硬盘等)。其次,应强化局域网服务器的接触和使用管理,未授权的人员不得参与接触涉及电子数据采集的所有过程,且电子数据采集后的相关操作过程(如查看、补录、导出等)应有记录。

系统日常管理与维护是指主要设备维护、耗材管理、软件系统管理及账号管理。设备维护包括硬件设备和软件两部分,硬件设备应进行数量清点、登记、防止丢失和损坏,对损坏的设备或部件应及时更换。耗材管理主要涉及相关耗材的及时清点和补充,如打印标签纸、腕带。软件系统管理部分,应定期更新电子数据采集软件、计算机系统软件、杀毒软件等;如涉及电子数据采集系统软件版本的重大改变,应有记录。账号管理要求研究人员应定期更改登录账号的密码,防止账号被其他人员登录使用。

(二)电子数据采集系统在Ⅰ期/BE临床试验电子数据采集中的应用优势及存在的问题

电子数据采集系统率先在Ⅰ期/BE临床试验电子数据采集中被推广和应用,主要得益于Ⅰ期/BE试验的以下特点:①Ⅰ期/BE试验周期较密集,有利于试验集中开展和数据信息化采集,可提高临床试验效率;②Ⅰ期/BE试验大多具有相似的试验方案,便于方案在电子数据采集系统中的配置操作。

电子数据采集系统在Ⅰ期/BE临床试验电子数据采集中应用存在的优势:①实现数据采集的电子化,可实时进行数据逻辑检查和发现错误;②数据整理和导出快捷方便;③便于与EDC对接和数据导入,避免EDC手动录入。

电子数据采集系统在Ⅰ期/BE临床试验电子数据采集中应用存在的劣势:①功能模块仍较单一,无法适应个性化或复杂Ⅰ期/BE临床试验的开展;②软件的合规性、使用的便利性及稳定性仍待进一步提高。

三、Ⅱ～Ⅳ期临床试验数据信息化采集

得益于电子数据采集系统即信息化技术手段在Ⅰ期/BE临床试验数据采集中的实践和广泛应用,信息化技术在Ⅱ～Ⅳ期临床试验数据采集中的应用逐渐被认可和推广。

(一)Ⅱ～Ⅳ期临床试验数据信息化采集存在难点

(1)受试者招募不集中:Ⅱ～Ⅳ期临床试验通常以患者为目标受试群体,虽然有部分Ⅱ～Ⅳ期临床试验项目可实现受试者的集中招募,但多数项目受试者仍主要来自临床诊疗活动,受试者的分散使得信息化数据采集操作成为负担,而非便利。

(2)Ⅱ～Ⅳ期临床试验方案复杂多变:不同于Ⅰ期/BE临床试验,Ⅱ～Ⅳ期

临床试验更加复杂,随访周期可达数年,可能存在不同的特殊检查项目,这些因素会影响项目与信息化采集系统的匹配,甚至需要重新开发或拓展信息化数据采集软件系统功能模块,既增加了时间和经济成本,又增添了软件系统的不确定性。

(3)Ⅱ～Ⅳ期临床试验数据形式不利于信息化数据采集系统的应用:根据最新版的《药物临床试验质量管理规范》第二十五条的规定,以患者为受试者的临床试验,相关的医疗记录应当载入门诊或者住院病历系统,如何实现临床试验信息化数据采集手段与医疗机构门诊或住院病历系统的对接,让信息化数据采集手段成为门诊或住院病历系统的一部分是一个亟须解决的现实问题。需要指出的是,通过信息化技术手段从门诊或住院病历系统中抓取医疗记录,严格来讲,并不属于数据采集范畴,因其获得的数据并不是源数据。

(二)Ⅱ～Ⅳ期临床试验数据信息化采集的未来应用方向

鉴于信息化数据采集手段应用于Ⅱ～Ⅳ期临床试验存在的诸多问题,如何解决这些问题,将信息化数据采集技术在Ⅱ～Ⅳ期临床试验领域的应用推向新的高度是值得思考的问题。

(1)以代表性药物或疾病的Ⅱ～Ⅳ期临床试验为突破口:可选择代表性的药物或疾病作为开发信息化数据采集手段的突破口,开发适应特定临床研究流程的软件模块,实现Ⅱ～Ⅳ期临床试验医疗活动数据采集的信息化。

(2)以临床诊疗信息化技术平台为锚点:如临床诊疗中广泛使用 HIS 系统、LIS 系统,充分实现Ⅱ～Ⅳ期临床试验信息化采集软件系统与上述系统的对接,争取实现信息化数据采集系统获取的数据为原始数据,真正实现Ⅱ～Ⅳ期临床试验数据的电子化采集。

(3)开发更加便捷和多样化的信息化数据采集方式:现有的Ⅱ～Ⅳ期试验数据信息化采集手段往往集中在医疗机构,甚至要限制在特定局域网覆盖的区域范围内,这无疑增加了数据采集的局限性。近年来,国家提出互联网+战略,未来可结合互联网、穿戴设备、手机等客户端,实现临床试验数据采集的多样化、远程化和智能化。

第三节　志愿者数据库筛选系统

一、志愿者数据库筛选系统现状

近些年,伴随着我国临床研究的发展,志愿者数据库筛选系统应运而生。志愿者数据库筛选系统主要用于配合临床试验的开展、提高临床试验受试者的招募效率、缩短临床试验周期,进而加快药物上市速度。目前,国内受试者筛选系统具有鲜明的界限,包括较完善的用于Ⅰ期或仿制药 BE 试验的健康志愿者筛选的数据系统及尚处于开发和探索阶段的用于Ⅱ～Ⅳ期临床试验志愿者数据库系统。

(一)Ⅰ期健康志愿者数据库的应用现状

Ⅰ期健康志愿者数据的产生主要得益于近几年国内创新药Ⅰ期及仿制药 BE 试验,而该数据库的主要功能用于健康志愿者的登记、参与试验情况的标记及筛选。该形式的Ⅰ期健康志愿者筛选系统已在全国数百家临床试验机构的Ⅰ期临床研究中心使用,并实现了联网。既往作为健康志愿者参与Ⅰ期或仿制药 BE 临床试验的受试者在该系统中将留下记录,当某受试者再次作为健康志愿者参与试验时,通过该数据库可对健康志愿者参与临床试验的情况进行查询,极大地提高了健康志愿者的筛选效率,同时防止健康志愿者在有限时间内反复参加临床试验可能对机体产生的危害。

Ⅰ期健康志愿者数据库主要包括系统登录、新增试验项目、志愿者筛选、志愿者入组前筛查、志愿者标记、志愿者出组等功能模块。通过这一系列功能模块,实现对健康志愿者从筛选到出组的全流程管理。

(二)Ⅱ～Ⅳ期临床试验志愿者数据库的应用现状

Ⅱ～Ⅳ期临床试验志愿者数据库具有显著区别于Ⅰ期健康志愿者数据库

的特点和难点,目前,国内Ⅱ～Ⅳ期临床试验志愿者数据库的开发和应用仍处于探索阶段,尚未见商业化的Ⅱ～Ⅳ期病患志愿者数据库的大规模推广和应用,Ⅱ～Ⅳ期志愿者数据库的应用主要表现为以下几点。

1. Ⅱ～Ⅳ期临床试验志愿者数据库数据规模较小,处于探索性应用阶段

Ⅱ～Ⅳ期临床试验志愿者数据库主要针对临床患有某种特定疾病的患者,因此,不同疾病需有不同的数据库,或者同一数据库针对不同疾病需设立不同的界面,这无形中增加了Ⅱ～Ⅳ期临床试验志愿者数据库的建立成本。目前,针对某种特定疾病的研究队列是病患志愿者数据库的主要形式,这种数据库一般依托医疗机构建立,规模数百人至数千人不等,通常仅限于依托的临床试验机构使用,因此,通用性较差。

2. 罕见病应用更具开发价值

由于Ⅱ～Ⅳ期临床试验志愿者数据库建立的复杂性,如覆盖的疾病范围较广、每种疾病的志愿者群体数量有显著差异,开发针对常规疾病的数据库,如糖尿病、高血压等,其临床应用价值不高,这些疾病志愿者的入组,常规的诊疗活动即可满足。开发针对罕见病的数据库显然是Ⅱ～Ⅳ期临床试验志愿者数据库建立的优选方案。目前,国内很多的医疗机构,基本上建立了与本医疗机构诊疗特色相关的罕见病志愿者数据库,这些数据库为罕见病的治疗提供了患者来源,极大地提高了药物开发进度。

二、Ⅱ～Ⅳ期临床试验志愿者数据库存在的难点与解决方案

(一)Ⅱ～Ⅳ期志愿者数据库志愿者病历资料使用及隐私保护

区别于健康志愿者数据库,病患志愿者主要参与Ⅱ～Ⅳ期临床试验,从药物开发角度来讲,Ⅱ～Ⅳ期临床试验是药物开发周期中验证药物疗效、耗时较长的阶段,如何加快Ⅱ～Ⅳ期临床试验进度是申办方需要考虑的问题。病患志愿者的招募是Ⅱ～Ⅳ期临床试验进展快慢的重要影响因素,尤其是某些针对罕见病的药物,病患志愿者的招募显得尤为重要。因此,Ⅱ～Ⅳ期临床试验志愿者数据库除了具有病患志愿者登记、查重、管理等功能外,应可作为病患志愿者的资源库。

通过Ⅱ～Ⅳ期志愿者数据库的检索,能够主动为临床研究项目提供患者资源,加快和提高志愿者入组效率,这是更高层次的要求。为了达到此目的,就需要将病患志愿者的病历资料等相关信息录入数据库系统,这就涉及患者病历资料的使用及患者的隐私保护。病患志愿者的健康信息是个人的重要隐私和敏感信息,采集疾病信息常常是导致病患志愿者选择退出临床试验的重要原因。

因此,如何做到依法合规使用患者的病历资料同时又能很好地保护患者隐私是Ⅱ～Ⅳ期志愿者数据库开发的重要前提。

(二)病种种类选择

对于健康志愿者,可以应用统一的健康标准,通常依据所开展的Ⅰ期/BE临床试验研究方案规定的检查项目,只要符合相关要求,即可认定为健康受试者。一般来说,Ⅰ期/BE临床试验健康志愿者的标准大同小异。不同于Ⅰ期/BE临床试验健康志愿者,Ⅱ～Ⅳ期临床试验病患志愿者数据库的建立需要面对种类繁杂的病种,有的疾病病种志愿者数量众多,如高血压、糖尿病;有的疾病病种属于罕见病,如自身免疫性疾病等;此外,即便是相同疾病在国内不同区域可能表现出不同的临床特点。

因此,从疾病病种角度来说,Ⅱ～Ⅳ期临床试验志愿者数据库的建立更加复杂,这对Ⅱ～Ⅳ期临床试验志愿者数据库的建立和应用造成了困难。是建立大而全的全病种志愿者数据库筛选系统,还是建立少而精但能够满足临床迫切需求药物开发的志愿者数据库,是数据库建立的重要抉择。

显然,建立大而全的全病种数据库不具有可操作性。在进行病种选择时,可以综合考虑以下几方面因素:①患者群体的数量大小,常见疾病或罕见病,罕见病可作为优先选择;②疾病的重要性或危害性大小,选择对健康危害较大的疾病;③是否有有效的治疗手段,选择没有有效治疗手段的疾病具有更大价值;④疾病是否具有明显的地区分布,选择地区分布较明显的疾病,有利于数据库的建立。

(三)志愿者招募存在诸多问题

Ⅱ～Ⅳ期临床试验志愿者数据库的建立无法通过大规模的志愿者招募、登记来完成,因此,Ⅱ～Ⅳ期临床试验志愿者数据库在志愿者来源及特点上有以下几个特点:①数据库志愿者主要来自参与临床试验的志愿者,因此,志愿者的获取与登记较分散;②针对部分疾病,归因于医疗机构的诊疗科目特色,病患志愿者在不同医疗机构就诊通常具有鲜明的病种特点,因此,在专科医院中志愿者的登记又具有一定的集中度,这种集中度可能会造成志愿者在代表性方面缺乏说服力;③如上述途径登记的志愿者,一定程度上赋予了志愿者资源经济价值,在后续的使用中存在诸多问题。

针对上述问题,可通过以下几个途径进行解决:①针对特定疾病病种,建立不同区域的医疗机构联盟或医联体,增加病患志愿者来源及提高其群体代表性,同时也扩大了数据库的可获取性;②以大规模多中心临床试验为契机,提高数据库志愿者登记的数量和质量。

(四)志愿者数据在不同临床试验机构间流转尚存在诸多问题

Ⅱ～Ⅳ期临床试验志愿者不同于健康志愿者的重要特点是具有既往病史，既往病史资料是志愿者的重要信息资源，一般可从志愿者经常就诊的医疗机构获得，这就在一定程度上决定了志愿者在不同医疗机构间流转具有不可操作性。患者的病史是患者的隐私，受到法律的保护，通过医疗机构获取患者的病史资料，这在可操作性上尚需要进一步的探索。通过患者获取病历资料，在实践中具有一定的局限性，如通过此途径获得志愿者的数量有限，病史资料可能不全或质量较差。因此，不同于Ⅰ期健康志愿者数据库，通过第三方软件开发商开发可在不同医疗机构间共享Ⅱ～Ⅳ期临床试验志愿者数据尚存在诸多困难。解决办法仍需要更多的探索。

第四节　临床试验信息化建设未来展望

　　未来,随着医疗技术、互联网技术(5G)、人工智能、临床研究理念、研究技术方法的发展和变革,临床研究模式必将迎来巨变,临床试验信息化建设,尤其是电子数据采集等可提高临床试验效率的新技术新方法将迎来新的契机。

　　实现临床研究信息化建设变革需要解决以下几个矛盾。

　　1. 临床研究信息化建设与数据保护

　　临床研究信息化建设极大地提高了临床研究数据采集、整理、编辑、传输的效率,同时也增加了数据丢失、泄露等风险,因此,强化临床研究数据保护同样重要。数据安全是实施临床研究信息化建设的前提和基础,没有数据安全,信息化建设将无从谈起。信息化数据保护亦不同于传统形式的数据,如纸质记录材料,其安全保护是一个持续的过程,需要根据信息化技术的不断发展,不断开发新的数据保护技术。

　　2. 临床研究信息化建设与伦理原则

　　临床研究数据是涉及人的研究数据的集合,必然会涉及志愿者的个人信息及健康数据,如人口学数据、家族史、病史、甚至包括遗传信息,因此,在数据的采集、整理、编辑、传输、使用、储存等方面需要符合伦理原则。如何在应用信息化技术的前提下,防止信息化建设对伦理原则的冲击是值得研究的伦理学课题。

　　相信在不久的将来,信息化技术将在临床研究中被更广泛地采用并提高临床研究的效率和质量,同时也将改变临床研究的模式和思路,为更多药物通过临床评价贡献力量。

参考文献

[1] 蒋萌主编;刘芳,张军分册主编.药物临床试验机构管理实践　下[M].北京:科学出版社,2018,2.

[2] 刘阳,赵珊珊,李怡文,等.基于 HIS 建立药物临床试验信息管理系统的设计[J].中国数

字医学,2019,14(7):112-114.

[3] 张茜,胡伟,余斌,等.基于文献分析法的药物临床试验信息化建设[J].中国临床药理学与治疗学,2021,26(2):182-189.

[4] 国家食品药品监督管理总局(CFDA).临床试验数据管理工作技术指南[EB/OL].北京:CFDA,2016.http://samr.cfda.gov.cn/WS01/CL0087/160963.html.

[5] 赵佳,姜春梅,郭媛,等.我院药物临床试验电子数据采集系统的建立及应用[J].中国药房,2016,27(4):452-455.

[6] 倪四阳,王淑民,武峰,等.电子数据采集系统在生物等效性研究中的应用和管理[J].中国临床药理学杂志,2019,35(7):714-717.

[7] FOOD AND DRUG ADMINISTRATION(FDA).Code of federal regulations,title 21 part 11:Electronic records;electronica signatures[EB/OL].Maryland:FDA,2003-08-01.https://www.Fda.gov/RegulatoryInformation/Guidances/ucm125067.html.

[8] FOOD AND DRUG ADMINISTRATION(FDA).Guidance for industry on computerized systems used in clinical investigations[EB/OL].Maryland:FDA,1999-04-01.https://www.fdagov/ICECI/EnforcementActions/BioresearchMonitoring/ucm135196.html.

[9] FOOD AND DRUG ADMINISTRATION(FDA).Guidance for industry on electronic source data in clinical investigations[EB/OL].Maryland:FDA,2013-09-18.http://www.fda.gov/downloads/Drugs/GuidanceComplianceRegulatoryInformation/Guidances/UCM328691.pdf.

[10]ICH.E2B(R3)Implementation:Electronic transmission of individual case safety reports[EB/OL].Geneva:ICH.2014-02-21.https://www.ich.org/products/guidances/efficacy-guidance.html.

(倪四阳)